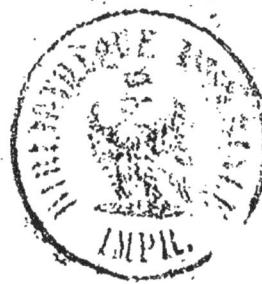

LE CHIRURGIEN
DENTISTE,
OU
TRAITE' DES DENTS.

LE CHIRURGIEN DENTISTE,

OU

TRAITE' DES DENTS,

OÙ L'ON ENSEIGNE LES MOYENS de les entretenir propres & saines, de les embellir, d'en réparer la perte & de remédier à leurs maladies, à celles des Gencives & aux accidens qui peuvent survenir aux autres parties voisines des Dents.

Avec des Observations & des Réflexions sur plusieurs cas singuliers.

Ouvrage enrichi de quarante-deux Planches en taille douce.

Par PIERRE FAUCHARD, Chirurgien Dentiste à Paris.

Deuxiéme Edition revûë, corrigée & considérablement augmentée.

TOME SECOND.

A PARIS,

Chez PIERRE-JEAN MARIETTE, ruë S. Jacques, aux Colonnes d'Hercule.
Et chez l'Auteur, ruë des grands Cordeliers.

M. DCC. XLVI.
Avec Approbations & Privilége du Roi.

TABLE
DES CHAPITRES,
contenus dans ce second Volume.

CHAPITRE PREMIER.

Dans lequel on combat l'erreur de ceux qui croyent que les instrumens de fer ou d'acier, sont préjudiciables aux dents, page 1

CHAPITRE II.

Description des instrumens convenables à détacher le tuf, ou tartre des dents, 4

CHAPITRE III.

Manière d'opérer méthodiquement pour nettéier une bouche, en détachant, ôtant & enlevant de tartre, sans intéresser l'émail des dents, 16

TABLE

Chapitre IV.

Maniére d'opérer pour limer les dents, avec les précautions & le choix des limes dont il faut se servir, 25

Chapitre V.

Description des instrumens convenables pour opérer, en ruginant les dents, lorsqu'elles sont cariées, 54

Chapitre VI.

Description des instrumens qui servent à plomber les dents, avec les précautions & circonstances requises pour y bien réussir, 66

Chapitre VII.

De la maniére de cautériser les dents, 80

Chapitre VIII.

Des dents tortuës, mal arrangées & luxées; des instrumens &

DES CHAPITRES.

des remédes qui servent à opérer, quand on redresse & raffermit les dents, 87

Chapitre IX.

Maniére d'opérer pour raffermir les dents chancelantes, 117

Chapitre X.

Description & usage des instrumens nommés déchaussoir, poussoir, pincettes, ou daviers & levier, qui servent à opérer, pour ôter les dents, 130

Chapitre XI.

Description circonstanciée d'un nouveau pélican, & les imperfections de ceux dont on se servoit auparavant, 152

Chapitre XII.

Les usages du pélican, pour ôter certaines dents qu'on ne sçauroit tirer aussi facilement avec tout autre instrument, 173

TABLE

Chapitre XIII.

Des dents artistement figurées pour remplacer celles qui manquent, 215.

Chapitre XIV.

Manière de blanchir les os des jambes de bœuf, qui peuvent servir ainsi préparés, à faire des dents, ou partie de dentiers artificiels, 233.

Chapitre XV.

Description des instrumens qui servent à fabriquer les dents & les autres piéces artificielles convenables à réparer les défauts causés par la perte des dents naturelles, 235.

Chapitre XVI.

Ce qu'il faut observer, pour percer, placer & attacher aux dents naturelles, ou à quelqu'une de leurs portions les piéces artificielles : Les dimensions les plus

DES CHAPITRES.

convenables de chaque partie qui sert à l'assemblage de ces mêmes piéces, 244

CHAPITRE XVII.

La description & l'usage d'une machine artistement composée d'un dentier supérieur complet, assemblé par des ressorts à une piéce d'or ou d'argent, qui embrasse par le moyen de deux demis cercles & de deux anses les dents de la machoire inférieure, 259

CHAPITRE XVIII.

Description d'un double dentier, dont la piéce supérieure s'assemble avec l'inférieure par des ressorts, 276

CHAPITRE XIX.

Maniére d'émailler les dents, ou les dentiers artificiels, afin de rendre leur décoration plus réguliére & plus agréable, 283

TABLE

Chapitre XX.

La description & l'usage d'un obturateur du Palais à deux aîles parallèles, à charnière, assujetties par un écrou, &c. lorsque cet obturateur est en place, 292

Chapitre XXI.

La description & l'usage d'un obturateur moins composé, dont les aîles sont assujetties différemment de celles des autres obturateurs, & sans charnière., 302

Chapitre XXII.

La description & l'usage d'un troisiéme obturateur sans tige, en partie dentier, dont les aîles sont différentes en figure de celles des précédens, écartées l'une de l'autre, & assujetties par une vis d'une structure particulière. Et la description d'un quatriéme petit obturateur, 309

DES CHAPITRES.

CHAPITRE XXIII.

La description & l'usage d'un cinquiéme obturateur à plaque osseuse de même que les précédens, en partie dentier, construit de plusieurs piéces, sans tige, ayant deux aîles assujetties de façon qu'elles tournent, l'une à droit, & l'autre à gauche, &c. 324

CHAPITRE XXIV.

Description de toutes les piéces qui composent une machine nouvellement inventée, propre à embrasser les dents de la machoire inférieure, pour soutenir & maintenir à la supérieure un dentier artificiel, & la description de ce dentier, 339

CHAPITRE XXV.

Description d'un dentier supérieur entiérement artificiel assemblé avec un dentier inférieur, artificiel en partie, lequel s'ajuste

TABLE DES MATIERES.

avec les dents naturelles qui restent encore à la bouche, 345

CHAPITRE XXVI.

Remarques sur un Chapitre d'un nouveau Traité de Chirurgie, 354

Fin de la Table des Chapitres du second Volume.

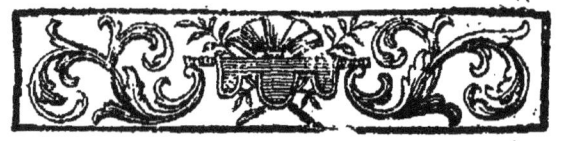

LE CHIRURGIEN DENTISTE,

OU

TRAITE' DES MALADIES des Dents, des Alvéoles, & des Gencives.

SECONDE PARTIE.

CHAPITRE PREMIER.

Dans lequel on combat l'erreur de ceux qui croyent que les instrumens de fer, ou d'acier, sont préjudiciables aux Dents.

AVANT que de traiter de la maniére de nettéïer, limer & plomber les dents, je vais combattre l'erreur de ceux qui croyent que ces opérations sont dangéreuses, qu'on ne doit point

les entreprendre, que par-là on déchausse les dents, qu'on les ébranle, qu'on ôte leur émail, qu'on les gâte, & qu'après tout, ces opérations sont inutiles.

Pour détruire une erreur si grossiére, il suffit d'y opposer l'expérience. Nous voyons tous les jours, qu'après avoir bien nettéïé les dents, & en avoir ôté la cause qui entretenoit le mal, la douleur cesse ordinairement peu de tems après : Nous voyons de même qu'ayant été bien plombées & séparées à propos, elles cessent pareillement de se gâter : D'ailleurs si l'on se donne la peine de jetter les yeux sur ce que j'ai dit dans le volume précédent, touchant la carie, pag. 154. & suivantes, & le tartre des dents, pag. 177. & suivantes, on y trouvera de quoi se détromper de semblables erreurs, & de quoi détruire la terreur mal fondée de ceux qui ne sçauroient voir approcher de leur bouche aucuns instrumens, sans que leur imagination n'en soit révoltée.

Quelle idée fausse & bizarre saisit ces esprits industrieux à se tromper eux mêmes : Ils appréhendent que les instrumens n'enlévent l'émail de leurs dents, tandis que le burin poussé même de force, ne peut presque pas y faire d'impression, & que la meilleure lime a de la peine à y mordre. Quand même il seroit vrai que les instrumens de fer, ou d'acier, appliquez aux dents, seroient capables de les gâter, cela ne pourroit arriver que par l'usage trop fréquent que l'on en feroit ; ce qu'on ne doit pas craindre, lorsqu'on est entre les mains d'un habile Dentiste.

On pourra peut-être m'objecter, qu'il y a des personnes, qui après s'être fait nettéïer & accommoder les dents, n'en ont pas été plus soulagées ; que quelques-uns même s'en sont trouvez plus mal qu'auparavant. A cela je réponds, que la faute n'en doit pas être rejettée sur l'opération ; mais sur la négligence des personnes qui ont attendu trop longtems.

Il n'y a rien que l'on appréhende tant que de faire toucher à ses dents ; c'est ce qui fait qu'on néglige d'en avoir soin ; & de-là vient que plusieurs ne s'apperçoivent qu'elles se gâtent, que lorsque la maladie a pénétré jusqu'aux parties qui les rendent sensibles ; ainsi ils ne pensent à y faire toucher, que lorsque la maladie est parvenuë à un tel dégré, qu'elle est presque incurable.

A ij

Ceux qui font curieux de la confervation de leurs dents, & qui veulent éviter d'être la victime de leur erreur, ou de leur négligence, doivent fe les faire vifiter une ou deux fois tous les ans par un Dentifte expérimenté.

Je fçai bien que malgré toutes ces précautions, il y a eu des perfonnes, qui n'ont pû éviter d'y avoir mal, & même de les perdre. On ne peut attribuer cette perte qu'à des maladies particuliéres, qu'à quelque vice de la maffe du fang, ou à l'imprudence qu'elles ont eu de fe mettre entre les mains de ces ignorans, qui fouvent hazardent tout, aux dépens de ceux qui leur donnent leur confiance.

CHAPITRE II.

Defcription des Inftrumens convenables à détacher le tuf, ou tartre des Dents.

M'ÉTANT fuffifamment étendu fur la nature du tartre des dents dans l'onziéme chapitre du premier Tome, je paffe à préfent aux moyens de remédier à cette maladie.

Nous avons établi que le régime de vivre contribuoit beaucoup à la prévenir ; qu'il faloit, pour maintenir ses dents dans un bon état, se les faire nettéïer quand elles en ont besoin, & être attentif à leur conservation, soit par l'usage des remédes convénables, soit par le choix des alimens.

Avant que d'enseigner la maniére de se servir des instrumens propres à nettéïer les dents, il faut observer qu'ils doivent être d'un bon acier, dont le tranchant puisse bien couper & bien racler. L'or & l'argent n'ont jamais été regardez jusqu'à présent comme une matiére propre à faire un tranchant capable d'enlever le tartre & les autres matiéres qui s'attachent aux dents. Lorsque M. Dionis (*a*) a dit que les instrumens qui servent à nettéïer les dents du Roi & celles des Princes sont d'or, il y a apparence qu'il a prétendu parler de leur manche, & non de leur tranchant.

Quelques uns de ceux qui nettéïent les dents, ont pour l'ordinaire un fatras d'instrumens de toute espéce, & veulent persuader par-là qu'on ne les

(*a*) Dans son Traité d'Opérations, p. 598.

peut bien nettéïer fans cette quantité d'inftrumens très-inutiles pour opérer, mais néceffaires pour impofer au Public. Je ne me fers en nettéïant les dents, que de cinq efpéces d'inftrumens, (*a*) du cifeau nommé Bec d'âne, du Bec de perroquet, du Burin à trois faces, du petit Canif à tranchant convéxe, & du Crochet en Z. Ces cinq inftrumens font tranchans, & font les fonctions des rugines, ou des gratoirs : Ils me fuffifent pour opérer en emportant le tartre en quelque endroit des dents qu'il fe trouve. La plûpart des inftrumens dont on fe fert pour nettéïer les dents, m'ayant paru fort incommodes, & même peu convenables, j'ai été obligé d'en inventer d'autres très fimples, & de réformer quelques-uns de ceux qu'on employe le plus fouvent.

Bec d'âne.

Le Bec d'âne reffemble affez à l'inftrument dont les Menuifiers & les Charpentiers fe fervent, pour creufer leurs mortoifes, & auquel ils donnent le même nom. La tige du Bec d'âne doit être longue d'environ deux pou-

(*a*) Voyez la Planche 9.

ces & demi, sa soie (*a*) non comprise. Cette tige a quatre faces, une inférieure, une supérieure, deux latérales, & de plus un bizeau qui forme son extrêmité tranchante. Ses faces latérales sont larges d'environ deux lignes, ses deux autres faces d'environ une ligne chacune : La supérieure, qui sert de dos, se termine où commence le bizeau, lequel a environ quatre à cinq lignes de longueur ; l'inférieure se termine à l'extrêmité tranchante ; la largeur de cette extrêmité s'étend de la face latérale droite jusqu'à la face latérale gauche. Les angles de cet instrument doivent être seulement tranchans depuis l'endroit où commence le bizeau, jusqu'où il finit : Je les ai rendus ainsi tranchans, afin qu'ils coupent & raclent en tous sens ; ils doivent être mousses dans tout le reste de l'étenduë de la tige.

Bec de Perroquet.

Le Bec de perroquet est recourbé par sa pointe, assez semblable à la partie supérieure du bec de l'oiseau dont

---

(*a*) Cette soie est la partie qui sert de queuë, & qui doit être engagée dans le manche.

on lui a donné le nom. Sa tige eſt ronde, & d'environ deux pouces & demi de longueur, ſans y comprendre, ni ſa ſoie, ni ſa pointe recourbée. Cette pointe eſt longue d'environ dix lignes : Elle a trois faces, deux ſupérieures latérales convéxes, & une inférieure concave : Celle-ci a environ deux lignes dans ſa plus grande largeur. Les deux latérales ſupérieures convéxes, ont chacune environ une ligne de largeur, trois angles, un ſupérieur & mouſſe en forme de vive-arrête, & deux latéraux tranchans. Ces trois angles en ſe réuniſſant, forment enſemble une pointe aiguë : La tige de cet inſtrument eſt à peu près de la groſſeur d'une plume à écrire, un peu plus groſſe du côté du manche, & elle diminuë en s'approchant de ſa courbure.

Burin à trois faces.

Le Burin à trois faces reſſemble aſſez à certains burins dont les Graveurs ſe ſervent, excepté que la pointe de celui-ci eſt plus longue : Il a une tige étenduë en longueur d'environ deux pouces & demi, ſans y comprendre ſa ſoie & ſa pointe : Deux de ſes faces font latérales : Chacune eft large d'environ deux lignes : Elles s'étendent depuis le manche jufqu'à l'extrêmité de la pointe : La troifiéme face fert de dos : Elle eft fupérieure à une efpéce de tranchant mouffe qui régne depuis la foie, jufqu'au tranchant aigu qui lui eft contigu : Cette troifiéme face eft large d'une ligne, & fe continuë depuis le manche, jufqu'au bizeau qui commence de former la pointe, qui doit être aiguë, & d'environ quatre lignes de longueur : Cet inftrument a trois tranchans, l'un inférieur formé par les deux faces latérales, & deux fupérieurs formez par le bizeau & les deux mêmes faces : Il eft plus commode pour ôter le tartre niché entre les intervales des dents, que les rugines dont on fe fert ordinairement.

Canif.

L'inftrument nommé Canif à tranchant convéxe, n'a point de tige : Sa lame eft environ deux fois plus longue que celle d'un Canif ordinaire, & a fon dos beaucoup plus mince : Il a fon tranchant un peu convéxe : Il ne faut pas que cette lame foit trempée bien dur. Elle a trois faces qui s'étendent depuis le manche, jusqu'à la pointe qui est applatie & mince : Deux de ses faces sont latérales, larges dans leur plus grande étenduë d'environ deux lignes : La troisiéme face est large d'environ une demie ligne : Ces trois faces vont toujours en diminuant vers la pointe qu'elles forment : La petite face servant de dos, doit avoir ses angles mousses dans toute leur étenduë : Le côté tranchant qui lui est opposé, doit aussi être mousse du côté du manche, jusqu'à la moitié de la lame ; & l'autre moitié doit former un tranchant aigu & convéxe vers la pointe, jusqu'à la face qui forme le dos, où il se termine. J'ai mis cet instrument en pratique, m'étant apperçû qu'on ne pouvoit pas toujours emporter avec le précédent toutes les matiéres tartareuses, qui se trouvent adhérentes & nichées dans les intervales des dents.

Le Crochet en Z.

Le Crochet en Z. a une tige quarrée & recourbée, longue d'environ deux pouces, sans y comprendre ni sa soie, ni l'extrêmité qui forme le crochet. Il ne sert guéres que pour nettéïer la partie intérieure des dents inférieures. Les quatre faces que forme la quarrure de la tige, régnent depuis le manche, jufqu'au crochet, étant chacune d'environ une ligne & demie de largeur : Les quatre angles que forment ces faces, doivent être un peu mouffes : Le crochet contigu à cette tige eft long de fix lignes, large du côté de la tige d'environ une ligne & demie ; & du côté de fon extrêmité tranchante d'environ une ligne : Ce crochet a trois faces, une intérieure & deux latérales extérieures. L'intérieure la plus étenduë des trois, eft d'une largeur égale à celle du crochet : Les deux latérales extérieures qui lui font oppofées, font féparées l'une de l'autre par une vive arrête, à l'extrêmité de laquelle fe trouve un bizeau, qui rend tranchante l'extrêmité de la face intérieure.

Ceux qui fe fervent de cet inftrument, en font faire la tige toute droite, jufqu'au crochet ; mais j'y ai remarqué un inconvénient : c'eft que lorfqu'on l'employe, il faut faire ouvrir la bouche confidérablement ; & encore n'évite-t'on pas que fon dos ne touche aux dents de la machoire opposée à celle qu'on nettéïe. C'est pourquoi je l'ai fait courber de la maniére qu'on le voit dans la Planche (*a*) afin d'éviter cette incommodité, qui me paroît confidérable. Quoique j'aye donné une forme quarrée à la tige de cet inſtrument, on la peut faire ronde : Cela eſt arbitraire.

Les cinq inſtrumens dont on vient de donner la deſcription, ſeront bien trempez & bien montez ſur des manches d'argent, d'ivoire, ou de quelque autre matiére, qui convienne également à la propreté & à la commodité : Leurs manches ſeront ronds : Cette figure eſt la plus commode pour les tourner facilement en tous ſens. Si toutefois on aime mieux les avoir d'une autre figure, on les ſera faire à pluſieurs petits pans, plus ou moins multipliez, longs d'environ trois pouces : Leur circonférence doit être d'environ un pouce & demi par leur gros bout, allant en diminuant vers le petit bout, qui aura environ un pouce de circonférence par l'extrêmité qui reçoit la ſoie. Cette extrêmité ſera garnie d'une virole façonnée & propre pour fortifier le manche, s'il n'eſt pas

(*a*) Planche 9. Fig. 5.

fait d'argent. L'autre bout fera orné, si l'on veut, d'une petite calotte arrondie, proprement façonnée, pour enjoliver l'inftrument. Chaque inftrument doit être affemblé avec fon manche, au moyen de la foie qui fera quarrée: On l'affujettira à l'ordinaire avec du maftic.

Il eft à propos d'avoir plufieurs inftrumens de la même efpéce, pour en changer en cas de befoin: Ils feront plus ou moins grands, longs, courts, larges, ou étroits, fuivant l'idée du Dentifte.

Quoique ces cinq efpéces d'inftrumens fuffifent pour nettéïer les dents, il eft néceffaire d'avoir une petite fonde, (*a*) pour connoître sûrement par fon moyen, fi les dents font cariées. Cette fonde eft courbée par les deux bouts, & fes courbures font en fens oppofé. Une de fes courbures eft mince & plate dans fa concavité & dans fa convéxité, à peu près comme un reffort de montre. Elle n'a pas plus d'une ligne de largeur, qui diminuë à mefure qu'elle approche de fon extrêmité. L'autre courbure eft ronde, menuë &

(*a*) Voyez la Figure 3. de la Planche 6. Tome premier.

pointuë, comme une moyenne aiguille : La pointe en eſt un peu mouſſe, pour ne pas piquer les parties. A l'égard du corps de cette ſonde, on lui donnera une groſſeur proportionnée à ſes deux extrêmitez, & il doit être à pluſieurs pans.

Chaque fois que l'on ſe ſervira de ces inſtrumens, il faudra les bien laver & eſſuyer, tant pour la propreté que pour les garantir de la roüille. On ne doit point s'en ſervir qu'on n'ait accommodé le tranchant de ceux qui en auront beſoin, avec une pierre du Levant, ou de Lorraine, ſur laquelle on mettra un peu d'huile d'olive pour les mieux éguiſer.

Il eſt bon d'avertir que les inſtrumens dont nous venons de parler pour nettéïer les dents, ne doivent point avoir leurs manches trop peſans, parce que ce ſeroit un défaut qui pourroit nuire à la légéreté & à la ſûreté de la main ſi néceſſaires en opérant.

Tom. 2.   Planche 9.ᵐᵉ   pag. 15.

Explication de la Planche IX. qui contient la figure des cinq Inſtrumens, leſquels ſervent à nettéïer les Dents.

LA *Figure I.* repréſente le Bec d'âne.
    A. Sa tige.
    B. Son bizeau.
    C. Son extrêmité tranchante.
    D. Son manche.

La Figure II. repréſente le Bec de perroquet.
    E. Sa tige.
    F. Sa courbure qui ſe termine en pointe.
    G. Son manche.

La Figure III. repréſente le Burin à trois faces.
    H. Sa tige.
    I. Sa pointe en bizeau.
    K. Son manche.

La Figure IV. repréſente le Canif à tranchant convéxe.
    L. Son tranchant.
    M. Son manche.

La Figure V. repréſente le Crochet en Z.

N. Sa tige.
O. Son extrêmité la plus recourbée.

P. Son manche.

CHAPITRE III.
Maniére d'opérer méthodiquement pour nettéïer une bouche, en détachant, ôtant & enlevant le tartre, sans intéresser l'émail des Dents.

LORSQU'UNE personne se présente à nous pour se faire accommoder la bouche, la premiére chose que nous appercevons en l'ouvrant, c'est le tartre, quand il y en a. On doit alors commencer par l'enlever, après avoir examiné toutes les dents avec la sonde, pour s'assurer si quelques-unes sont cariées ou non; car, en cas de carie, on les accommoderoit après les avoir nettéïées; & s'il étoit nécessaire de les limer, cautériser, ou plomber, on ne devroit pas différer ces opérations.

Pour opérer commodément, on fait asseoir le sujet sur une chaise, ou sur un fauteuil stable, qui ne soit ni trop

trop haut, ni trop bas, sa tête étant mollement appuyée contre le dossier. On commence par emporter le tartre des dents qui en sont le plus couvertes; & l'on se sert pour cela du Bec d'âne, que l'on tient de sa main droite avec le pouce, le doigt indicateur & le doigt du milieu : On le tient à peu près comme on tient une plume à écrire, tandis que son extrêmité & ses côtez tranchans agissent successivement.

Ensuite le Dentiste se place du côté droit, passant son bras gauche par-dessus la tête de celui sur qui il opére : Le pouce de la main gauche, doit être situé sur les incisives d'en bas, & l'indicateur sur la lévre pour l'abaisser; les autres doigts embrassent le menton pour l'assujettir.

On commence l'opération par les incisives de la machoire inférieure, parce qu'elles sont pour l'ordinaire le plus couvertes de tartre : En opérant, on pose le dos de l'instrument sur l'indicateur gauche qui lui sert de point d'appui : C'est avec les tranchans de cet instrument qu'on emporte aisément la matiére tartareuse par de petits mouvemens légers & réïtérez de bas en haut : On suit la même méthode durant toute l'opération, fans quitter l'attitude qu'on vient d'indiquer : On n'en doit changer, ni fe mettre devant le fujet, que pour nettéïer le côté droit de la bouche : Alors on porte l'indicateur de la main gauche fur la commiffure des lévres du côté droit, & on écarte la jouë des dents : Enfuite on pofe l'extrêmité trânchante de l'inftrument contre la dent qu'on doit nettéïer en premier lieu, & on emporte le tartre de bas en haut, le plus légérement qu'il eft poffible : Les dents qui font chancelantes, feront affujetties avec le doigt qui fe trouve le plus en fituation, & le tartre fera emporté de haut en bas, ou de côté.

Après qu'on a enlevé celui qui eft fur la furface extérieure des dents, on ôte celui qui fe trouve fur la furface intérieure : Il faut que le Dentifte continuë d'être fitué de la même maniére : Ayant baiffé la lévre avec l'indicateur, il appuie le pouce fur les dents incifives, fi elles ne font pas ftables ; & pour commencer par elles, il tient l'inftrument comme il eft dit, il l'appuie fur les dents voifines qui lui fervent de point d'appui, & facilitent fon mouvement : Il continuë d'agir de même jufqu'à la derniére dent du côté gauche ; enfuite changeant de fituation pour nettéïer l'autre côté des dents, il paffe du côté droit de la perfonne, à fon côté gauche ; il porte l'indicateur de la main gauche fur les dents qu'il veut nettéïer les premiéres, & fucceffivement il porte l'inftrument fur les dents fituées après celles par où il a commencé. Il opére fur ce côté, comme il vient de faire fur l'autre ; avec cette différence, qu'il doit avancer le bout du doigt indicateur de la main gauche du côté de la derniére molaire, à mefure que l'inftrument paffe d'une dent à l'autre.

Quand le Dentifte a enlevé avec le Bec d'âne tout ce qu'il a pû ôter, il prend le Bec de perroquet, fe place devant la perfonne, & lui baiffe la lévre inférieure avec l'indicateur de la main gauche : il porte enfuite la pointe de cet inftrument entre les intervales intérieurs que les dents forment entre elles : Il le tient de même qu'il a tenu le précédent ; avec cette différence que l'extrêmité cave de fa pointe doit regarder la main qui le tient, & que le manche eft élevé en haut, pour ôter le tartre : A mefure qu'il paffe d'un vuidè à l'autre, il continuë de soutenir les dents voisines avec l'indicateur de sa main gauche.

Après qu'il s'est servi du Bec de perroquet, en opérant dans les intervales intérieurs des dents, il prend le Burin à trois faces, pour ôter en dehors ce qu'il y a de matiéres entre ces intervales. Il se place du côté droit du sujet, dont il baisse la lévre inférieure; il insinuë la pointe de l'instrument qu'il tient de même que les deux précédens, & il le fait agir entre ces intervales. Il faut observer que le bizeau qui est à son extrêmité, doit se trouver dessus, afin d'enlever plus aisément le tartre: On suit la même méthode pour tous les intervales qui en ont besoin, en écartant les lévres & les jouës autant qu'il est nécessaire, & en prenant les situations les plus commodes.

Lorsqu'il a fini avec le Burin à trois faces, il prend le petit Canif à tranchant convéxe: Il le tient comme le précédent instrument, & il tourne son tranchant en dessus, ensorte qu'étant situé au côté droit du sujet, il insinuë successivement cet instrument dans l'intervale de chaque dent, pour enlever ce que les autres instrumens n'ont pû ôter.

Lorsqu'on aura fini avec le petit Canif, on se servira, s'il est nécessaire, du Crochet en Z, pour ôter de la face intérieure des dents ce que les autres instrumens n'auront pû ôter : Le Dentiste se place pour cela au côté droit, ou devant la personne, il tient cet instrument de la main droite, & en baissant l'extrêmité du crochet qui doit regarder la main & s'en approcher, il le passe sur la face intérieure des dents pour en détacher tout ce qu'il veut enlever.

Après avoir employé ce dernier instrument pour la face intérieure des dents, il peut encore s'en servir à ôter les matiéres qui sont attachées sur leurs couronnes. Il range de nouveau les lévres & les joues avec l'indicateur de sa main gauche, tandis qu'avec la droite, il tient l'instrument, pour emporter de dessus les couronnes des dents tout ce qui s'y rencontre.

Les mêmes instrumens qui servent à nettéïer les dents de la machoire inférieure, servent aussi à nettéïer celles de la supérieure, étant également convenables pour l'une & l'autre machoire.

Pour nettéïer les dents de la machoire supérieure, il faut que le sujet sur lequel on opére soit situé de la maniére que je l'ai indiqué. Le Dentiste passant son bras gauche par-dessus la tête du sujet, reléve sa lévre avec le pouce de sa main gauche, & porte son doigt indicateur sur l'extrêmité des dents qu'il va nettéïer, afin de les appuyer : Puis en tenant le premier instrument à peu près de même qu'on a dit, il enléve de haut en bas les portions de tartre qui se trouvent sur les dents, si elles sont fermes : Lorsqu'elles sont chancelantes, il doit enlever ce tartre de bas en haut, & appuyer toujours la dent, pour ne pas l'ébranler davantage : Il faut continuer légérement jusqu'à la derniére dent du côté gauche. Ensuite il vient au côté droit, continuant par celle qui est à côté de la premiére par laquelle il a commencé. Il n'ôtera son bras de dessus la tête du sujet, que lorsqu'il s'agira de nettéïer les derniéres dents de ce même côté, & pour lors il se place devant la personne pour achever l'opération, en écartant la jouë avec le pouce & le doigt indicateur.

La surface extérieure de ces dents étant nettéïée, on va à l'intérieure. Le Dentiste se place au côté droit du sujet, & passe son bras gauche par-dessus sa tête, pour porter le doigt du milieu de la main gauche entre la lévre inférieure & la gencive, afin d'abaisser la lévre: L'indicateur en fera autant à la lévre supérieure pour la relever. Le Dentiste pose l'instrument par-dessus les dents qui sont devant celles qu'il veut nettéïer, afin qu'elles le soutiennent: Il poursuit jusqu'à la derniére du côté gauche, & il fait tomber la matiére tartareuse, en la prenant de haut en bas: Après quoi il en fait autant du côté droit, en passant au côté gauche du sujet, & en changeant la position des doigts entre la gencive & la lévre.

Le Bec de perroquet ne sert point ordinairement à nettéïer les dents de cette machoire, à moins que ce ne soit dans les intervales des molaires, ce qu'on exécute sans sortir du côté droit, & en relevant la jouë du côté où l'on s'en sert.

Le Burin à trois faces ôte au contraire tout ce qui se rencontre extérieurement entre les intervales des dents, sans sortir du côté droit: Il faut relever la lévre & les jouës, à mesure qu'il avance vers l'un où l'autre côté, en le faisant agir de haut en bas.

Le Canif à tranchant convéxe, & le Crochet en Z, sont pour la machoire supérieure, de même usage que pour l'inférieure.

Quoique les situations dont j'ai parlé, paroissent les plus avantageuses pour bien exécuter tout ce qui vient d'être enseigné, il ne faut pourtant pas s'y assujettir absolument, lorsqu'il s'en trouve de plus commodes, & de plus propres aux circonstances qui peuvent se rencontrer.

Souvent après avoir nettéïé les dents, & les avoir dépouillées du tartre qui les couvroit, on trouve que cette matiére s'est insinuée si avant entre les gencives & les dents, que les gencives en sont gonflées & très molles, & croissent quelquefois le long des interstices, jusques sur le corps, ou la couronne des dents: En ce cas il faut emporter tout ce qui est détaché des dents, & tout ce qui excéde la gencive qui leur est attachée, comme nous l'avons expliqué plus au long en traitant des maladies des gencives & de leurs excroissances aux dix-septiéme & dix-huitiéme Chapitre du Tome premier. Si l'on emporte ces excroissances aux enfans, le sang qui s'en évacuëra, suffira pour leur guérison: Pour ce qui est des adultes, il est quelquefois nécessaire d'user de lotions capables de fortifier leurs gencives, comme nous l'avons enseigné aux mêmes endroits.

CHAPITRE IV.

Maniére d'opérer pour limer les Dents, avec les précautions & le choix des limes dont il faut se servir.

L'ON convient unanimement que les moyennes, ou les petites dents ornent plus la bouche que les grandes. Peu de gens en connoissent les avantages; mais l'expérience journaliére nous fait voir qu'elles ont plus de durée; les dents longues s'ébranlant plus facilement que les courtes, à cause du peu de proportion qu'elles ont avec leur base, & étant par conséquent moins capables de résister aux efforts qu'elles doivent faire. Les moyennes, ou les petites au contraire étant égales & bien arrangées, ne sont pas si sujettes à cet inconvénient.

Tome II. C

C'est pourquoi lorsque les dents sont trop grandes, on a recours à la lime pour diminuer leur longueur. On s'en sert encore pour séparer celles qui sont trop serrées, ou qui ont quelque disposition à la carie. Si cette disposition ne s'y trouve point, on doit s'abstenir de cette opération, surtout lorsqu'il est facile d'introduire le curedent dans leurs intervales, pour en détacher les portions des alimens qui s'y arrêtent

Avant que d'expliquer la maniére d'opérer, nous ferons quelques remarques importantes sur le tems de l'exécution, & sur la nature des dents qu'on veut limer: On ne peut négliger de faire ces remarques, sans s'exposer à de grandes méprises.

J'ai déja fait observer que les dents des jeunes personnes sont toutes creuses, ensorte que la courbure des fibres osseuses forme la voute de leur cavité. J'ai dit aussi que l'émail revêt universellement le corps de la dent, excepté le colet; que cet émail est dans certains sujets, surtout aux enfans, beaucoup plus mince; & qu'ainsi il y a des cas, où il est impossible de leur limer beaucoup les dents, sans altérer le tissu de leurs fibres, & les vaisseaux qui les accompagnent. On voit par-là qu'il faut limer les dents des jeunes sujets avec une extrême circonspection, surtout si elles ne peuvent plus se renouveller, & que dans ces cas il est nécessaire d'examiner avec soin si les dents ont acquis la consistance ordinaire, sans quoi l'on y est facilement trompé.

Quand on prend cette précaution, on peut limer les dents des enfans, fussent-ils encore à la mamelle. J'en ai vû qui avoient des dents si grandes quelques jours après leur naissance, que j'ai été obligé d'en limer les pointes, parce qu'elles blessoient le mamelon de leur nourrice.

Il se rencontre des jeunes gens qui ont quelquefois les dents plus en état d'être limées à l'âge de dix ou de douze ans, que d'autres à quinze, ou à dix-huit. Ainsi il ne faut faire cette opération qu'avec discernement & prudence, parce qu'étant faite mal-à-propos, elle auroit des suites fâcheuses, & deviendroit la ruine infaillible de la partie pour le soulagement de laquelle on l'auroit vainement entreprise.

Ces mauvais effets ne sont que trop

confirmez par des exemples fâcheux; comme on le peut voir dans la premiere Obfervation chap. 24. du Tome premier.

Il y a moins de danger à limer les dents des perfonnes avancées en âge, qu'à limer celles des enfans; parce que l'étenduë de la cavité des dents s'offifie en croiffant; que leur émail s'épaiffit, & qu'il fe fortifie; c'eft pourquoi les dents des perfonnes d'un âge médiocre, ou avancé, ne font pas fi fenfibles que celles des jeunes gens, qui bien qu'auffi dures par leur émail, font cependant moins appuyées, plus délicates, & par conféquent plus difficiles à limer.

Ce cas n'eft pourtant pas fi général, qu'il n'arrive quelquefois aux perfonnes âgées d'avoir les dents fi fenfibles, qu'elles ont de la peine à fouffrir la lime; tandis que d'autres, quoique jeunes, n'ont point la même fenfibilité, & fouffrent fans peine fur leurs dents cette opération. La fenfibilité eft plus ou moins grande à proportion que les nerfs des dents font plus ou moins voifins, ou éloignez de la partie que l'on lime.

Il eft très-néceffaire de limer les dents

qui se carient par leurs parties latérales, & de les séparer les unes des autres, pour arrêter le progrès de la carie. Lorsque les dents sont considérablement gâtées au-devant de la bouche, on fait les séparations plus grandes dans le dedans, que dans le dehors, afin d'éviter la difformité d'un trop grand intervale.

Il faut faire remarquer ici qu'on doit être très-réservé à séparer les incisives inférieures; parce que cette opération les expose à devenir chancelantes, que le tartre qui s'y engendre, est ordinairement plus considérable qu'ailleurs; qu'il occasionne leur perte en détruisant les gencives, & que ce mauvais effet seroit plus à craindre, si ces dents étoient séparées les unes des autres. Néanmoins lorsqu'elles se carient, on ne peut se dispenser de les séparer; mais elles sont moins sujettes à cet accident que toutes les autres. En un mot on ne doit jamais séparer aucunes de ces dents, si la carie n'y oblige pas; parce que leur proximité & l'appui mutuel qu'elles ont entr'elles, servent beaucoup à les soutenir, les fortifier, & par conséquent à les rendre plus durables.

La plûpart des Dentiftes en féparant les dents, ne croyent pas qu'il foit poffible d'ôter la carie avec d'autres inftrumens qu'avec la lime; c'eft pourquoi ils s'en fervent en toutes fortes d'occafions, jufqu'à ce qu'ils ayent emporté toute la carie; mais cela ne fe peut faire, fans altérer le tiffu de la dent, fans endommager beaucoup la partie faine, & fans la rendre foible en la rendant trop mince.

Il y a d'autres Dentiftes, qui dans l'intention de bien ménager les dents, n'y font fouvent qu'une petite féparation, y laiffant la plus grande partie de la carie, laquelle s'augmente infenfiblement dans la fuite à un tel point, que fi l'on n'y remédie, la dent périt & la féparation devient inutile. C'eft pourquoi il eft également dangéreux de faire des féparations trop petites en laiffant ce qui eft gâté, ou de les faire trop grandes en altérant les dents.

Pour éviter ces deux extrêmitez, il faut faire des féparations proportionnées à l'étenduë & à la profondeur de la carie, & au volume de la dent: Il faut auffi ôter la partie cariée de la dent avec de petites rugines un peu courbes & bien tranchantes, de même que celles qui feront indiquées dans la fuite : Par ce moyen on ne laiſſera rien d'altéré aux dents, & on ne s'expoſera point à en affoiblir les parties faines.

Après quelques recherches, on eſt parvenu à conſtruire une lime recourbée (*a*) propre à ſéparer avec facilité les dents du fond de la bouche : Elle eſt d'un bon uſage, quand elle a toute ſa perfection. Il faut 1°. que le coude qui lui ſert en partie de tige, ſoit ſuffiſamment fortifié par ſon épaiſſeur, qui doit aller toujours en diminuant depuis le manche juſqu'à la lime. 2°. Que ſes angles ſoient un peu arrondis. 3°. Que ſa queuë, ou ſa ſoie ſoit forte, qu'elle pénétre aſſez avant dans le manche, & qu'elle y ſoit bien affermie.

Quand on fait la ſéparation des dents à l'occaſion d'une carie, il faut autant qu'il eſt poſſible, ne limer que la dent qui eſt cariée. Ceux qui n'auront pas la main aſſez ſûre, ou aſſez d'adreſſe pour ſe ſervir dans ce cas des limes taillées des deux côtez, ſe ſerviront de celles qui ne ſont taillées que d'un côté.

Les dents étant ſujettes à ſe rapprocher après avoir été ſéparées, il faut

(*a*) Voyez la Figure 2. de la Planche 11.

C iiij

quelquefois les limer de nouveau : On doit les séparer de maniére, qu'il reste au niveau des gencives une portion des dents qui ne soit point limée, afin que ces dents se servent mutuellement d'appui, & que leur séparation se maintienne toujours égale. A l'égard des dents qui ne sont pas serrées auprès de la gencive, on fera leur séparation un peu plus grande.

Lorsque les dents molaires sont gâtées jusques dans le centre de leur épaisseur, que la carie pénétre jusqu'auprès de leur cavité, & qu'elles sont extrêmement sensibles, on doit se dispenser d'ôter tout ce qu'il y a de carié, de peur de découvrir les nerfs & de rendre le reméde pire que le mal.

Il n'en est pas de même des dents canines & incisives : Quoiqu'elles soient cariées jusques dans leur cavité, on peut les limer jusques-là & même en ôter toute la carie, quand même elle iroit jusqu'à découvrir leurs vaisseaux; parce que ces dents n'ayant qu'une cavité, ou canal, la liqueur qui s'y épanche, prend bientôt son issuë après cette opération, & ne cause ordinairement plus de douleur.

Si les dents sont tournées de côté,

un peu couchées & croisées les unes sur les autres, il faut les limer sur les côtez pour les redresser autant qu'il est possible, & les rendre ainsi moins difformes, ce qui n'est pas un petit avantage.

Lorsque les dents ont des éminences hérissées; si elles sont sillonnées & parsemées de petits trous & de petites taches sur leur émail, comme il arrive assez souvent à ceux qui n'ont point joüi d'une bonne santé dans leur bas âge, on peut détruire tous ces défauts, en polissant les dents avec la lime.

Il y a des taches sur l'émail des dents qui sont de différentes couleurs : Certaines taches sont livides, ou noires, & elles viennent souvent de la carie : Les autres sont jaunes, ou blanches, mais d'un blanc bien différent de celui qui est naturel à l'émail de la dent : Ces derniéres taches pénétrent quelquefois l'émail de la dent jusqu'à sa cavité, & rendent la substance qu'elles colorent, d'une consistance tendre & molle. En ce cas on ne doit pas s'opiniâtrer à détruire ces taches; parce qu'on seroit obligé de creuser jusqu'à la cavité de la dent, pour les enlever.

Quelques Dentistes ôtent la longueur des dents, ou avec les pincettes incifives, qui ont leur tranchant à une de leurs parties latérales, ou avec celles qui l'ont à leur extrêmité ; mais comme fouvent ils ne prennent aucune précaution dans cette opération, ils peuvent alors éclater l'émail de la dent ; c'eft pourquoi il eft à propos d'avertir ici qu'il faut faire auparavant une trace, ou petit enfoncement autour de la dent avec une lime convenable, afin que l'action des pincettes ne la faffe pas éclater : Cette petite opération eft prefqu'infenfible. On ne fe fert ordinairement de ces deux fortes de pincettes que pour les dents qui ont peine à fouffrir la lime, ou qui font d'une grandeur trop confidérable.

On doit obferver qu'après avoir coupé & emporté les parties des dents qui font trop longues, il faut polir ces mêmes dents, & les rendre égales aux autres avec la lime.

Les dents dont on peut diminuer la longueur, font les incifives, les canines & les petites molaires. On le peut faire en les limant par le bout, ou par la couronne, & en les limant horizontalement : Si elles n'excédent pas de beaucoup les autres, il fuffit de les limer de la première façon & de se servir d'une lime plate pour les rendre égales & unies.

On ne peut diminuer que très-peu la longueur des grosses molaires ; parce qu'elles ont sous les éminences de leurs couronnes, de petits sinus qui ont communication avec la grande cavité de chaque dent ; de sorte que si l'on découvre ces sinus, la dent se trouve en danger de se carier, ou de causer de la douleur. On peut au contraire diminuer davantage la longueur des petites molaires ; leurs éminences étant ordinairement plus élevées, & leurs petits sinus étant moins étendus.

Quand les couronnes des canines & des incisives se portent au dedans, ou au dehors de la bouche, elles sont ordinairement plus longues que les autres ; parce que n'y ayant point d'autres dents à leur rencontre, elles ont une entière liberté de croître. Quand on veut les rendre égales il faut se servir, autant qu'il est possible, d'une lime plate, & les diminuer du côté de la bouche en pente & en forme de bizeau : C'est ainsi qu'on diminuë leur longueur & leur épaisseur, & qu'on leur forme un tranchant émoussé en dehors : Celles qui se portent en dehors doivent être limées par le dehors, afin que leur tranchant se porte en dedans.

On doit diminuer les canines & les incisives qui n'ont point de dent à leur rencontre pour les rendre égales autant qu'on le peut; parce qu'elles sont sujettes à surpasser leurs voisines en longueur. Une dent plus longue qu'elle ne doit être, est beaucoup plus disposée à devenir chancelante, que celles qui sont d'une grandeur proportionnée. D'ailleurs si cette dent plus longue frotte contre celle qui lui est opposée, elle peut lui causer le même ébranlement. M. Dionis (*a*) juge qu'il est inutile de limer ces sortes de dents; parce qu'elles repoussent jusqu'à ce qu'elles excédent les autres, & qu'ainsi ce seroit un opération qu'on seroit obligé de réïtérer souvent : Mais c'est tout au plus deux ou trois fois dans le cours de la vie qu'on se trouve obligé de renouveller cette légére opération. Arrivant si rarement, il vaut mieux s'y assujettir, que de s'exposer aux nouvelles bréches qui se font indubitablement après

(*a*) Traité des opérations chirurgiques, p. 511.

l'ébranlement & la chûte de ces dents.

Lorsqu'on diminuë la longueur des dents, il faut les limer de maniére qu'elles s'ajustent à celles qui leur sont opposées, & que toutes les dents de chaque rangée portent également les unes sur les autres. S'il s'en trouvoit une qui fût plus longue que sa voisine, elle heurteroit celle qui est à sa rencontre, ces deux dents pourroient devenir chancelantes par la suite, & les autres ne feroient la mastication qu'imparfaitement.

Enfin on lime encore celles qui peuvent incommoder & blesser la langue, les lévres, ou les jouës. On est indispensablement obligé de faire cette opération, lorsque la partie de quelque dent se trouve cassée. La vûë qu'on a en la faisant, c'est d'émousser & d'adoucir les portions inégales, pointuës & tranchantes du reste de la dent fracturée, ou cariée : On lime même les molaires dans un cas semblable.

J'ai vû des ulcéres aux jouës, aux lévres & à la langue occasionnez par ces sortes d'inégalitez. Ces parties étant excoriées par les inégalitez qui s'opposoient toujours à la consolidation des ulcéres, il falut emporter les pointes de la dent avec la lime, pour guérir ces maladies.

Une Dame qui avoit la moitié de la langue détruite par un ulcére de cette même espéce, causé par une dent cariée & fracturée, vint chez moi : J'emportai avec la lime les inégalitez de sa dent ; mais je ne sçai si cette Dame a été guérie ; parce qu'elle avoit attendu trop longtems, & que d'ailleurs elle étoit âgée de soixante & douze ans.

Ces observations font voir combien il est important d'examiner les véritables causes des ulcéres qui se forment aux jouës, aux lévres & à la langue, en conséquence de la difformité de la couronne des molaires, ou de celle de quelqu'autre dent, ou de quelque chicot d'une dent cassée. Si l'on ne découvre exactement la véritable cause de ces ulcéres, on s'expose à les mal caractériser en les confondant avec les ulcéres scorbutiques, ou véroliques ; ce qui peut devenir funeste au malade, & décréditer la profession. Voyez les trois observations à ce sujet chap. 36. & 37. du premier Volume.

Les limes dont on se doit servir pour limer les dents, sont de huit espéces, (*a*) De ces limes il y en a de taillées, ou hachées au couteau, d'autres au cizeau. Les moins épaisses, ou les plus minces seront taillées au couteau, à cause de leur délicatesse, & qu'elles doivent mordre doucement. Les plus épaisses, ou les plus fortes seront taillées au cizeau, parce que leur taille doit être plus grosse, plus enfoncée, & qu'elles doivent mordre davantage. Les Arquebuziers & particuliérement les Horlogers, se servent de limes hachées qu'ils fabriquent ordinairement eux mêmes; les Quinqualiers vendent celles qui sont taillées au cizeau : Mais comme il est difficile d'en trouver chez eux qui soient bonnes & propres pour les dents, on en fait faire exprès par les Ouvriers tailleurs de limes : On recommande à ces Ouvriers de les faire d'un bon acier, qu'elles soient bien dressées à la lime, que leur taille soit égale, qu'elle ne soit pas trop douce, ni trop rude; & afin que ces limes soient d'un bon usage, il faut qu'elles soient bien trempées.

La premiére lime est hachée au couteau en tous sens, elle est mince & plate; sa longueur, sans être emmanchée,

(*a*) Voyez les Planches 10. & 11.

est d'environ quatre pouces, & sa largeur de trois à quatre lignes ; son épaisseur est d'environ un tiers de ligne. Celle-ci ne sert qu'à séparer les dents.

La seconde lime taillée au cizeau, est plate, un peu plus grande & plus épaisse que la premiére. Elle sert à rendre les dents égales en longueur.

La troisiéme lime est appellée lime en couteau : Cette lime ne sert guéres que dans les occasions où il faut tracer un chemin à une autre lime, comme dans les séparations, &c.

La quatriéme lime est plate & un peu pointuë : Elle sert pour élargir les endroits séparez qui se trouvent cariez.

La cinquiéme lime, nommée feuille de sauge, est mise en usage lorsqu'on veut faire des échancrures un peu arondies sur les endroits cariez.

La sixiéme lime, nommée la lime recourbée, sert à séparer les dents les plus éloignées, situées sur l'un & l'autre côté de chaque machoire.

La septiéme lime est nommée demi-ronde. Son usage est d'augmenter les échancrures faites avec la feuille de sauge.

La huitiéme lime est ronde & pointuë :

DENTISTE.

tuë : On la nomme queuë de rat. Celle-ci sert pour échancrer & augmenter la séparation proche de la gencive.

Toutes ces limes sont ordinairement taillées en tous sens & au cizeau, quoique les petites limes puissent l'être au couteau : Leur longueur & largeur sont à peu près semblables à celles qui sont représentées sur la Planche.

De ces limes, il faut en avoir de grandes, de petites, de larges, de grosses, de fines & même plusieurs de chaque espéce, pour s'en servir selon le besoin. Pour éviter que ces limes ne soient trop froides contre les dents, & que la limaille ne s'y attache ; on doit de tems en tems les tremper dans l'eau chaude, lorsqu'on s'en sert, & les nettéïer avec une petite brosse.

Les occasions où l'on se sert de ces limes n'étant pas toujours les mêmes, il n'est pas possible de décrire toutes les circonstances qu'il faut observer dans leur usage.

Pour se servir méthodiquement de ces limes, il faut les appuyer médiocrement, lorsque les dents qu'on lime font de la douleur, & les conduire le plus droit qu'il est possible de dehors en dedans, & de dedans en dehors.

Tome II.   D

Pour séparer les incisives de la machoire inférieure, le Dentiste doit se placer devant le sujet, lequel sera assis sur un siége stable, sa tête appuyée sur le dossier du siége. Le Dentiste tient la lime de la main droite, & porte l'indicateur de la main gauche entre la lévre & la dent qu'il va limer : Il soutient ainsi la dent, & abaisse la lévre. Il porte ensuite le doigt du milieu de la même main sur la commissure des lévres du côté droit, & en écarte la jouë, pour voir ce qu'il doit faire en opérant.

Lorsqu'on veut séparer les canines, ou les petites & grosses molaires du côté droit de la même machoire, le Dentiste doit être placé de ce même côté, & passer son bras gauche pardessus la tête du sujet, pour affermir avec le pouce & l'indicateur de cette même main les dents voisines, & avec le reste des doigts le menton. Ensuite on garnit la commissure des lévres d'un linge fin en plusieurs doubles, pour empêcher que la lime ne morde sur la commissure de la lévre. Il tient la lime avec la main droite, & la porte sur la partie de la dent qu'il veut limer.

Pour séparer les pareilles dents du côté gauche, il doit se placer de ce même côté, baissant la lévre, & affermissant les incisives avec l'indicateur & le doigt du milieu de sa main gauche: Le reste des doigts de cette main affermit le menton; de maniére qu'après avoir garni la commissure des lévres, il tient la lime avec la main droite, & la porte à la partie sur laquelle il doit opérer.

Pour séparer les incisives de la machoire supérieure, le Dentiste doit être placé au côté gauche de la personne, passant son bras droit par-dessus la tête du sujet, tenant toujours la lime de la même main, tandis qu'il porte le pouce & l'indicateur de sa main gauche sur l'extrêmité des deux dents qu'il veut séparer. Par ce moyen il appuye les dents & la tête, & passant la lime entre le pouce & l'indicateur, il la conduit, comme il a été dit. Il peut encore, sans sortir de cette situation, séparer les canines, les petites & les grosses molaires du côté gauche; mais il faut pour celles-ci, que le doigt du milieu de sa main gauche appuie sur la dent qui est devant celle qu'il va limer, tandis qu'il portera l'indicateur de la même main sur la commissure des lévres pour écarter la jouë. Lorsqu'il avance du côté des molaires, il doit avoir garni la commissure des lévres d'un linge fin, avant que d'y poser l'indicateur.

Pour séparer les canines, les petites & grosses molaires du côté droit, il doit être placé de ce même côté & passer le bras gauche par-dessus la tête du sujet, pour poser l'indicateur de cette main entre la lévre inférieure & la gencive, & mettre son pouce sur la couronne des incisives du côté droit de la machoire supérieure, & le reste des doigts sous le menton, pour l'affermir. Ensuite il garnit la commissure des lévres, & porte la lime avec sa main droite, sur l'endroit qu'il veut séparer, en éloignant la commissure des lévres avec la lime & avec l'extrêmité de son doigt indicateur.

Pour diminuer la longueur des incisives, canines & petites molaires de la machoire inférieure, le Dentiste se sert d'une lime plate & taillée au cizeau, comme on a dit, & il se place au côté droit, ou vis-à-vis le sujet: Il tient la lime de sa main droite, & porte l'indicateur de sa main gauche entre la lévre & la gencive, pour appuyer la dent qu'il veut limer, & tient son pouce de la même main sous le menton, pour l'affermir : La lime poussée & retirée par de petits mouvemens réïtérez, passe par-dessus l'indicateur, & appuie sur la dent qu'il veut diminuer. C'est de cette façon qu'il doit limer la dent qu'il veut accourcir.

Si l'on veut diminuer les grosses molaires du côté droit, le Dentiste doit être placé du même côté, tenir la lime de sa main droite, mettre sur la commissure des lévres de ce côté-là un linge fin, & écarter cette commissure ; de façon que la lime soit conduite en passant auprès de ce linge sur les éminences qu'il veut ôter. Il en peut faire autant, quand il opére du côté gauche; pourvû qu'il soit placé du même côté, & qu'il change la situation du bras gauche & les fonctions des doigts de la main gauche.

Pour ôter la longueur des incisives & des canines de la machoire supérieure, il faut que le Dentiste soit placé du côté droit, qu'il tienne la lime de sa main droite, qu'il porte son bras gauche pardessus la tête du sujet pour élever la lévre avec l'indicateur de la main gauche, & appuyer la dent avec le doigt du milieu. Sans sortir de cette attitude, on peut emporter les tubérositez, ou éminences des petites & grosses molaires du côté droit & celles du côté gauche, pourvû que le bras gauche du Dentiste soit passé par-dessus la tête du sujet, & que l'indicateur de la main gauche soit sur la dent qu'on veut limer, & le doigt du milieu sur la commissure des lévres.

Il est très-nécessaire de diminuer les dents chancelantes, lorsqu'elles sont plus longues que les autres ; parce que leur rencontre avec celles qui leur sont opposées, les ébranle davantage & leur cause un plus grand dérangement : Mais il est assez difficile de les diminuer dans cette occasion à cause de leur peu de fermeté ; c'est pourquoi il est nécessaire de les attacher à leurs voisines avec un fil ciré en plusieurs doubles, auquel on fait faire autant de tours croisez qu'il en faut pour affermir ces dents contre les autres.

Après que ces croisemens de fil sont faits, on tourne plusieurs fois les deux bouts du fil autour de son doigt & en les tirant du côté de la dent solide, on affermit celle qui est chancelante : Cela ne suffiroit pas, si l'on ne la soutenoit encore avec l'extrêmité du doigt qui tient les fils, avant que d'y faire agir la lime.

Si l'intervale qui est entre la dent solide & la chancelante, se trouve large, il faut avoir un petit coin (*a*) de bois, ou de plomb en forme de coulisse, afin de remplir cet espace. Par ce moyen on rendra les dents plus fermes, & l'on aura plus de facilité à les limer. Ces sortes de dents doivent être limées plus courtes que les autres ; parce qu'elles s'alongent toujours assez, & sortent facilement de leurs alvéoles où elles ne sont pas fortement attachées.

Pour bien limer ces dents chancelantes, il faut les prendre de côté les unes après les autres, les limer horizontalement d'une partie latérale à l'autre avec le côté le plus étroit de la lime. De cette maniére l'opération en est plutôt faite, & l'ébranlement en est moins considérable.

Je n'omettrai pas de faire remarquer que la plûpart de ceux qui liment les dents, pour les rendre égales en longueur, les liment ordinairement de façon qu'ils les rendent droites & quar-

(*a*) Voyez la Figure 5. de la Planche 11.

rées par le bout, comme si l'on les avoit dreſſées avec un rabot. Il faut être de mauvais goût pour les limer ainſi, puiſqu'elles en paroiſſent plus larges qu'auparavant. C'eſt pourquoi après leur avoir donné la longueur & l'égalité qu'on ſouhaite, on doit limer les angles de leurs extrêmitez & les arrondir un peu ; ce qui les faiſant paroître moins longues & moins larges, rend leur figure ſi naturelle, qu'il eſt difficile de s'appercevoir qu'elles ayent été limées. En cela comme en toute autre choſe, il faut imiter la nature autant qu'il eſt poſſible.

Les pincettes incifives qui conviennent à couper & à racourcir les dents qui ne peuvent l'être que difficilement avec la lime, à cauſe de la douleur qui ſeroit plus longue, ſont de deux eſpéces : Les unes ont le tranchant ſur le côté, (*a*) & les autres l'ont à leur extrêmité : (*b*) On ſe ſert des premiéres pour agir dans de certains intervales où les autres ne pourroient pas être introduites, ſoit qu'on veuille racourcir les dents, ou émouſſer les chicots. Les pincettes de la ſeconde eſpéce ſont plus

(*a*) Voyez la Planche 12.
(*b*) Voyez la Planche 13.

commodes

commodes dans certaines occasions, par exemple, lorsqu'il s'agit d'emporter le corps d'une dent très-cariée, ou d'en retrancher une portion, sans intéresser les dents voisines, & sans endommager sa racine. Lorsqu'on employe ces instrumens à propos, on réduit les dents, ou les chicots au volume qui convient selon les cas & les circonstances qui doivent régler le Dentiste en pareille occasion.

On peut faire encore des pincettes incisives de la seconde espéce, qui seront figurées à peu près en forme de davier, & n'en différeront que par les extrêmitez tranchantes de leurs machoires, dont les tranchans se rencontreront vis-à-vis l'un de l'autre, & s'approcheront suffisamment. Celles-ci seront plus convenables en certains cas, surtout lorsqu'il s'agit de couper des portions de dents cariées & éclatées aux côtez de la bouche.

Quoique ces instrumens, quand on les sçait bien diriger, soient très-propres à racourcir les dents trop longues, je ne puis me dispenser de blâmer un Dentiste de cette Ville, qui continuë toujours à s'en servir, sans prendre aucunes précautions. J'ai vû depuis peu plusieurs personnes, qui par son imprudence avoient eû les dents éclatées, & même découvertes jusques dans leurs cavitez intérieures, parce qu'il en avoit trop coupé. Il faut que ce Dentiste n'en connoisse pas la structure, & qu'il ne se soit pas donné la peine de lire la premiére édition de ce Livre.

Explication de la Planche X. qui contient la figure de quatre Instrumens, lesquels servent à limer les Dents.

LA *Figure I.* représente la Lime hachée, ou taillée au couteau, qui sert à séparer les dents, vûë par sa partie la plus étenduë.

La Figure II. représente la Lime taillée au cizeau, qui sert à égaliser les dents, vûë aussi par sa partie la plus étenduë.

La Figure III. représente la Lime en couteau, son tranchant tourne à gauche, & son dos à droit : Celle-ci sert à tracer une voie à une autre lime.

Tom. 2. Planche iv.ᵐᵉ pag. 50.

f. 1.ʳᵉ f. 4. f. 3. f. 2.ᵉ

A   A   A   A

B   B   B   B

Tom. 2. Planche 11.me pag. 51.

La Figure IV. repréfente la Lime plate & un peu pointuë, vûë du côté de fa furface plate. Celle-ci fert à élargir certains intervales des dents qui ne font pas fuffifamment diftantes.

A. A. A. A. Le corps de la lime.

B. B. B. B. Le manche de chaque lime.

Explication de la Planche XI. qui contient la figure de cinq Inftrumens, lefquels fervent auffi à limer les Dents.

LA Figure I. repréfente la Lime ronde figurée en queuë de rat, qui fert à échancrer les dents cariées.

La Figure II. repréfente la Lime recourbée qui fert à limer les intervales des derniéres dents aux deux côtez de la bouche.

La Figure III. repréfente la Lime nommée feuille de fauge, qui fert à échancrer les dents, vûë par une feule furface convéxe, quoiqu'elle en ait deux égales.

La Figure IV. repréfente la Lime demi-ronde, qui fert à agrandir les échancrures, vûë par fa furface con-véxe.

A. A. A. A. Le corps de chaque lime.

B. B. B. B. Le manche de chaque lime.

La Figure V. repréfente le coin en couliffe, qui fert à affujettir les dents pendant qu'on les lime.

Explication de la Planche XII. qui contient la figure d'un Inftrument qui fert à racourcir les Dents.

CETTE Figure repréfente des pincettes incifives vûës dans toute leur étenduë, qui fervent à différens ufages, lefquelles font auffi très-convenables pour racourcir les dents.

A. Le corps de cet inftrument.

B. B. Les extrêmitez antérieures des machoires, caves, pointuës & tranchantes par leurs parties latérales.

C. C. Les branches, ou extrêmitez poftérieures de cet inftrument.

D. Le reffort attaché fur la branche femelle, qui fert à tenir les piéces

Tom. 2.   Planche 12.me pag. 52

Tom. 2.   Planche 13.me pag. 53.

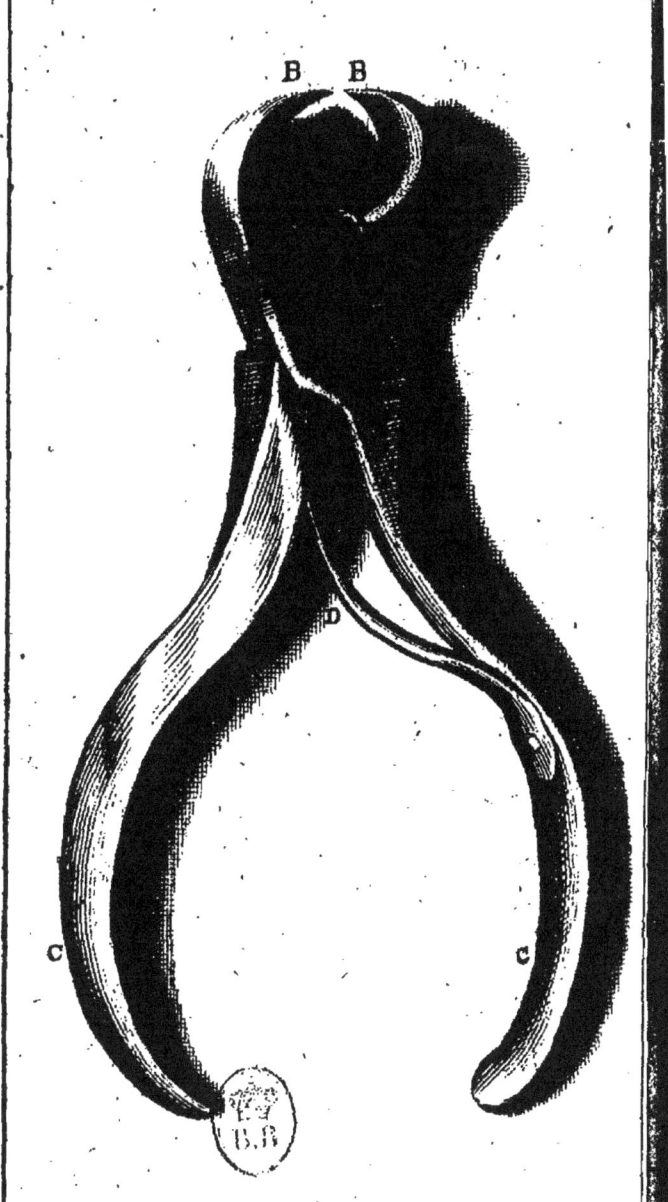

ouvertes : A l'extrêmité poſtérieure de la branche femelle, eſt une piece à charniére percée d'un trou propre à recevoir un petit bouton en crochet qui eſt à l'extrêmité poſtérieure de l'autre branche, pour tenir cet inſtrument fermé quand on le veut.

Explication de la Planche XIII. qui contient la figure d'un Inſtrument, qui ſert auſſi à racourcir les Dents, à peu près de même que le précédent.

CETTE Figure repréſente une pincette inciſive, quaſi en figure de tenailles tranchantes par ſon extrêmité antérieure, vûë dans toute ſon étenduë.

A. Le corps de cet inſtrument.

B. B. Les tranchans de ſes machoires ſitués à l'extrêmité antérieure.

C. C. Les branches, ou extrêmitez poſtérieures de cet inſtrument.

D. Le reſſort qui tient la pincette ouverte.

E iij

CHAPITRE V.

Description des Instrumens convenables pour opérer en ruginant les Dents, lorsqu'elles sont cariées.

Les instrumens qui servent à ôter les matiéres renfermées dans les cavitez cariées des dents, & à ruginer la carie de ces mêmes cavitez, sont de quatre espéces. Je les distingue par leur extrêmité tranchante, ou pointuë. Je range sous la premiére espéce tous ceux qui ont à cette même extrêmité quatre faces qui se terminent en pointe aiguë, & je les nomme forets à ébiseler : Je range ceux dont la pointe est formée par trois faces sous la seconde espéce, & je les nomme rugines pointuës en bec de perroquet ; la troisiéme espéce est la rugine mousse en bec de perroquet : Je range dans la quatriéme ceux dont la pointe tranchante est formée par deux faces, & je les nomme rugines en alêne.

Ceux de la premiére espéce, sont nommez par les Horlogers forets à ébifeler, ou à perforer : La tige de ceux que j'employe doit être ronde & longue d'environ deux pouces & demi depuis le manche jusqu'au commencement de la pointe : Cette pointe doit avoir environ deux lignes d'étenduë.

Ceux de la seconde espéce sont des rugines recourbées, dont l'extrêmité pointuë est formée par deux petits biseaux, & fortifiée par une vive arrête, qui forme l'angle supérieur de la partie recourbée de la rugine. Cet instrument ressemble assez au bec de perroquet qui sert à nettéïer les dents : Sa tige est à peu près de l'étenduë & de la figure des précédens.

Ceux de la troisiéme espéce sont semblables à la seconde, excepté qu'ils ont la pointe plus mousse.

Ceux de la quatriéme espéce sont de petites alênes dont on casse la pointe : On les fait ensuite recuire pour les faire détremper. Du côté concave on fait une surface ronde : Du côté convéxe on fait une surface plate, qui en se terminant en forme de biseau, forme ensuite la pointe tranchante : On leur donne une trempe modérée, & on achéve de les perfectionner sur la meule. La longueur de cet instrument, non compris sa soie & son manche, sera pour le plus court d'environ huit lignes, & pour le plus long d'environ un pouce & demi.

La figure de ces quatre inftrumens, que l'on verra dans la Planche quatorziéme, suppléera à une description plus étendue.

Il y a feulement des cas qui demandent que les extrêmitez pointuës de ces inftrumens foient tantôt plus ou moins grandes, plus ou moins aiguës, ou mouffes, ou longues, ou arrondies; afin de les rendre plus propres & plus convenables à s'introduire dans les cavitez cariées, fuivant que les cavitez font plus ou moins larges, ou étroites, ou profondes, ou fuperficielles. Tous ces inftrumens feront montez fur des manches, de même que ceux qui fervent à nettéïer les dents.

Lorfque les ouvertures des trous cariez fe trouvent trop petites à leur entrée, pour en pouvoir facilement ôter les matiéres cariées & les plomber, il faut les augmenter avec le foret à ébifeler, qui fera proportionné à la grandeur du trou qu'on veut élargir.

Quand on veut fe fervir du foret à ébifeler, ou de l'un, ou de l'autre des instrumens que j'ai désignez au commencement du présent chapitre, pour agrandir, ruginer & nettéïer les trous cariez qui se rencontrent aux surfaces des dents, on fait asseoir le sujet sur lequel il s'agit d'opérer, sur un fauteuil convenable, & sa tête est appuyée contre le dossier : On se place à son côté droit, ou devant lui, lorsqu'il est nécessaire.

Sans sortir de cette situation, & sans que le sujet sorte de la sienne, on peut également opérer sur chaque partie des dents que nous allons indiquer, soit que la carie se trouve située aux surfaces, ou aux extrêmitez de leurs couronnes, soit qu'elle se rencontre en leurs surfaces latérales, ou à leurs surfaces extérieures & intérieures, à l'exception des surfaces intérieures des dents du côté droit, & des surfaces extérieures des dents du côté gauche, pour lesquelles surfaces le Dentiste doit passer du côté droit au côté gauche.

Si l'on veut se servir du foret à ébiseler, pour agrandir les ouvertures des caries qui se trouvent sur les surfaces, ou extrêmitez supérieures & sur les surfaces latérales des dents de la machoire inférieure, le Dentiste étant situé du côté droit, paſſe ſon bras gauche par-deſſus la tête du ſujet. S'il opére aux ſurfaces indiquées des dents de cette machoire, il garnit la commiſſure des lévres d'un linge fin: Il écarte des dents la lévre inférieure, ou la jouë avec l'indicateur de ſa main gauche: Le pouce de la même main écarte auſſi la lévre ſupérieure. Il poſe enſuite l'inſtrument qu'il tient de la main droite ſur l'endroit carié: Il le tourne entre le pouce & l'indicateur de gauche à droite & de droite à gauche: De cette façon il agrandit & élargit le trou de la dent cariéé.

Pour agrandir les trous cariez des ſurfaces extérieures des dents du côté droit de la même machoire, il faut être placé de même, paſſer le bras gauche par-deſſus la tête du ſujet, poſer le pouce ſur les dents inciſives de la même machoire, & l'indicateur ſur la gencive, pour abaiſſer la lévre inférieure: Les autres doigts doivent être mis ſous le menton pour l'aſſujettir, tandis qu'on opére avec l'inſtrument qu'on tient de la main droite.

Pour agrandir les trous cariez des ſurfaces extérieures des dents du côté gauche de la même machoire, il faut que le Dentiste passe du côté droit au côté gauche, qu'il embrasse la lévre inférieure avec l'indicateur & le pouce de la main gauche ; qu'il porte avec la main droite l'instrument dans l'endroit carié.

Etant dans cette situation, on peut élargir les trous cariez des surfaces intérieures des dents du côté droit de la même machoire.

Lorsqu'on veut agrandir les trous des caries qui se rencontrent aux surfaces, ou aux extrêmitez des dents de la machoire supérieure, le Dentiste se place au côté droit, ou devant le sujet ; il a un genou à terre ; il léve la lévre supérieure avec le doigt du milieu de la main gauche ; il abaisse la lévre inférieure avec l'indicateur de la même main ; il tient l'instrument de la main droite, & il observe de garnir les commissures des lévres quand il en est besoin.

Pour dilater, ou agrandir les trous des caries des surfaces extérieures des dents du côté droit, on se place du côté droit ; on tient l'instrument de la main droite ; on écarte la lévre supérieure avec le pouce de la main gauche, & la lévre inférieure avec le doigt indicateur de la même main.

Pour dilater les trous des caries des surfaces extérieures des dents du côté gauche, il faut être placé du côté gauche, relever la lévre supérieure avec le doigt du milieu de la main gauche, abaisser avec le doigt indicateur de la même main la commissure des lévres garnie d'un linge fin, & porter l'instrument avec la main droite. Dans cette situation on en fait de même aux surfaces intérieures des dents du côté droit de la même machoire.

Les rugines en alêne servent aussi à élargir les trous cariez, en les perforant autant qu'il est nécessaire. Ces rugines servent encore à enlever les matiéres qui remplissent les cavitez cariées. Les rugines en bec de perroquet pointuës & en bec de perroquet mousses, servent également à ruginer & à ôter ces mêmes matiéres : on s'en sert indifféremment suivant l'exigence des cas, & on se place au côté droit, au côté gauche, ou en devant, suivant qu'il est nécessaire.

Quand on veut agrandir davantage avec les uns, ou les autres de ces instrumens, les cavitez cariées des dents de la machoire inférieure, ou en ôter les matiéres cariées, on commence par celles qui se rencontrent à l'extrêmité, ou aux parties latérales des molaires du côté droit; on se place du même côté, on écarte la commissure des lévres avec le doigt du milieu, & l'indicateur de la main gauche, & l'on porte l'instrument de la main droite dans l'endroit carié.

Si la carie se trouve située de façon à ne pouvoir pas être emportée aisément dans l'attitude que je viens d'enseigner, il faut passer le bras gauche par dessus la tête du sujet, embrasser les dents voisines avec le pouce & l'indicateur de la main gauche, & porter le reste des doigts sous le menton pour l'assujettir; & dans cette attitude, on réussira à ôter cette carie.

Lorsqu'on veut ôter les matiéres qui remplissent les cavitez cariées aux surfaces extérieures des mêmes molaires, on porte l'indicateur de la main gauche sur la surface intérieure de la joue, le pouce de la même main sur la surface extérieure; afin d'écarter la joue des dents, tandis qu'on porte l'instrument avec la main droite dans l'endroit carié.

Si la carie ne permet pas qu'en gardant cette situation, on puisse aisément en emporter les matiéres, on porte le bras par-dessus la tête du sujet, comme on a déja dit.

Pour les caries qui se rencontrent aux extrêmitez des couronnes, aux parties latérales, & aux surfaces extérieures des dents canines & des incisives, on porte le bras gauche par-dessus la tête du sujet, on abaisse la lévre avec le doigt du milieu de la main gauche; le pouce de la même main appuie la dent cariée s'il est nécessaire, & le reste des doigts porte sous le menton pour l'assujettir.

Si c'est pour ôter les matiéres cariées aux surfaces supérieures, aux parties latérales, & aux surfaces intérieures des molaires du côté gauche, il faut passer le bras gauche par-dessus la tête du sujet, poser l'indicateur de la main gauche sur la gencive de la machoire inférieure, pour abaisser la lévre inférieure; le pouce de la même main sur la gencive supérieure pour élever la lévre supérieure, tandis qu'on porte l'instrument avec la main droite dans l'endroit carié. On a soin de garnir la commissure des lévres, quand il est nécessaire.

Lorsque la carie se trouve sur la surface extérieure des dents molaires du côté gauche, il faut paſſer au côté gauche, porter l'indicateur de la main gauche ſur la commiſſure des lévres pour écarter la jouë en dehors, le reſte des doigts de la même main ſous le menton pour l'aſſujettir, tandis qu'on porte l'inſtrument avec la main droite dans l'endroit carié. Il faut avoir garni la commiſſure des lévres.

Etant dans la même ſituation, on peut ôter les matiéres cariées qui ſe trouvent à la ſurface intérieure des dents du côté droit de la même machoire.

Si l'on veut nettéïer les cavitez cariées des ſurfaces, ou des extrêmitez de toutes les dents de la machoire ſupérieure, & les parties latérales des groſſes molaires de cette même machoire, il faut être placé au côté droit du ſujet, avoir un genou à terre, abaiſſer la lévre inférieure avec l'indicateur de la main gauche, relever la lévre ſupérieure avec le doigt du milieu de la même main, & porter l'inſtrument avec la main droite dans l'endroit carié.

Pour opérer aux ſurfaces extérieures de toutes les dents de cette même machoire, aux ſurfaces latérales des petites molaires, aux ſurfaces latérales des canines & des inciſives, il faut être placé du côté droit, paſſer le bras gauche par-deſſus la tête du ſujet, tenir l'inſtrument de la main droite, lever la lévre ſupérieure avec l'indicateur de la main gauche, & appuyer le doigt du milieu de la même main ſur l'extrêmité de la dent ſur laquelle on opére.

On peut même, ſans ſortir de cette ſituation, continuer au côté gauche, s'il en eſt beſoin. On garnit les commiſſures des lévres, & on les écarte des dents lorſqu'il eſt néceſſaire.

Dans cette ſituation, on peut ôter les matiéres cariées à la ſurface intérieure des dents du côté droit de la même machoire.

Ayant bien nettéïé la cavité d'une dent cariée, comme nous venons de l'expliquer, il faut, avant que de la plomber, inſinuer dans cette cavité avec un inſtrument convenable, un petit tampon de coton, pour abſorber les humiditez & balayer, pour ainſi dire, les matiéres détachées qu'on n'a pû enlever avec les autres inſtrumens.

Il y a auſſi des caries qui ſont ſi ſuperficielles, & dont l'ouverture eſt ſi large, qu'elles ne permettent pas au coton imbibé avec l'huile de canelle, ni au plomb, d'y tenir : En ce cas il
faut

Tom. 2. Planche 14.me pag. 65.

faut les ruginer, ou limer, & fi elles font trop fenfibles, les cautérifer.

───────────────

Explication de la Planche XIV. qui contient la figure de quatre Inſtrumens qui ſervent à ruginer la carie des Dents.

LA *Figure I.* repréſente le foret à ébiſeler, vû dans toute ſon étenduë.

La Figure II. repréſente la rugine en bec de perroquet pointuë, vûë latéralement.

La Figure III. repréſente la rugine en bec de perroquet mouſſe, vûë de même.

La Figure IV. repréſente la rugine en alêne, vûë latéralement.

A. A. A. A. La tige de chaque inſtrument.

B. B. B. B. Le manche de chaque inſtrument.

C. C. C. La pointe recourbée de ces inſtrumens.

D. La pointe en bizeau du foret à ébizeler.

Tome II.

CHAPITRE VI.

Description des Instrumens qui servent à plomber les dents, avec les précautions & circonstances requises pour y bien réussir.

IL n'est pas indifférent de sçavoir, qu'il est aussi important de plomber les cavitez cariées & profondes, que de plomber celles qui sont moins cariées. On donne par ce moyen plus de force à la dent, en remplissant sa cavité, & l'on empêche l'air d'y entrer, & les portions des alimens d'y séjourner.

Les instrumens qui servent à introduire, & à placer le plomb dans les cavitez cariées des dents, sont de trois espéces. (*a*)

Celui de la premiére espéce, a la tige ronde, de figure cilindrique & piramidale ; sa pointe est recourbée & tout-à-fait pointuë.

Celui de la deuxiéme espéce, a la tige de même que le précédent : Sa poin-

(*a*) Voyez la Planche 15.

te est plus mousse & recourbée. De ces deux espéces, il y en a dont la pointe est plus ou moins ronde, ou courbe, suivant que les instrumens sont plus ou moins grands.

Celui de la troisiéme espéce, a sa tige quarrée : Son extrêmité arrondie est recourbée en forme d'équerre, & elle est de différentes grandeurs.

Ceux de la premiére & seconde espéce, sont nommez fouloirs introducteurs, & ceux de la troisiéme espéce, fouloirs en équerre : Ces instrumens sont emmanchez de même que ceux qui servent à limer les dents. Il faut observer seulement, que la soie de ceux-ci doit être forte, garnie d'une mitte, (*a*) & suffisamment longue pour se mieux engager dans le manche : Il faut aussi qu'elle y soit bien mastiquée. Ces circonstances sont très-importantes; parce que de tous les instrumens qui servent à la bouche, aucuns ne fatiguent autant du côté du manche que ceux qu'on employe à plomber les dents. Ils doivent soûtenir les efforts que l'on est obligé de faire en différens sens, pour engager & fouler le plomb; c'est

(*a*) Espéce de bouton formé entre la tige & la soie pour arrêter la soie dans le manche.

F ij

pourquoi ils ont d'autant plus besoin d'être bien affermis dans leurs manches, & d'être bien garnis de virolles. Ces instrumens, quoique très-utiles, n'ont rien d'ailleurs de particulier qui mérite une plus ample description.

Les fouloirs introducteurs, servent quand la cavité est petite, à introduire, larder & fouler le plomb; & lorsque la carie est grande, ils ne servent seulement qu'à le larder. C'est pourquoi on en doit avoir de mousses & de pointus, pour s'accommoder à ces différens usages.

Le fouloir en équerre ne sert qu'à fouler le plomb, à moins que la cavité cariée ne soit si grande, qu'il puisse aisément introduire & fouler. Son corps a quatre faces, dont la supérieure sert d'appui aux dents opposées à celles sur lesquelles on opére. Lorsque la carie se trouve à l'extrêmité de la couronne de la dent, les dents de la machoire opposée, peuvent servir, en appuyant sur la surface de cet instrument, à enfoncer le plomb que l'on a introduit.

Il y a des personnes qui aiment mieux qu'on se serve d'or battu, pour remplir la cavité cariée des dents, que du plomb, ou de l'étain battu: Je ne ferois aucune difficulté de me servir d'or battu, si l'étain fin & le plomb n'avoient pas dans cette occasion la même propriété que l'or ; c'est pourquoi je laisse le choix de l'une, ou de l'autre de ces matiéres à ceux qui voudront les mettre en usage, & en faire la dépense : L'étain fin est à préférer au plomb ; parce que le plomb noircit davantage, & ne dure pas si longtems : Tous deux sont préférables à l'or pour remplir les cavitez des dents cariées ; parce qu'ils sont plus légers que l'or, & qu'ils se lient & s'accommodent mieux aux inégalitez qui se trouvent dans les cavitez cariées des dents, qui sont ainsi moins exposées à se gâter de plus en plus. D'ailleurs l'or est cher, & tout le monde n'est pas d'humeur, ou en état d'en faire la dépense : Néanmoins quelques-uns entêtez de l'opinion que l'or a de grandes vertus, ont trouvé des gens qui les ont servis selon leur goût. A la vérité ils se sont fait bien payer ce qui ne leur avoit guéres coûté ; puisque l'or prétendu qu'ils employoient n'étoit autre chose que des feuilles d'étain, ou de plomb colorées en or, par une teinture faite avec le safran, la terra merita, le rocou, & la gomme gutte infusez dans de l'eau-de-vie, ou dans de l'esprit de vin sur les cendres chaudes : La tromperie n'ayant pû demeurer longtems cachée, ils ont appliqué sur chaque côté des feuilles d'étain, ou de plomb battu, une feuille d'or, & les ont fait payer comme de l'or pur.

On ne peut employer le plomb, ou l'étain pour remplir les cavitez cariées des dents, à moins qu'il ne soit auparavant battu en feuille : Pour s'en servir dans le cas que nous allons prescrire, on doit en avoir de trois sortes. Le premier de l'épaisseur d'une feuille de papier, l'autre un peu moins épais, & enfin un troisiéme encore moins épais que ce dernier.

Quoique je me serve souvent du mot de plomb, pour remplir les dents creuses, ou cariées, l'étain fin battu est à préférer : Les Miroitiers s'en servent pour étamer, ou mettre leurs glaces au teint. On doit toujours choisir les plus minces feuilles de celui-ci.

Pour introduire ce plomb, on le coupe par petites lames, plus ou moins longues, plus ou moins larges, selon l'étenduë de la cavité de la dent cariée. On évite, autant que l'on peut, que ces lames soient de plusieurs piéces ;

parce qu'elles tiennent mieux & durent davantage lorsqu'elles sont continuës & de la même teneur.

Si les dents cariées sont sensibles, si elles sont foibles de corps, & qu'il soit difficile d'y faire tenir le plomb, il faut les plomber avec le plomb le plus mince, ou avec celui qui tient le milieu des trois. On se sert au contraire du plus épais, quand il n'y a point de douleur, ou qu'il y en a peu, ou lorsque les dents sont fortes Celui-ci dure plus que les autres quand il est bien introduit, & il n'est pas si sujet à sortir par l'approche des alimens solides. Cela est si vrai, qu'on a vû des dents, qui ont été trente à quarante ans plombées sans s'être aucunement gâtées.

Lorsqu'on veut plomber l'extrêmité & les parties extérieures & intérieures des canines & des incisives de la machoire inférieure, on se place au côté droit du sujet, ou vis-à-vis : On écarte les lévres des dents, ou leur commissure avec l'indicateur de la main gauche : On porte ce doigt jusques sur la dent qu'on veut plomber : On pose une des extrêmitez de la lame de plomb entre le doigt & la cavité cariée : On insinuë ce plomb dans la cavité cariée avec l'inſtrument qui lui convient le mieux : On tient cet inſtrument de la main droite, & à meſure que le plomb s'introduit, on a le ſoin d'en laiſſer de tems en tems ſur la circonférence extérieure de la cavité cariée : On appuie ſur le plomb dans cette cavité avec l'inſtrument, pour le preſſer autant qu'il eſt poſſible : Si la cavité cariée de la dent eſt trop ſenſible, il ne faut appuyer le plomb que légérement, ſe contenter de l'introduire dans la cavité, ſeulement pour le faire tenir un peu, le fouler un, ou deux jours après, continuer ainſi juſqu'à ce qu'il ſoit ſuffiſamment foulé & arrangé, ſuppoſé que la douleur n'ait point augmenté. Par ce moyen on accoutume mieux à la preſſion du plomb les parties ſenſibles de la dent, en éludant, ou modérant par-là leur douleur.

Le plomb étant introduit, & la cavité cariée en étant remplie, on prend l'inſtrument le plus pointu, que l'on tient de la main droite, pour larder, & percer le plomb un peu avant par pluſieurs petits trous; afin qu'en le preſſant & foulant de nouveau avec l'extrémité du fouloir mouſſe, ce plomb s'uniſſe, niffe, fe lie, s'attache & s'engage mieux dans tous les petits recoins de cette cavité. Ceci fe fait en rabatant dans le milieu tout le plomb qui étoit monté à la circonférence de la cavité de la carie: Après quoi on unit & on polit la furface extérieure du plomb avec le fouloir le plus convenable; afin qu'il n'y refte aucunes inégalitez: On obferve que le plomb ne déborde pas le niveau de la circonférence des trous cariez qu'on a remplis.

Pour plomber les extrêmitez des couronnes des molaires de l'un & de l'autre côté de la machoire inférieure & les parties extérieures du côté droit de cette même machoire, il faut être fitué de ce même côté, ou devant le fujet. Il faut obferver les mêmes circonftances que je viens de dire, & de plus porter le bras gauche par-deffus la tête du fujet fur lequel on opére, s'il le faut. Pour plomber les parties extérieures du côté gauche, il faut affujettir le plomb avec le doigt indicateur de la main gauche, ou tenir ce plomb par l'extrêmité qui fort en dehors de la bouche avec le pouce & l'indicateur, en cas que la dent qu'on veut plomber, foit des plus enfoncées dans la bouche.

Souvent les caries des derniéres molaires du côté gauche, se trouvent si enfoncées dans la bouche, que lorsqu'on opére, on est obligé de porter le bras gauche par-dessus la tête du sujet, afin d'écarter la commissure des lévres, & de mieux tenir l'extrêmité de la lame de plomb sur la cavité qu'on veut remplir : L'indicateur de la main gauche fait ces deux fonctions ; il tient la lame de plomb, & range la commissure des léyres en même tems : Les autres doigts de la même main portent sous le menton, pour l'assujettir.

Pour plomber l'extrêmité inférieure des dents incisives & canines de la machoire supérieure, on est situé du côté droit du sujet ; on passe le bras gauche par-dessus sa tête, le doigt du milieu de la main gauche portant sur les dents qui sont à gauche de celle que l'on veut plomber : L'indicateur de la main gauche reléve la lévre, pendant que la main droite conduit l'instrument, pour achever de plomber ces dents de même que les précédentes. Si la carie se trouve sur les parties latérales, ou sur la surface extérieure de ces dents, on léve la lévre inférieure avec le pouce de la main gauche, on assujettit la dent avec l'indicateur de la même main, & on obferve le même manuel que ci-deffus.

Si la carie eft fur la furface inférieure des dents, on fe place du côté droit; on pofe un genou à terre; on reléve la lévre fupérieure avec l'indicateur de la main gauche : Le pouce de la même main pofe fur les dents qui font à droit de celle qu'on veut plomber, & c'eft dans cette fituation, qu'on introduit le plomb. Comme cette fituation n'eft pas toujours convenable, pour achever de fouler & refouler le plomb, on fe reléve, on paffe le bras gauche par-deffus la tête du fujet, & on achéve de plomber la dent.

Pour plomber les furfaces, ou les extrêmitez des couronnes des molaires de l'un & de l'autre côté de la machoire fupérieure, il faut être placé du côté droit, ou devant le fujet, & avoir un genou à terre.

Pour plomber les dents du côté droit de la même machoire, on reléve la lévre fupérieure avec le doigt du milieu de la main gauche; on écarte enfuite la commiffure avec l'indicateur de la même main. Lorfque le plomb eft engagé dans la cavité de la dent cariée, on se reléve pour le presser ; on passe le bras gauche par-dessus la tête du sujet ; on pose le doigt du milieu de la main gauche, sur la dent voisine de celle que l'on plombe ; on reléve la lévre avec l'indicateur de la même main, & on porte l'instrument de la main droite, pour plomber la dent : Si les parties latérales des dents de ce même côté, ont besoin d'être plombées, cette derniére situation est également convenable pour la même fonction.

Pour plomber les extrêmitez des couronnes des dents du côté gauche de la machoire supérieure, on a un genou à terre, le pouce de la main gauche appuyé sur les incisives : L'indicateur de la même main écarte la lévre supérieure, & on engage le plomb avec le fouloir introducteur, qu'on tient de la main droite : Ensuite on se reléve ; on passe le bras gauche par-dessus la tête du sujet, pour relever la lévre supérieure avec l'indicateur de la main gauche : On baisse la lévre inférieure, & on écarte la commissure des lévres avec le doigt du milieu de la même main. Ces mêmes situations conviennent aussi pour plomber les surfaces intérieures & extérieures des mêmes dents.

Quoique ces derniers moyens soient des plus efficaces, pour borner les progrès des caries des dents, & qu'ils empêchent les mauvaises impressions des corps extérieurs qui les environnent, il arrive néanmoins qu'on est quelquefois obligé d'ôter le plomb, par rapport à la continuation de la douleur, qui cesse ordinairement peu de tems après l'avoir ôté.

Lorsqu'on veut ôter, ou lever le plomb de quelque dent plombée, on a recours à l'usage des petites rugines, dont nous nous sommes servis pour ôter la carie des dents. On se place de la même maniére que l'on a fait en la plombant. Les doigts de la main gauche y exécutent les mêmes fonctions, suivant que les situations différentes des caries le demandent.

Si malgré tous les moyens que l'art nous prescrit pour remédier à la carie des dents, la douleur recommence, ou persiste ; si d'ailleurs on est assuré de la profondeur de la carie, il n'y a point d'autre parti à prendre, que d'ôter la dent, en observant les circonstances marquées au chapitre 14. du Tome premier, & la maniére d'opérer qui sera indiquée au chapitre dixiéme de ce Volume.

Avant que de finir celui-ci, il est bon d'obferver, qu'en ôtant toute la carie d'une dent, afin de la plomber lorfqu'elle eft créufe, il n'eft quelquefois pas poffible de fe difpenfer d'en découvrir le nerf, & de le toucher avec l'inftrument; ce qui fe reconnoît par la douleur qu'on y caufe, & encore mieux par un peu de fang qui fort des vaiffeaux de cette dent, & qui, lorfqu'on introduit du coton roulé dans la cavité cariée pour l'effuyer, ne manque pas de faire une petite empreinte fur ce coton, qu'il eft aifé d'appercevoir, quand on l'a retiré. Dans un femblable cas, il faut plomber la dent fans différer: Il ne feroit plus tems de borner la liqueur qui s'épanche, fi elle s'étoit une fois accoutumée à prendre fon cours par cette cavité: Elle y feroit alors un engorgement, ou un abcès très-douloureux, & l'on feroit obligé d'ôter le plomb, & même la dent: Ce qu'on évite en exécutant ce qui vient d'être dit.

Tom. 2.   Planche 15.me pag. 79.

Explication de la Planche XV. qui contient la figure de cinq Instrumens, lesquels servent à plomber les dents & à les redresser.

LA *Figure I.* représente le fouloir introducteur le plus pointu, qui sert à introduire, fouler & larder le plomb dans les plus petites cavitez, vû latéralement.

La Figure II. représente le fouloir introducteur mousse, qui sert aussi à peu près au même usage, vû latéralement.

La Figure III. représente le fouloir en équerre, qui sert principalement à fouler & presser le plomb dans les cavitez des dents cariées, vû latéralement.

A. A. A. La tige de chacun de ces instrumens.

B. B. B. Le manche de chacun de ces instrumens.

C. L'extrêmité antérieure du fouloir le plus pointu.

D. L'extrêmité mousse du fouloir introducteur.

G iiij

E. La courbure du fouloir en équerre.

La Figure IV. représente une lame d'argent percée de deux trous à chaque bout: Elle sert à redresser les dents.

La Figure V, représente une autre lame d'argent courbée & échancrée, qui sert à peu près au même usage.

CHAPITRE VII.

De la maniére de cautériser les Dents.

LORSQUE les dents causent beaucoup de douleur, & qu'on a employé inutilement les autres remédes, il faut en cautériser la carie, ôter auparavant les matiéres qui se trouvent dans leur cavité; enlever ensuite de nouveau ce que le cautére actuel a cautérisé, remplir la cavité avec le coton imbibé d'huile de canelle; & dans la suite on plombe la dent, de la maniére qu'on l'a enseigné dans le chapitre précédent.

Les instrumens dont je me sers pour cautériser les caries des dents, sont de trois espéces. (*a*) Sans m'arrêter à ré-

(*a*) Voyez la Planche 16.

futer ceux des anciens, je dirai que les aiguilles de fil d'archal, dont on se sert à tricoter, plus ou moins grosses, pointuës, ou mousses, & un peu courbées par leurs extrêmitez, font le même effet, & sont plus commodes que tous ceux qu'on a imaginez jusqu'à présent ; toutes ces différentes proportions sont indiquées, pour se mieux accommoder aux différentes grandeurs des trous que les caries ont formez.

Les caries larges & profondes doivent être cautérisées dans toute leur étenduë, par trois, quatre, ou cinq différentes applications du cautére actuel.

Celles qui sont cariées superficiellement, sont suffisamment cautérisées par une, ou deux applications du cautére actuel. Quand ces caries sont très-profondes, qu'elles causent beaucoup de douleur, & qu'on ne peut ôter tout ce qui est carié, sans renouveller, ou augmenter la douleur, il faut y appliquer encore une fois le cautére actuel, tenter d'ôter la matiére, & si la douleur persiste plusieurs jours, il n'y a point d'autre parti à prendre, que d'ôter la dent.

Si l'on veut se servir du cautére actuel pour les caries des dents incifives, canines, & petites molaires de la machoire inférieure, foit en leur extrêmité, ou en leur partie extérieure, ou latérale, il faut être placé au côté droit, ou devant le fujet, ranger la lévre & les jouës avec l'indicateur & le doigt du milieu de la main gauche, s'il en eft befoin, & tenir l'inftrument de la main droite.

Pour cautérifer l'extrêmité des couronnes des groffes molaires du côté droit de la machoire inférieure, ou leur furface extérieure, on fe place comme il vient d'être dit ; on range la commiffure des lévres, ayant auparavant appliqué une petite plaque (*a*) entre la jouë & la dent qui doit être cautérifée. On doit prendre cette précaution de peur de brûler les parties charnuës.

Cette plaque doit être un peu concave en dedans & convéxe en dehors : Elle doit avoir un petit manche : Elle doit être d'argent, ou de fer blanc & faite quafi en forme de cuillier.

Si la carie fe trouve fur l'extrêmité des couronnes, ou fur la furface extérieure des groffes molaires du côté gauche de la même machoire, il faut paffer le bras gauche par-deffus la tête du

(*a*) Voyez la Figure 4. de la Planche 16.

sujet, ranger la commissure des lévres & la jouë avec la plaque qu'on tient assujettie avec l'indicateur de la main gauche. On tient l'instrument de la main droite, & on le porte de haut en bas dans le trou carié qu'on veut cautériser.

Les caries qui sont situées aux parties latérales des dents de l'une & de l'autre machoire, ne peuvent le plus souvent être cautérisées ; à moins qu'on ne sépare les dents avec la lime dans leurs intervales.

J'ai observé qu'on guérit très-souvent, ou qu'on diminuë considérablement la douleur des dents incisives & canines par le moyen du cautére actuel, quoique la carie ait pénétré jusqu'à leur cavité.

Pour cautériser l'extrêmité du corps des dents incisives & canines, des petites & grosses molaires du côté droit de la machoire supérieure, on est situé au côté droit, ou devant le sujet : On met un genou à terre ; on écarte des dents la commissure des lévres, en se servant de la plaque, que l'on assujettit avec l'indicateur de la main gauche, tandis que la main droite porte obliquement le cautére actuel dans l'endroit carié.

Pour cautériser les surfaces intérieures des dents de la même machoire, il faut mettre aussi un genou à terre, & on se sert de la plaque, comme il vient d'être dit.

Pour cautériser les surfaces extérieures des molaires du côté droit, on garantit de l'action du cautére actuel la commissure des lévres & la partie intérieure de la jouë, avec la plaque qu'on assujettit avec l'indicateur de la main gauche.

Si l'on cautérise la surface extérieure des incisives & canines, on passe le bras gauche par-dessus la tête du sujet; on abaisse la lévre inférieure avec le doigt du milieu, ou l'indicateur de la main gauche; on reléve la lévre supérieure avec l'indicateur, ou le pouce de la même main.

Pour cautériser les surfaces extérieures des molaires du côté gauche, & même l'extrêmité de leurs couronnes, on est dans la même situation : On garantit également la commissure des lévres, & la jouë avec la plaque, tandis qu'on porte avec la main droite le cautére actuel dans tous les endroits cariez.

Il faut observer d'avoir recours à

cette plaque toutes les fois qu'il s'agira de cautériser les dents molaires des deux côtez de la bouche : On évite par-là de s'exposer en cautérisant les dents, à bruler la langue d'un côté, ou les jouës de l'autre. On peut se servir au défaut de cette plaque d'une cuillier à caffé.

L'application du cautére actuel ne suffisant pas toujours pour guérir la carie des dents, ni pour en arrêter le progrès sans retour, l'air qui agit sur la cavité cariée, faisant que cette cavité s'agrandit, & la salive altérée & mêlée avec les alimens étant cause que la dent se carie davantage, il est nécessaire de la plomber, ainsi qu'on l'a enseigné précédemment ; si cependant elle est trop sensible & douloureuse, il faut du moins la tenir bouchée, ou remplie d'un tampon de coton roulé, jusqu'à ce qu'on ait gagné le tems propre pour la plomber,

Explication de la Planche XVI. qui contient la figure de quatre Instrumens qui servent à cautériser les Dents.

LA *Figure I.* représente un cautére actuel courbe & pointu par ses extrêmitez.

A. Son corps.

B. B. Ses courbures pointuës retournées dans un sens opposé.

La Figure II. représente un autre cautére actuel droit & très-pointu.

C. Son corps.

D. D. Ses extrêmitez pointuës.

La Figure III. représente un troisiéme cautére actuel aussi recourbé, dont les extrêmitez sont mousses.

E. Son corps.

F. F. Ses extrêmitez recourbées.

La Figure IV. représente une espéce de plaque d'argent, quasi figurée en forme de cuillier : Elle sert à garantir de l'action du feu les parties voisines des dents, lorsqu'on les cautérise.

G. La concavité de la plaque dans toute son étenduë.

H. Son manche aplati.

Tom. 2.   Planche 16.me   pag. 86.

CHAPITRE VIII.

Des Dents tortuës, mal arrangées, & luxées ; des instrumens & des remédes qui servent à opérer, quand on redresse, & qu'on rafermit les Dents.

Lorsque l'on n'ôte point les dents de lait dans un tems convenable, elles peuvent faire prendre différentes figures à celles qui leur succédent, les rendre difformes, courbées, panchées en dehors, panchées en dedans, ou panchées vers les côtez. Il peut encore arriver par-là, que leurs parties latérales se tournent en dehors, ou qu'elles se tournent en dedans ; ce qui peut causer plus ou moins de difformité.

Les coups, & les efforts violens peuvent aussi contribuer à ce dérangement, tant aux adultes, qu'aux enfans. Les moyens qu'il faut employer pour prévenir tous ces désordres, ou pour y remédier, lorsqu'ils se manifestent, sont indiquez dans la suite de ce chapitre.

Les dents qui se dérangent de la maniére qu'on vient de le rapporter, font les incifives & les canines. Les molaires y font moins fujettes, & ne peuvent tout au plus fe courber qu'en dedans, ou en dehors, à caufe de leur groffeur, & qu'elles font plus folidement articulées dans leurs alvéoles.

L'Auteur du petit Livre (*a*) dont j'ai déja parlé dans le premier & le second chapitre du premier Tome, nous fait remarquer que *les dents qui viennent hors de leur rang, ou qui font sujettes à se contourner par l'oppofition que leur font les dents de lait, font celles qui font la plûpart adhérentes, qu'on ne peut guéres ôter fans enlever en même tems une portion de la fubftance fpongieufe, & quelquefois même de l'alvéole & de la gencive, d'où s'enfuivent ces hémorragies fi dangéreufes, ou dont on ne peut fouvent emporter que la couronne, parce que leurs racines fe caffent & reftent engagées dans l'alvéole.* Il ajoute, *qu'il eft naturel de conclurre qu'il n'y a que le défaut de place qui produit tous ces inconvéniens, de même que toutes les formes extraordinaires des racines.*

Depuis plus de quarante années que j'exerce ma profeffion, je n'ai point

(*a*) Pag. 96. & fuivantes.

encore remarqué que les dents qui viennent hors de rang, ou qui font contournées par l'oppofition des dents de lait, foient plus adhérentes que les autres. Au contraire les dents qui ont percé en dehors, ou en dedans, ayant perdu leur direction, leurs alvéoles & leurs gencives, en font ordinairement beaucoup moins épaiffes, & couvrent bien moins leurs racines; ce qui fait qu'elles font prefque toujours plus déchauffées, moins adhérentes, & par conféquent moins affermies que les dents qui font bien arrangées.

De plus le défaut de place n'arrive ordinairement qu'aux incifives & aux canines, & rarement aux petites molaires, encore moins aux groffes. Quand nous fommes obligez d'ôter quelques-unes de ces premiéres, quoique mal arrangées, nous ne voyons pas que leurs racines ayent des formes extraordinaires, ni qu'elles caufent des accidens fi fâcheux que l'Auteur veut nous le perfuader.

Les accidens confidérables, tels qu'il vient de nous les rapporter, arrivent plus fouvent par l'extraction des groffes molaires que par celle des autres dents; parce que les groffes molaires ayant chacune deux ou trois racines, & quelquefois davantage, elles font ordinairement plus adhérentes & plus sujettes à avoir des formes extraordinaires ; d'où l'on peut conclurre aussi que le défaut de place, les formes bizarres des racines & leurs adhérences, ne font pas toujours produites par l'opposition des dents de lait, puisque les grosses molaires, qui n'ont point trouvé de dents de lait à leur passage, sont celles qui occasionnent le plus souvent par leur extraction, les accidens fâcheux dont l'Auteur nous a fait le détail.

C'est sur ce préjugé qu'il a dit que *dès que l'on remarque que les machoires d'un enfant n'ont pas une étenduë suffisante, il faut lui ôter de bonne heure les dernières molaires de lait, surtout si les premières grosses molaires sont d'un gros volume.*

Je ne vois pas que cette opération puisse produire un bon effet ; parce que ces dernières petites molaires de lait, étant ôtées, les dents voisines trouvent à la vérité des places vuides pour s'étendre, & occupent totalement, ou en partie, leur place : mais il en arrive un autre inconvénient.

En effet si ces molaires de lait viennent à être remplacées par les secondes dents, qui ne manquent guéres de paroître, ne causeront-elles pas un autre dérangement plus considérable qu'il n'auroit peut-être été auparavant? Ces dents ne trouvant plus leur place vuide doivent nécessairement percer en dehors, ou en dedans, & causer par-là le dérangement que l'Auteur craint si fort, & que nous venons de faire remarquer.

Il n'y a sans doute, continuë-t'il, (*a*) en conseillant d'ôter les dents de lait, *aucun lieu d'appréhender que cela nuise à la dent qui succéde; car je n'ai jamais vû que l'extraction d'une dent de lait puisse empêcher celle qui vient ensuite, de prendre son accroissement dans son tems.*

L'Auteur nous fait sentir par-là, qu'il n'a pas encore observé qu'il y a des dents de lait qui ne se régénérent jamais, quand on les a ôtées prématurément; c'est-à-dire, lorsqu'elles ne sont pas encore disposées à être expulsées par les secondes, & qu'elles tiennent encore beaucoup; parce que dans ce tems-là les racines des dents de lait

(*a*) Pag. 97. l. 18.

étant longues & souvent adhérentes à l'alvéole & à la gencive, on seroit en danger d'emporter avec elles des portions de ces parties-là, & d'intéresser le second germe, ou ses vaisseaux. Voilà pourquoi lorsque les premiéres dents tiennent beaucoup, les secondes n'étant pas encore assez formées, ou assez dures, celles-ci peuvent se ressentir de l'extraction des premiéres, faire mal-à-propos; & c'est aussi de-là qu'il s'en trouve qui ne reviennent jamais : Ce fait est constant, & il est aisé de s'en convaincre, si l'on se donne la peine d'examiner les bouches de ceux à qui l'on a tiré trop tôt des dents de lait dans leur enfance, ainsi que je l'ai remarqué bien des fois.

Lorsqu'une dent mal située nuit à l'arrangement des autres dents; lorsque d'ailleurs elle se trouve hors de rang; qu'elle blesse la langue, ou les joues; qu'elle choque la vûë par sa difformité, & qu'elle ne peut être logée dans le rang des autres dents, il faut nécessairement l'ôter. Si au contraire une dent mal située peut être mise au rang des autres à la faveur de quelque intervale, on redressera cette dent en la limant, autant qu'il sera possible. Si toutefois la lime n'eſt pas ſuffiſante, pour mettre cette dent de niveau avec ſes voiſines, on pourra y réuſſir par l'uſage des doigts, du fil commun, de la ſoie, des petites plaques, ou lames faites d'or, ou d'argent, ou d'autre matiére convenable, ou enfin par le moyen du pélican, ou des pincettes droites ; (*a*) ſi l'on ne peut réuſſir par tous ces moyens, on ne doit pas balancer à ôter la dent, pour en prévenir les ſuites fâcheuſes.

J'ai vû pluſieurs fois des dents courbées, ou mal ſituées percer peu à peu les lévres, les jouës, & produire des ulcéres plus ou moins difformes, ou dangéreux.

Après avoir fait aſſeoir la perſonne ſur un fauteuil convenable, il faut avant que de redreſſer les dents qui en ont beſoin, examiner quelle eſt la ſituation qu'il faut leur donner : Dans cette vûë, on fait ouvrir & fermer la bouche du ſujet ſur lequel l'opération doit être faite. On examine d'abord ſi les dents qui ſont courbées, ou panchées, ne ſont point plus longues, ou plus larges que les dents droites qui ſont à côté. Si la dent qu'on veut re-

(*a*) Voyez la Figure 1. de la Planche 20.

dresser, est plus longue, ou plus large qu'elle ne doit l'être, il faut en limer tout ce qui excéde celles qui sont droites, avant que de tenter de la redresser. On lime aussi les dents qui sont à la machoire opposée, si elles ont acquis plus de grandeur qu'elles n'en doivent avoir ; afin d'empêcher que dans les mouvemens des machoires, ces dents ne viennent à heurter celles qu'on aura redressées : Cette précaution empêchera qu'elles ne soient repoussées dans les endroits qu'elles occupoient, avant qu'on les eût redressées.

Si l'on se sert de la lime pour limer les dents des enfans, depuis leur naissance jusqu'à l'âge de dix ou douze ans, & même jusqu'à quinze, on doit avoir égard à la délicatesse de leurs dents, & se ressouvenir de ce que nous avons dit à ce sujet au chap. 4. de ce Volume où il est traité de la maniére de limer les dents.

Les dents des jeunes sujets, sont bien plus aisées à redresser, que celles des adultes ; tant à cause du peu de volume que les racines de leurs dents ont à cet âge, qu'à cause de la molesse de toutes les parties qui les environnent ;

c'est pourquoi il faut tenter d'abord de les redresser avec les doigts ; ce qui se fait à plusieurs reprises dans le cours de la journée.

Lorsque les dents sont panchées en dehors, ou en dedans, les doigts ne suffisant pas pour les redresser, on prendra un fil, ou une soie cirée, que l'on mettra en plusieurs doubles, & que l'on appliquera par son milieu dans l'intervale que forment les deux dents voisines qui sont droites & fermes : Après quoi on prendra les deux bouts du fil, qu'on fera passer l'un de dedans en dehors, & l'autre de dehors en dedans, pour les faire croiser entre la dent droite & celle qui est panchée : On embrassera ensuite la dent panchée, passant entr'elle & la dent droite de l'autre côté, les fils de dehors en dedans, & de dedans en dehors, pour aller encore embrasser de la même maniére cette dent droite : De là on revient en croisant le fil, jusqu'à ce qu'on ait fait autant de tours qu'il est nécessaire. Il faut observer qu'à mesure que le fil passe sur la dent panchée, il soit posé d'une maniére qui facilite le redressement de la dent : Cela réussit en serrant le fil suffisamment à l'endroit de son appui sur la dent panchée, & en le passant plusieurs fois sur cet endroit; soit que les deux bouts soient ensemble, soit qu'ils passent l'un d'un côté, & l'autre de l'autre. On renouvelle ces fils deux ou trois fois la semaine, & plus souvent, s'il est nécessaire.

Si les dents sont trop panchées, & qu'elles ne permettent pas au fil d'y tenir, il faut se servir d'une lame d'or, ou d'argent, (*a*) dont la longueur ne doit pas excéder les deux dents droites entre lesquelles sont celles qui sont panchées : La largeur de cette lame doit être moindre que la hauteur des dents, sur lesquelles on veut l'appliquer. Il faut que cette lame ne soit ni trop solide, ni trop flexible : On fait deux trous à côté l'un de l'autre à chacune de ses extrêmitez : Dans les deux trous de l'une de ces extrêmitez on passe les deux bouts d'un fil, & on en fait autant à l'autre extrêmité, avec un fil semblable : Chacun de ces fils fait par le milieu une anse : Si la dent se trouve panchée en dedans, on applique la lame en dedans ; si elle est panchée en dehors, on applique la lame en dehors. On em-

(*a*) Voyez les Figures 4. & 5. de la Planche 15.

brasse

brasse ensuite la dent droite la plus voisine, avec les deux bouts du fil qui se trouvent de ce côté-là. On les fait passer de dehors en dedans, si la lame est en dehors, ou de dedans en dehors, si la lame est en dedans. Enfin on leur fait faire plusieurs tours croisez, & on arrête ces fils en les noüant.

Après que ce bout de la lame est arrêté, on arrête de même l'autre bout, en rapprochant doucement la lame ; afin que par sa force & par son appui, cette lame redresse par la suite du tems les dents qui sont panchées.

On peut faire à chaque extrêmité de la lame deux échancrures, au lieu des trous, parce qu'elle tiendra mieux après que les fils y seront attachez. Si l'on fait des échancrures à la lame, il y faut noüer les fils par leur milieu ; appliquer ensuite la lame sur les dents, & faire les croisemens des fils, dont je viens de parler, autour de la dent sur laquelle les échancrures de la lame posent.

S'il y a deux dents panchées en dedans, & deux dents droites entr'elles, on applique la lame en dehors, & les fils autour des deux dents panchées : On applique de même ces fils sur chaque extrêmité de la lame ; ce qui oblige ces deux dents panchées en dedans, de se porter en dehors. S'il y avoit une dent panchée en dedans, & une autre dent panchée en dehors, il faudroit mettre une lame en dehors & une autre en dedans, lier les deux extrêmitez de ces deux lames entre les deux premiers intervales des dents droites, qui sont aux deux côtez des deux dents panchées, & par ce moyen on redresseroit ces dents. On peut encore redresser les mêmes dents avec une lame seule ; mais il faut qu'elle soit plus longue que le trajet qui se trouve entre les dents panchées ; parce que dans ce cas, il faut appliquer la lame en dehors & l'attacher par l'une de ses extrêmitez à plusieurs dents droites. & fermes, à côté de celle qui est panchée en dehors : Quand la premiére extrêmité de cette lame est attachée, on approche la même lame de la dent, & par-là on oblige la dent de se porter en dedans : Alors on assujettit par une autre ligature la seconde extrêmité de cette lame à la même dent panchée en dedans, pour tâcher de faire venir cette dent en dehors.

Quoique j'aye dit qu'on devoit mettre la lame du côté que la dent incline, il faut éviter, autant qu'on le peut, de mettre cette lame en dedans, de crainte que la personne n'ait de la peine à parler, & que sa langue n'en soit incommodée.

Une lame d'or, ou d'argent, appliquée en dehors, peut redresser une dent panchée en dedans, si on l'attache d'abord par une de ses extrêmitez à deux, ou trois dents droites, & si l'autre extrêmité de cette lame se trouve au droit de la dent panchée pour la faire porter en dehors, comme il vient d'être dit. Cette lame ne différe point de la précédente, & la manière d'arrêter le fil, est la même que celle que nous venons d'indiquer : Ainsi cette opération ne différe de la précédente, que par l'application de la lame & du fil.

Lorsque les dents sont panchées de côté, & qu'elles sont un peu croisées sur les autres dents, on peut les redresser sans lame avec le fil seul, en l'appliquant par son milieu du côté où la dent panche, de telle manière que les deux bouts de ce fil viennent se croiser dans l'intervale de la dent panchée & de la dent droite vers laquelle on veut approcher la dent panchée. On embrasse ensuite cette dent droite, avec les deux bouts de ce fil, que l'on ramène en les croisant de même ; afin de les faire passer plusieurs fois sur la dent panchée & sur la dent droite : Après quoi on les noue.

Si la dent droite, qui est à côté de celle qui est panchée, n'est pas suffisante pour contre-balancer l'effort que les fils, ou la lame sont obligez de faire, il faut se servir de plusieurs dents droites ; parce que deux dents affermies ont plus de force qu'une seule.

Il y a aussi des dents qui sont panchées de côté, sans perdre le niveau des deux surfaces des dents droites voisines ; En ce cas l'extrêmité de la dent panchée se trouve plus écartée d'une des dents droites voisines, que ne le sont & le reste de son corps & sa racine : Alors on peut la redresser avec les fils de la manière qui suit.

Pour y parvenir, on applique un fil par son milieu sur la partie latérale où la dent panche : Ensuite on croise les deux bouts de ce fil dans les intervales des dents droites, vers lesquelles on veut approcher la dent panchée. On tire les deux bouts du fil de ce même côté, & on les reporte en les croisant sur la partie latérale où la dent panche; de manière qu'après avoir serré ce fil suffisamment, & l'avoir passé trois ou quatre fois par les mêmes endroits, on approche les deux bouts du fil, pour les passer ensemble dans l'intervale qui est entre la dent droite & la dent panchée ; afin que ce fil passant plusieurs fois & embrassant les premiers tours du même fil, les resserre davantage, & oblige la dent panchée à se redresser plus promtement : On arrête par un nœud ces derniers tours de fil, après qu'ils ont approché les premiers les uns des autres.

S'il se rencontre encore quelqu'autre dent panchée, on la redresse, en y procédant de la même manière, observant toujours de bien tirer le fil dont on se sert, pour la redresser du côté opposé à la dent panchée. Si en appliquant ce fil sur la dent, il venoit à glisser, il faudroit l'affermir avant que de l'appliquer sur une autre dent. Le moyen d'affermir ce fil, c'est de faire avec un de ses bouts, un second tour à la circonférence du corps de la dent au-dessus du premier.

Si à côté d'une, ou de plusieurs dents ainsi panchées, il s'en rencontre quelqu'autre, qui foit inclinée en dehors, ou en dedans, on la redreffe par le même fil qui a fervi à redreffer les autres dents; ou bien on a recours à la lame d'or, ou d'argent, qui étant appliquée, comme il a été dit, oblige ces dents panchées à reprendre leur place.

S'il arrive que les deux incifives du milieu foient panchées l'une d'un côté, & l'autre de l'autre, ou que quelques-unes de leurs voifines foient auffi panchées, foit à la machoire inférieure, foit à la machoire fupérieure, il faut tâcher de les redreffer avec les fils, pour diminuer le trop grand intervale qu'elles forment entr'elles. On y parvient en appliquant un fil par fon milieu fur la partie latérale d'une de ces dents, & on le porte enfuite fur la partie latérale de l'autre dent panchée. Ce fil doit être ainfi appliqué en l'approchant le plus qu'il eft poffible de l'extrêmité des dents: Lorfqu'on l'a ferré & croifé fuffifamment, pour obliger les deux dents à fe redreffer, en les approchant l'une de l'autre, & après qu'il a fait quatre ou cinq tours fur ces deux dents, on le nouë comme il vient d'être dit.

On apperçoit quelquefois de grands intervales entre les incisives, ou entre les incisives & les canines. Souvent ces intervales dépendent de ce que ces dents étant écartées les unes des autres, elles panchent de côté, laissant entre elles un espace considérable, surtout vers leur extrémité. D'autrefois, ces mêmes intervales proviennent de ce que la dent qui devoit occuper cet espace, n'est point venuë, qu'elle a été détruite, ou parce qu'elle a péri de bonne heure. Quelquefois ces intervales ne proviennent que d'une dent cassée. Si la dent est cassée, il faut ôter sa racine, avant que de rapprocher les dents voisines par le moyen des fils, comme on vient de l'expliquer. Suivant cette méthode, on remédie à la difformité causée par ces sortes d'intervales.

Il se trouve encore des dents panchées, qui ne peuvent être remises en place, faute d'un espace suffisamment large pour les loger. En ce cas, on est obligé d'ôter une des dents qui sont panchées, pour distribuer sa place à toutes celles qui en ont besoin, en observant les circonstances rapportées, & celles que l'on va indiquer.

Quand les personnes sont un peu avancées en âge, il faut un tems assez considérable, avant que l'on puisse exécuter ce qui est prescrit par la méthode que je viens de donner. Ce tems, qui est quelquefois fort long, m'a fait chercher d'autres moyens plus promts & moins incommodes. Je les ai trouvez dans l'usage du pélican, & dans celui des pincettes droites. Avec le secours de ces deux instrumens, quand on les sçait bien manier, on fait en un moment ce qu'on ne pourroit faire avec les fils & la lame, qu'en y employant beaucoup de tems.

Le pélican ne peut servir à redresser les dents panchées, ou dérangées en devant, ni à redresser celles qui ne perdent point le niveau des surfaces des dents voisines, quoique cependant elles soient panchées de côté. Dans ces occasions, il faut nécessairement avoir recours à l'usage des fils, ou des lames ; parce que le pélican ne convient qu'aux dents qui sont panchées en dedans.

Quand il y a plusieurs dents voisines, panchées en dedans à redresser, & que l'on veut se servir du pélican, il faut absolument appuyer la convéxité de la demie rouë de cet inſtrument ſur les dents voiſines de celles qu'on redreſſe, quoiqu'elles ſoient panchées en dedans. On doit obſerver alors, qu'il faut redreſſer toujours en premier lieu la dent qui ſe trouve le plus près du point d'appui de la demie rouë du pélican: Cette dent étant redreſſée, on redreſſera enſuite la ſeconde, la troiſiéme, &c. Enſorte que ſi dans l'opération, la branche du pélican eſt tournée du côté droit, appuyant ſon crochet ſur la ſurface intérieure de la dent que l'on veut redreſſer, le point d'appui de la demie rouë du pélican, doit être à gauche par rapport à la machoire, & cette demie rouë appuye ſur la ſurface extérieure des dents voiſines: Ainſi lorſque l'on veut redreſſer ces ſortes de dents, on continuë de même dans la rangée, en allant de droit à gauche; & par ce moyen la dent qui eſt la ſeconde redreſſée, contribuë auparavant à ſervir de point d'appui à la demie rouë du pélican. Lorſqu'on a redreſſé la ſeconde ſucceſſivement, on agit de même à l'égard des autres. On n'auroit pas pû faire cette opération, ſi l'on avoit commencé par celles du milieu que l'on vient de redreſſer, puiſque si l'on avoit commencé par celles du milieu, le point d'appui n'auroit pû se faire sur une dent, qui venant d'être redressée, & étant ébranlée alors, ne peut être ferme & stable.

Si l'on commence à redresser les dents du côté gauche, la branche du pélican est tournée de ce même côté; le crochet de la branche appuie sur la surface intérieure de la dent que l'on veut redresser; le point d'appui de la demie roüe du pélican, est à droit; elle appuie sur la surface extérieure des dents voisines; de façon, que lorsqu'on veut redresser les dents du côté gauche, on continuë dans la rangée, en allant de gauche à droit : Par ce moyen la dent qui est la seconde redressée, a contribué à servir de point d'appui à cette demie roüe. Lorsque l'on a redressé la première dent, le même ordre se suit toujours : En un mot la dernière panchée en dedans, qui a servi de point d'appui pour redresser les premières, est redressée après les autres.

Il arrive rarement que les petites molaires viennent à être panchées naturellement. Il est encore plus rare que cela arrive aux grosses molaires. Lorsque ces derniéres naissent panchantes, ou hors de rang, il est très difficile de trouver des moyens pour les redresser, à cause de la multiplicité de leurs racines, & par rapport aux alvéoles qui les reçoivent, ces mêmes racines étant tortuës & obliques. Toutes ces circonstances jointes ensemble, font que quand bien même on pourroit relever ces dents, elles excéderoient toujours la surface de leurs voisines, & ne les pouvant point limer pour les mettre au niveau de leurs voisines, pour les raisons que nous avons dites ailleurs, la mastication en seroit empêchée. Il n'en est pas de même lorsqu'une des grosses molaires devient panchée, ou dérangée à cause d'une chute, ou de quelque coup violent; car alors on peut la redresser de même que les autres, sans craindre qu'elle excéde ses voisines.

Pour ce qui est des petites molaires, on peut les redresser en pratiquant la même manœuvre que nous avons indiquée pour redresser les canines, & les incisives. Il n'y a aucune différence dans la maniére de cette opération, si ce n'est qu'il faut être placé derriére la personne, pour agir plus commodément. Il faut encore observer en redresfant les dents du côté droit, que la branche du pélican soit tournée du côté droit, & que sa demie rouë porte sur la surface extérieure de la molaire antérieure, ou sur la canine du côté droit. Pour les petites molaires du côté gauche, la branche du pélican doit être tournée de ce côté, & sa demie rouë doit porter sur la surface extérieure de la molaire antérieure, ou sur la canine du côté gauche. Cette maniére d'opérer sert à mieux placer la même demie rouë, qui sans cette précaution s'appliqueroit difficilement sur la surface antérieure des dents, dans l'endroit de la commissure des lévres, & surtout dans l'endroit des joües. Pour bien réussir dans cette opération, il faut faire attention aux circonstances que nous venons de rapporter.

Pour redresser avec le pélican les dents de la machoire inférieure panchées en dedans & sur le côté, se portant sur la face intérieure des dents droites voisines, on fait asseoir le sujet sur un fauteuil ordinaire, sa tête appuyée & tenuë sur le dossier par un serviteur, que l'on place pour cet effet derriére le fauteuil. Le Dentiste se place en devant; & si la dent est panchée en dedans inclinant du côté droit, il tiendra l'instrument de sa main droite; si au contraire la dent est du côté gauche, il le tiendra de sa main gauche.

Cette méthode doit être suivie en quelque endroit de la machoire que soit située une dent de cette espéce qu'on veut redresser. En observant ces circonstances, il faut poser la convéxité de la demie roüe du pélican, à fleur de la gencive des dents voisines de celles qui doivent être redressées: Le pouce doit être placé le long de la face extérieure de la branche du pélican; de maniére que la pointe du crochet s'applique du côté de la dent panchée qu'on veut remetttre dans son assiette naturelle; & il faut que ce crochet pose sur la surface intérieure du corps de la même dent, & qu'on assujettisse ce crochet avec le pouce & l'indicateur de la main opposée à celle qui tient l'instrument. Alors on tire à soi du côté opposé à celui où la dent panche, à droit, si elle panche à gauche; à gauche, si elle panche à droit; & toujours en l'attirant de dedans en dehors, jusqu'à ce qu'elle soit suffisamment redressée.

Quand les petites molaires se trouvent panchées en dedans, ou de côté, on les redresse comme on redresse les canines. Après que les dents sont redressées, on les assujettit avec le fil, ou la soie cirée, que l'on passe & que l'on croise comme je l'ai dit ci-dessus.

Il se rencontre des dents, dont les parties latérales sont tournées d'un côté en dehors, & de l'autre en dedans. Qu'elles soient droites, ou panchées, lorsqu'elles n'auront pû être mises dans leur ordre naturel par le moyen des doigts, des fils, & des lames d'or, ou d'argent, elles y seront mises par le pélican & les pincettes droites, si l'espace qu'elles occupent le permet.

Le sujet étant assis sur un fauteuil ordinaire, le Dentiste tient le pélican de sa main droite, & se place du côté droit, ou devant le sujet: Il pose l'instrument & ses doigts comme nous l'avons dit ailleurs: Il ébranle doucement la dent qu'il veut retourner, & sur laquelle se trouve posé le crochet du pélican; soit en la redressant si elle est panchée, soit en ne faisant simplement que la détacher en partie de son alvéole: L'ébranlement de cette dent étant fait, il passe du côté gauche, & pose le pouce & l'indicateur gauche, sur les deux dents qui sont à côté de celle qui vient d'être ébranlée, les autres doigts servent à assujettir le menton: Il porte ensuite son bras droit par dessus la tête du sujet, & embrasse la dent avec les pincettes droites qu'il tient aussi de sa main droite, donnant un petit tour de poignet, pour tourner la dent autant qu'il est nécessaire: Il la remet ainsi dans sa situation naturelle, l'assujettissant avec le fil ciré, de même que l'on assujettit les dents précédentes.

Si c'est à la machoire supérieure qu'il faut opérer, le sujet doit être assis sur une chaise très-basse, dont le dossier soit bas aussi: Le Dentiste se place derriére la chaise, s'élevant au-dessus de la tête du même sujet. Si la dent est panchée en dedans, & qu'elle soit du côté droit, il tient l'instrument de la main droite; & il le tient de la gauche, si la dent est placée du côté gauche: Observant ce qui vient d'être dit, en parlant de la maniére de redresser les dents de la machoire inférieure.

Lorsque les dents de la machoire supérieure, ont une de leurs parties latérales tournée en dedans, & l'autre en dehors, il faut que le Dentiste soit placé derriére le sujet, pour les ébranler avec le pélican: Il faut encore qu'aussitôt qu'elles sont ébranlées, il passe en devant, pour les retourner avec les pincettes droites, mettant, s'il est nécessaire, un genou à terre pour sa commodité. il doit porter ensuite le pouce de la main gauche sur les dents voisines de celles qu'il doit remuer, l'indicateur entre la lévre & la gencive, & les autres doigts sur la joüe, pour affermir la tête, tandis qu'avec sa main droite, il porte les pincettes droites, pour embrasser la dent, & la retourner par ce moyen.

On doit bien prendre garde dans toutes ces opérations à ne pas trop détacher les dents de leurs alvéoles ; parce qu'elles seroient en danger de ne pas se rafermir aisément, ou de tomber. Si ce cas arrivoit, on les remettroit dans leurs alvéoles, les assujettissant comme il a été dit ailleurs.

On doit encore avoir une grande attention, lorsqu'on redresse une dent avec le pélican à ne la pas rompre, comme fit il y a sept à huit ans un Dentiste alors mon Garçon, le même dont il est parlé dans la onziéme Observation, tom. I. p. 325. Par une nouvelle bévûë, voulant, sans m'avoir consulté,

redresser

redresser la moyenne incisive du côté gauche de la machoire supérieure d'une jeune & belle Dame, il la lui cassa, faute de l'avoir séparée auparavant des autres dents qui la tenoient trop serrée, ou parce qu'il ne l'avoit point assez ménagée en opérant. On ne put remédier à cet inconvénient, qu'en remettant à cette Dame une pareille dent postiche.

Je me suis toujours servi de la méthode que je viens d'indiquer, pour redresser les dents, même à des personnes âgées de trente à quarante ans, & j'ose avancer qu'avec le pélican & les pincettes droites, j'ai toujours réussi dans ces sortes d'opérations, sans qu'aucune dent se soit rompuë, ni se soit trop détachée de son alvéole.

Il n'est pas encore venu à ma connoissance qu'aucun Dentiste avant moi se soit servi du pélican pour redresser les dents : Je sçai seulement qu'ils employent pour redresser certaines dents, les pincettes garnies de buis, auxquelles ils font faire des dentelures ; mais ces dentelures n'empêchent pas l'instrument de glisser sur l'émail de la dent ; ce qui fait qu'on peut endommager assez souvent les parties voisines de la dent sur laquelle on opère. J'ai expérimenté que le linge, dont on couvre cette dent, convenoit mieux que ces dentelures feules; & comme il eft bien difficile & même impoſſible, de réuſſir dans tous les cas qui ſe rencontrent en redreſſant les dents avec cet inſtrument ſeul, j'y ai joint l'uſage du pélican, ainſi que je viens de l'expliquer. On pourra voir la defcription de ces deux inſtrumens aux 10. & 11. Chapitres de ce Volume.

Les crochets des pélicans qui ſervent à ces opérations ſont aſſez petits & proportionnez aux dents qu'ils doivent ébranler, ou redreſſer. Après qu'on s'en ſera ſervi, & que les dents ébranlées feront ſoutenuës par les fils, on comprimera doucement les gencives avec les doigts, pour les approcher de la dent, & on ſe ſervira de la lotion ſuivante pour les bien rafermir.

Prenez des eaux de roſe & de plantain de chacune deux onces, du vin blanc quatre onces, ou une once d'eaude vie, du miel de Narbonne une once : Le tout étant mêlé enſemble, on doit s'en rinſer la bouche cinq ou ſix fois le jour pendant l'eſpace de douze à quinze jours.

J'ai fait remarquer, que les coups

& les efforts violens pouvoient aussi causer les mêmes dérangemens dont je viens de parler. Si l'effet de ces coups ne cause que le panchement des dents, il faut les redresser avec l'indicateur & le pouce, ou avec les pincettes droites, ou courbes. Cela fait, on se sert des fils croisez pour les attacher à leurs voisines. Si elles sont déja sorties de leurs alvéoles par quelque accident, il faut les y remettre promtement, & si l'alvéole & la gencive ont été déchirez, on aura recours aux lames de plomb (*a*) que l'on appliquera, l'une sur la surface extérieure des dents, & l'autre sur leur surface intérieure, ayant auparavant garni ces lames avec du linge, ou de la charpie, pour empêcher qu'elles ne glissent sur les dents, & qu'elles ne blessent les parties voisines : On tient ces lames assujetties par le moyen d'un fil enfilé dans une éguille, que l'on passe dans l'intervale des dents par les trous de ces mêmes lames, de dehors en dedans, & de dedans en dehors, jusqu'à ce que ces lames & les dents ébranlées soient suffisamment rafermies : Ces lames se-

(*a*) Voyez les Figures 4. & 5. de la Planche 28.

ront plus ou moins longues, ou larges, suivant qu'il y aura plus ou moins de dents à rafermir, & que ces dents seront longues. S'il n'y a qu'une dent qui soit sortie de son alvéole, sans avoir causé ni rupture, ni déchirement aux alvéoles, ou aux gencives, il faut pour lors se servir du fil croisé : Si au contraire plusieurs dents sont sorties de leurs alvéoles, on les soutiendra avec ces lames, & on aura soin d'empêcher qu'elles ne touchent aux gencives.

Si l'on craint que les dents remises de nouveau, ne sortent de leurs alvéoles, on engage les deux bouts d'un petit linge entre les lames & les côtez des dents ; afin que le milieu de ce linge posant sur leurs couronnes, retienne chaque dent, & l'empêche de sortir. Enfin on fait une lotion avec quatre onces de vin, & une once de miel rosat. Le malade a soin d'en tenir de tems en tems dans sa bouche.

Je ne vois pas qu'aucun des Auteurs, qui ont traité de cette matiére, ait enseigné la maniére dont il faloit se comporter dans les cas où les dents sont déplacées par quelques chûtes, ou par quelques coups violens, tandis que plusieurs se sont fort étendus dans leurs

Traitez d'opérations de Chirurgie, sur des matiéres bien moins importantes. Ainsi je ne connois point d'autre méthode que celle que j'enseigne.

CHAPITRE IX.

Maniére d'opérer pour rafermir les Dents chancelantes.

CERTAINES gens se mêlent de travailler aux dents, & se vantent par des affiches qu'ils répandent partout, d'avoir des opiates merveilleuses pour faire croître les gencives, rafermir les dents chancelantes, & les empêcher aussi de se gâter : D'autres promettent la même chose par le moyen de certaines liqueurs, dont ils font un grand myftére.

Il est important pour l'honneur de la profession & pour l'intérêt du Public, de détruire de semblables supercheries & les erreurs qu'elles produisent, en lui faisant appercevoir qu'il n'y a que des affronteurs qui soient capables de faire de telles avances, & que s'il y a des cas où l'usage des opiates & celui des liqueurs peuvent réussir, pour rafermir les dents, il y a un plus grand nombre de cas, où l'on ne peut en venir à bout sans le secours de la main.

On a pû voir dans le chapitre V. du premier Tome, les opiates & les liqueurs que j'ai jugé les plus propres pour rafermir les gencives & les dents. Ainsi je décrirai seulement ici la manière de rafermir les dents par le secours de la main, lorsqu'elles sont devenuës si chancelantes, ou si peu affermies, que les autres remédes seroient peu efficaces.

Les causes qui rendent les dents chancelantes, sont en général le tartre, les coups, les efforts violens, ou quelque vice considérable de la masse du sang. Si l'on reconnoît que ces causes proviennent de la masse du sang vicié, il faut avoir recours aux remédes généraux, & en même tems travailler au rafermissement des dents.

Les dents chancelantes seront rafermies par des tours de fil d'or trait, plus ou moins fin, selon la longueur & la grosseur des dents que l'on veut attacher, & suivant l'intervale qui se trouve d'une dent à l'autre.

Par exemple, lorsque les dents sont déchaussées & les gencives afaissées, & que les intervales sont larges, il faut que le fil d'or foit plus gros ; au lieu que pour celles qui font plus courtes, moins larges, moins déchauffées, & dont l'intervale se trouve moins étendu, l'on se sert d'un fil d'or plus fin. (*a*) Quand il se trouve quelque dent plus chancelante l'une que l'autre, l'on multiplie autour de celle-là les tours de fil, autant qu'il est nécessaire pour la bien affermir. Comme on a besoin de rendre ce fil très-souple & très-maniable, afin de s'en servir commodément, on le fait rougir, ou recuire au feu ; & lorsqu'il est recuit, on le jette dans un peu de vinaigre, pour lui redonner sa couleur, s'il la perduë. Quand cela ne suffit pas, on le met dans l'eau seconde bien chaude, & à laquelle on fait jetter un bouillon, puis on le retire. L'eau seconde est l'eau commune mêlée avec un peu d'eau forte.

Je me sers ordinairement, pour rafermir les dents, de l'or le plus fin & & le plus doux ; parce qu'il est plus souple, moins sujet à se rompre, & qu'il conserve toujours sa couleur.

Pour exécuter cette opération, on fait asseoir le sujet dans un fauteuil d'u-

(*a*) Voyez les Figures 2. & 3. de la Planche 18.

ne hauteur convenable, sa tête appuyée contre le dossier, le Dentiste étant devant la personne, ou à côté. Pour lors il passe le milieu de son fil dans l'espace de quelques unes des dents les plus solides & les plus voisines de celle qu'il faut assujettir. Ensuite il prend les deux bouts de ce fil, les fait passer, en les tenant toujours un peu ferme, de dedans en dehors, & de dehors en dedans, entre la dent solide & celle qui est chancelante. Lorsque ces deux bouts de fil d'or ont été croisez dans ce premier intervale, on continuë de même, en les croisant à chaque intervale, jusqu'à ce qu'on soit parvenu à celui des deux premiéres dents du côté opposé. Si l'intervale est trop serré près de la gencive, il faut l'élargir avec la lime, jusqu'à cette même gencive, étant absolument nécessaire que chaque intervale soit suffisant pour permettre l'entrée de ce fil : De là on revient passer de nouveau ce même fil par tous les endroits où on l'a déja passé, ce que l'on réitére jusqu'à trois, ou quatre fois, s'il est nécessaire. L'on affermit davantage la dent la plus ébranlée par un tour circulaire de plus, avec l'un des bouts des fils d'or, en repassant sur

chaque

chaque dent. Lorsqu'on est parvenu à la derniére dent ébranlée, & que tous les tours de ce fil sont finis, on fait avec chaque bout de ce même fil deux tours de suite, en embrassant celle-ci: Après quoi on retord les deux bouts de ce fil, on les coupe à une ligne ou environ de la dent, les retordant de nouveau avec les pincettes (*a*) à horloger, autant qu'il est nécessaire, & les engageant dans l'intervale, vis-à-vis duquel on les a retordus. Si ce fil d'or en le retordant trop fortement pour l'arrêter, se cassoit, il faut défaire le dernier tour de ce fil qu'on a fait à la derniére dent, & retordre de nouveau les deux bouts.

A mesure que le fil d'or s'applique sur les dents, on doit l'arranger à fleur de la gencive avec une sonde mousse, ou un des petits introducteurs, ou fouloirs, dont on se sert pour plomber les dents.

Il faut encore observer qu'on ne doit approcher le fil d'or des gencives, qu'en cas que les gencives ne soient pas consumées, ou affaissées, & que les dents ne soient pas par conséquent beaucoup

(*a*) Voyez la Figure 1, de la Planche 17.

plus découvertes qu'elles ne le doivent être naturellement.

De cette maniére la situation des tours de ce fil rend ces dents beaucoup plus fermes, que si l'on avoit approché ce fil à fleur de la gencive ruinée ; car ces tours de fil d'or se rencontrant trop bas, les dents en seroient bien moins affermies. Si les intervales sont trop peu étendus du côté de l'extrêmité extérieure des dents, & qu'il soit impossible d'y passer le fil de la maniére que je viens de le dire, il faut l'introduire à chaque intervale, comme si l'on vouloit enfiler une éguille. Avant que de placer le fil d'or, on doit encore observer qu'il faut nécessairement faire avec la lime une petite coche, ou petit enfoncement à la partie extérieure de chaque dent qu'on veut rafermir, & où le fil d'or doit être appliqué. Cela empêche qu'il ne glisse trop près de la gencive, qu'il ne se relâche, & que la dent ne s'en échape dans la suite. On ne doit pas craindre que ces coches soient capables de gâter les dents, elles ne périssent jamais par cet endroit.

Lorsque les dents sont chancelantes jusqu'au point de tomber d'elles-mêmes, ou d'être ôtées aisément, si la cavité de leurs alvéoles n'a point perdu entiérement sa profondeur, on peut les y remettre, après avoir percé chaque dent par deux trous, l'un à côté de l'autre à fleur de la gencive, lesquels trous perceront à jour la dent par les parties latérales.

Si c'est aux dents de la machoire inférieure qu'on fait ces trous, on fait une rainure à la dent, (*a*) pour loger le fil d'or un peu au-dessus de ces mêmes trous dans toute sa circonférence : Cette rainure sera plus ou moins large & profonde suivant l'épaisseur de la dent. Si c'est aux dents (*b*) de la machoire supérieure, on fait la rainure au-dessous des trous.

Avant que de replacer les dents dont il s'agit, dans leurs alvéoles, on engage le milieu du fil d'or entre les deux dents voisines les plus solides. Lorsqu'on est parvenu en croisant le fil l'intervale de la premiére dent qui est percée, on passe les deux bouts du fil dans ces deux trous; puis on loge la dent dans son même alvéole, dans le-

---

(*a*) Voyez la Figure 2. de la Planche 17.
(*b*) Voyez la Figure 3. de la Planche 17.

quel on l'enfonce le plus qu'il est possible.

S'il y a plusieurs dents à enfiler, qu'elles soient voisines les unes des autres, on les enfile de suite avant que de les enfoncer; après quoi on embrasse la dent la plus voisine de la derniére de celles-ci avec le fil d'or pour aller gagner l'intervale le plus prochain, dans lequel on l'engage, en l'y croisant. On continuë de même d'embrasser les dents chancelantes jusqu'à la plus affermie, qui doit servir d'appui : De là on revient par plusieurs croisemens & tours de ce même fil à la dent solide par laquelle on a commencé. On réïtére cette manœuvre autant qu'il est nécessaire, pour bien affermir ces dents; & on observe de multiplier plus ou moins les tours de ce fil, sur celles qui sont les moins affermies, en se servant de la rainure, pour mieux assujettir. On arrête ce fil de même qu'il a été dit à l'occasion des dents chancelantes, qu'on rafermit sans les percer.

Quand la cavité de l'alvéole a perdu de sa profondeur, & que la dent est plus longue qu'il ne faut, on doit racourcir la dent par sa racine en la limant, ou en la fciant; afin que fon extrêmité extérieure fe trouve au niveau de fes voifines. Comme ordinairement on découvre la cavité de la racine de la dent, pour peu qu'on la diminuë par fa racine, il la faut remplir de plomb, quand cela arrive.

S'il fe trouve que les intervales des dents chancelantes foient plus larges qu'ils ne doivent l'être naturellement, & que les croifemens des fils ne foient pas fuffifans pour affermir chaque dent, il faut mettre à chaque intervale trop large, un petit coin en couliffe (*a*) fait de dent de cheval marin. Chaque coin ne doit point excéder l'épaiffeur des dents: Il n'aura qu'environ une ligne de hauteur, & fera proportionné d'ailleurs à l'intervale dans lequel on l'introduira.

Ces coins ont deux trous & deux échancrures fur leurs parties latérales: On loge dans ces échancrures les deux parties latérales des deux dents qui laiffent un trop grand intervale, lequel fe trouve alors rempli. Ces deux trous fe font auprès des extrêmitez de ces coins, ils fervent à donner paffage aux

(*a*) Voyez les Figures 5. & 6. de la Planche 17.

deux bouts du fil d'or, lorſqu'ils y ſont parvenus.

Ces petits coins ſervent à aſſujettir les dents: On les place dans la partie de l'intervale la plus proche des gencives; afin que la lévre les cache, qu'ils ſoient moins apparens, & que le fil d'or ne ſoit pas trop éloigné des gencives. Si ces intervales ſont très-grands, on les remplit avec une dent artificielle; & s'ils ſont encore augmentez par la perte de quelques dents, pour réparer ce défaut, on y en loge d'artificielles (*a*) contiguës l'une à l'autre par le talon, ou la partie qui doit être poſée ſur la gencive, mais diviſées pourtant depuis là juſqu'à leur extrêmité: Ou bien l'on peut encore remplir ce même intervale avec deux dents humaines proportionnées à ſon étenduë.

On ne ſe ſert de petits coins, que dans le cas où l'on ne ſçauroit loger des dents naturelles, ou artificielles dans les intervales des dents. Leur uſage n'eſt pas, comme l'on voit par toutes ces circonſtances, pour occuper toute la longueur de l'intervale: Ils n'ont d'autre utilité que celle de rafermir les

(*a*) Voyez la Figure 4. de la Planche 17.

dents, en fervant d'appui immédiat à leurs parties latérales.

A l'égard de l'affermiſſement des dents de la machoire ſupérieure, il n'y a qu'à ſuivre la méthode que je viens de propoſer pour les dents de la machoire inférieure. Par cette méthode on rafermit, non-ſeulement les inciſives & les canines, mais même encore les molaires.

S. M. Dionis (*a*) avoit connu les moyens que je viens de propoſer pour le rafermiſſement des dents, lorſqu'elles ſont chancelantes, je ſuis perſuadé qu'il n'auroit pas conſeillé de les ôter: Au contraire il auroit préféré à la maxime qu'il donne pour conſtante, la méthode circonſtanciée que je viens de décrire; puiſqu'en la ſuivant, on peut conſerver les dents en leur place pendant le cours de la vie, & qu'on les rend capables de faire les mêmes fonctions qu'elles faiſoient avant que d'être ébranlées. Le bon ſuccès de cette méthode nous permet d'appeller du ſentiment de cet Auteur; car il faut convenir que l'opinion d'un homme ſi célébre a pû cauſer la perte des dents

(*a*) A la page 512. de ſon Traité des opérations de Chirurgie.

de plusieurs personnes, ausquelles on auroit pû les conserver : Au reste sans m'arrêter davantage à détruire le sentiment d'un Auteur également respectable par ses connoissances & par une expérience consommée, & dont la mémoire d'ailleurs est en vénération, je prétens seulement établir l'utilité de la méthode que je propose, fondée sur mes expériences. J'ai crû être obligé de m'étendre plus particuliérement dans l'explication de cette méthode; d'autant mieux que personne avant moi, n'a, comme je le crois, pratiqué la maniére de rafermir les dents naturelles, de la façon que je l'enseigne, ni celle de les remplacer après les avoir ôtées, ou lorsqu'elles sont tombées.

Explication de la Planche XVII. qui contient la figure de plusieurs Instrumens, lesquels servent à affermir les Dents.

LA *Figure I.* représente de petites pincettes à horloger, qui servent à tordre le fil d'or dont on se sert pour rafermir les dents.

Tom. 2.   Planche. 17.me pag. 228.

A. Le corps de cet instrument.
B. Son extrêmité antérieure.
C. C. Ses branches recourbées de dedans en dehors, & de dehors en dedans.

La Figure II. représente une des dents incisives de la machoire inférieure percée au-dessous de la rainure, & enfilée d'un fil d'or qui sert à l'attacher à celles qui tiennent encore à la bouche.

La Figure III. représente une autre incisive de la machoire supérieure, percée au-dessus de la rainure, & enfilée d'un fil d'or qui sert au même usage.

La Figure IV. représente deux incisives artificielles pour la machoire inférieure enfilées d'un fil d'or, servant à les assujettir dans le lieu où on les substituë à la place de celles qui manquent.

Les Figures V. & VI. représentent deux coins à coulisse, servant à assujettir les dents lorsqu'elles sont chancelantes, & qu'elles laissent des intervales entr'elles suffisans pour les introduire : Ces coins sont enfilez d'un fil d'or pour les assujettir aux dents voisines.

CHAPITRE X.

Description & usage des Instrumens nommez Déchaussoir, Poussoir, Pincettes, ou Daviers, & Levier, qui servent à opérer pour ôter les Dents.

LES instrumens qu'on employe pour ôter les dents & leurs racines séparées, sont de cinq espéces ; sçavoir, le déchaussoir, le poussoir, les pincettes, le levier & le pélican.

La premiére espéce est appellée déchaussoir ; (*a*) parce qu'il sert à détacher les gencives du corps de la dent, ou des racines, lorsqu'il en est besoin pour les tirer : Cet instrument est fait en forme de croissant dans l'étenduë de sa partie tranchante, qui est plate & devient plus mince à mesure qu'elle approche de sa pointe : Sa lame est large d'environ deux lignes dans sa partie la plus étenduë, sa longueur d'environ dix lignes, tranchante dans toute son étenduë en sa partie concave : Sa partie convéxe forme un dos, qui en s'ap-

(*a*) Voyez la Figure 1. de la Planche 18.

prochant de la pointe, devient très-tranchant : Sa tige est arrondie, piramidale & longue d'environ deux pouces : Elle se termine du côté du manche par une soie quarrée pour la mieux engager. Ce n'est pas sans raison que je recommande, nonobstant l'opinion contraire de certains Auteurs, que cet instrument soit d'un tranchant fin des deux côtez vers sa pointe : La raison en est, qu'il fait non-seulement beaucoup moins souffrir, lorsqu'il sépare les gencives des dents, qu'il le feroit s'il n'étoit pas tranchant des deux côtez, ou si son tranchant n'étoit pas assez fin. Il arriveroit pour lors que les gencives déchirées causeroient une douleur violente dans l'opération, & que la dent étant ôtée, ces gencives auroient plus de peine à se réunir. Pour éviter ces deux inconvéniens, je me sers du déchaussoir tranchant des deux côtez ; mais comme le même qui sert à déchausser les dents, quoique très-propre à ouvrir différens abcès dans la bouche, après avoir appuyé contre des parties osseuses, peut s'émousser, il faut en avoir un semblable, qui ne serve qu'à ouvrir les abcès, ou tumeurs de la bouche. J'ai crû devoir m'étendre fur ces circonftrances, plutôt que de m'amufer à faire une plus ample defcription d'un inftrument auffi fimple & auffi connu.

La feconde efpéce d'inftrument fe nomme pouffoir : (*a*) Il fert à ôter les dents, leurs racines, ou chicots, en pouffant de dehors en dedans. Cet inftrument a une tige & deux extrêmitez: Sa tige eft ronde, ou a plufieurs pans; ce qui eft indifférent : Cette tige eft longue d'environ deux pouces, plus étenduë dans fa partie convéxe, que dans fa partie concave : Sa partie concave eft unie du côté de fon extrêmité dentelée, & fa convéxité eft un peu arrondie. A cette extrêmité il y a une échancrure qui forme deux dents, partageant la concavité & la convéxité en deux moitiez, l'une droite & l'autre gauche, prifes fur la largeur de l'extrêmité de fon demi-croiffant, ou de fa courbure : Cette extrêmité eft large d'environ deux lignes. A l'extrêmité oppofée il y a une mitte convéxe du côté de fa tige, & plate du côté oppofé. Cette mitte fert à orner l'inftrument, & à le mieux affermir dans fon manche au moyen d'une foie quarrée

(b) Voyez la Figure 2. de la Planche 18.

suffisamment longue, que l'on cimente avec du maſtic dans la cavité du manche qui la reçoit : Ce manche doit être en forme piramidale & beaucoup plus gros par ſon extrêmité oppoſée à la mitte : Il doit être arrondi, ou à pluſieurs pans, de la longueur d'environ deux pouces : Son gros bout doit être à peu près arrondi en forme de poire : La matiére la plus ordinaire dont on fait ces ſortes de manches, eſt l'ivoire, l'ébeine, ou quelqu'autre bois convenable.

Lorſqu'on veut ſe ſervir de cet inſtrument, on l'empoigne de façon que ſon manche appuie ſur le centre du dedans de la main : Le pouce & les autres doigts l'embraſſent ; tantôt on allonge le pouce ſur la tige, tantôt l'indicateur, tandis que les dents de cet inſtrument appuyent ſur la dent, ou ſur le chicot que l'on veut enlever. On pouſſe la dent, ou le chicot de dehors en dedans, baiſſant le poignet. Lorſque c'eſt aux dents de la machoire inférieure qu'on fait cette opération, on donne un mouvement d'élévation avec le poignet, qui produit un effet à peu près ſemblable à celui que les doigts produiſent en ſaignant, lorſqu'on exécute la ponction & l'élévation.

Lorsqu'on se sert du poussoir aux dents de la machoire supérieure, l'on tient & l'on appuie de même cet instrument, en fléchissant le poignet de bas en haut, & l'on produit ainsi le même effet. On peut, si l'on veut, ajouter sur la face convéxe de cet instrument, une espéce de crochet tourné à contre-sens, semblable à l'extrêmité dentelée du poussoir : Ce crochet sert à tirer en dehors de la bouche les racines, ou les dents qu'on ne peut enlever, en poussant de dehors en dedans.

Il y a encore un autre crochet simple, (*a*) dont les dimensions sont à peu près de même que celles de l'instrument précédent. Ce crochet ne différe de cet instrument, que par sa partie antérieure, qui est formée par un bizeau, dans la face duquel on a pratiqué une goutiére, qui s'étend depuis la face supérieure de la tige jusqu'à l'intervale des deux petites dents. Le crochet simple dont nous parlons, soit en bizeau, soit à surface convéxe, est préférable au double ; parce que le double instrument à crochet est plus

(*a*) Voyez la Figure 3. de la Planche 18.

embarassant en opérant, & qu'il ne sçauroit servir à ceux dont la bouche ne peut s'ouvrir facilement, ou à cause des brides, ou de quelqu'autre indisposition. Ainsi un crochet plus crochu étant nécessaire pour tirer les dents, lorsqu'il s'agit d'opérer de dedans en dehors, au lieu de mettre le poussoir & le crochet sur la même tige, il est à propos que chacun de ces deux instrumens ait sa tige particuliére, & son manche particulier; de sorte qu'on ne doit se servir que du poussoir, ou crochet simple, dont l'un est employé, comme nous l'avons dit, pour pousser de dehors en dedans, & l'autre pour attirer de dedans en dehors.

Ces deux instrumens doivent être d'un bon acier, modérément trempé. Leurs dents seront assez pointuës; parce qu'il faut qu'elles entrent & s'engagent en quelque maniére en opérant dans le colet, dans la racine, ou dans le chicot de la dent que l'on veut ôter. Comme la dent n'est point émaillée dans ces parties-là, les dents de cet instrument la pénétrent suffisamment; ce qui ne contribuë pas peu à rendre l'extraction de la dent, ou du chicot qu'on veut ôter, plus facile & plus certaine.

Quand on ôte les racines des dents molaires du côté droit de la machoire inférieure, & qu'elles sont trop couvertes des gencives, le pélican ne pouvant agir sur elles, après qu'on a placé la personne sur un fauteuil, on fait avec la pointe du déchaussoir une incision longitudinale, ou cruciale à la gencive, jusqu'à la racine que l'on découvre par cette incision; & si l'on connoît par le moyen de cette incision, que le bord intérieur des racines des dents soit entiérement détruit, on doit se servir du poussoir. Lorsque les racines ne tiennent pas beaucoup, la personne étant assise sur une chaise basse, le Dentiste étant placé à son côté droit, tient l'instrument de sa main droite, ayant son pouce & son doigt indicateur au long de la partie convéxe du poussoir : Il pose l'extrêmité antérieure de cet instrument sur la surface extérieure des racines qu'il veut ôter : Avant que de les pousser du côté de la langue, il passe son bras gauche par-dessus la tête du sujet, il place son pouce gauche entre les racines & la langue, afin d'empêcher cette partie d'être touchée par

l'instrument,

l'inſtrument, le doigt indicateur appuyant ſur la face extérieure des dents, qui ſont entre les inciſives & les racines qu'il veut ôter, & les autres doigts portant ſous le menton pour l'affermir: Le Dentiſte pouſſe alors l'inſtrument, autant qu'il eſt néceſſaire, pour faire ſortir les racines.

Quand il s'agit de faire la même opération au côté gauche de cette machoire, on paſſe du même côté, en ôtant ſon bras gauche de deſſus la tête du ſujet, pour y paſſer le bras droit, qui fait alors la même fonction que faiſoit auparavant le bras gauche de l'autre côté: On peut faire la même opération, ſi l'on veut, ſans changer de place, il ſuffit d'être ambidextre, & de changer l'inſtrument de main.

Lorſqu'il eſt queſtion d'opérer aux inciſives & aux canines avec le pouſſoir, on ſe met à ſon choix dans la ſituation la plus commode: On fait aſſujettir la tête du ſujet ſur le doſſier: On fait agir le pouſſoir de dehors en dedans, comme on a dit ci-deſſus. Après avoir ôté les dents, ou leurs racines, il faut laiſſer un peu ſaigner la gencive & faire laver la bouche du malade avec de l'oxicrat un peu tiède: Il faut preſſer ensuite avec le pouce & le doigt indicateur les parois des gencives; soit qu'elles soient écartées, ou non. Par ce moyen on diminuë le vuide, que la dent laisse après sa sortie.

Les racines qui ne tiennent pas beaucoup, qui ont de la prise du côté de la langue, ou qui n'ont pas été détachées avec le poussoir, doivent être attirées en dehors avec le crochet recourbé destiné à cet usage, le Dentiste étant pour lors placé à côté, ou devant la personne.

Les racines, ou chicots des dents de la machoire supérieure seront ôtées avec le poussoir, de même que celles des dents de la machoire inférieure, en faisant à chaque côté ce que nous avons dit de faire à celles d'en bas.

Il est à propos, lorsque ces racines paroissent un peu difficiles à ôter, que le Dentiste passe derriére le sujet, pour lui assujettir la tête contre son estomac: Après quoi il doit faire les fonctions nécessaires pour opérer en chaque machoire suivant la méthode qu'on vient de donner.

S'il arrivoit, après s'être servi du poussoir, ou de quelque autre instrument, que la racine fût encore attachée à quelque portion du fond de l'alvéole, & qu'elle y fût comme perduë, il faudroit achever de l'ôter avec les pincettes en bec de Gruë, ou de Corbeau.

Lorſque les racines, ou les dents, tiennent trop, pour être ôtées en les renverſant avec le pouſſoir, ou avec les autres inſtrumens, de la maniére que je viens de le rapporter, on peut les ôter avec le pouſſoir, en obſervant les circonſtances qui ſuivent. On fait aſſeoir celui ſur qui on doit opérer, ſur une chaiſe très-baſſe : Le Dentiſte ſe place derriére; puis étant élevé au-deſſus du ſujet, il affermit ſa tête contre ſa poitrine, il poſe le pouſſoir ſur la face extérieure des chicots, ou de la dent, il fait enſorte que le pouſſoir réponde en ligne directe au point d'appui ſur lequel la tête ſe trouve poſée : Après cela tenant l'inſtrument de ſa main gauche, il tient de ſa main droite une livre de plomb en maſſe, dont la face extérieure eſt un peu concave & garnie de drap. Avec cette maſſe de plomb, (*a*) il frappe ſur le manche du pouſſoir, & d'un ſeul coup, s'il eſt poſſible, il jette la racine, ou la dent du côté de la

(*a*) Voyez la Figure 1. de la Planche 28.

langue : Il doit obferver de bien retenir le pouffoir, pour éviter qu'il n'offenfe quelque partie de la bouche. Cette maniére d'ôter les dents, ou les racines féparées de leur corps, eft la même, foit que l'on opére fur l'une, ou fur l'autre machoire.

Lorfqu'il y a quelques dents fur la furface intérieure, ou extérieure des autres dents, c'eft-à-dire, quelques furdents, qui n'ont pû être arrangées par aucuns moyens, & fi elles nuifent aux fonctions de la bouche, ou qu'elles foient cariées, douloureufes, ou difformes, il faut néceffairement les ôter. Si elles font fur la furface intérieure des autres dents, on les ôte avec le pouffoir, ou avec les pincettes droites; mais lorfque la carie fe trouve du côté extérieur des autres dents, c'eft-à-dire, à l'endroit où il faut pofer le pouffoir, on doit abandonner cet inftrument, pour fe fervir du pélican. On commence par limer la partie latérale des deux dents voifines qui font à côté, afin d'élargir, ou d'augmenter l'intervale, pour faciliter le moyen de tirer de dedans en dehors la dent cariée & mal arrangée. Lorfqu'une dent eft pofée contre la furface extérieure des autres dents, on se sert du pélican, ou des pincettes droites, s'il y a de la prise, pour tirer cette dent, ou ce chicot.

Pour ôter avec le poussoir celles qui sont sur la surface intérieure des autres dents, & qui ne tiennent pas beaucoup, on n'a que faire d'employer la masse de plomb: Le Dentiste se met devant, ou au côté droit du sujet, s'il veut travailler à la machoire inférieure, ou il se met derriére, s'il s'agit de la machoire supérieure.

Lorsque les dents tiennent si fort qu'on est obligé de se servir de la masse de plomb, le Dentiste se place derriére la personne, observant ce qui vient d'être dit pour les autres.

Lorsque ces sortes de dents ont de la prise, soit qu'elles soient situées sur les surfaces extérieures des autres dents, soit qu'elles soient situées sur les surfaces intérieures des mêmes dents, on peut les ôter avec les pincettes droites, pourvû qu'elles ne tiennent pas trop.

Si l'on se sert des pincettes droites, pour ôter les dents, & que les dents, qu'il s'agit d'ôter, soient du côté droit, ou au-devant de la machoire inférieure, le Dentiste se place derriére le sujet, tenant l'inſtrument de ſa main droite : Il ſerre la dent, & éléve l'inſtrument en devant, en donnant un tour de poignet : Il enléve de cette façon la dent qu'il s'agit d'ôter. Pour ôter les dents du côté gauche, il tient l'inſtrument de ſa main gauche. Lorſqu'il opére à la machoire ſupérieure, il eſt ſitué du côté droit, ou devant le ſujet, ayant un genou à terre, s'il en eſt beſoin. A l'égard des dents qui ſont ſituées ſur la ſurface extérieure des autres, il ne peut les ôter qu'avec le pélican, lorſqu'elles tiennent beaucoup : La façon de les ôter ne différe point de celle dont nous parlerons dans la ſuite.

En ſuivant la méthode que je viens de décrire, on ôte, ſans rien craindre, les dents qui ſont hors de rang, & qui ſont placées ſur la ſurface extérieure, ou ſur la ſurface intérieure des autres dents.

L'inſtrument de la troiſiéme eſpéce eſt nommé pincette, parce qu'il pince & preſſe le corps de la dent qu'on veut ôter. Quelques unes de ces pincettes ſont courbes, d'autres ſont droites : Il y en a auſſi en façon de bec de perroquet, dont la machoire ſupérieure eſt plus étenduë, & se recourbe de haut en bas : L'inférieure moins étenduë se recourbe de bas en haut. Il y a au contraire d'autres pincettes, dont les machoires sont à côté l'une de l'autre, se recourbant d'abord toutes deux de haut en bas, & de dehors en dedans.

De ces pincettes recourbées, il y en a encore qui le sont en façon de bec de Gruë, ou en bec de Corbeau. Le davier ordinaire est celui qui est fait en bec de Perroquet, dont l'extrêmité de chaque machoire a deux dents formées par une échancrure : A la face concave de la machoire inférieure de cet instrument, il faut observer de rendre la cavité encore plus grande & plus profonde, pour mieux loger & embrasser la convéxité du corps de la dent. Il faut que dans cet endroit-là cet instrument soit en façon de chagrin, ou dentelé, afin que l'instrument ne glisse pas sur la dent. Toutes ces pincettes, tant courbes, que droites, seront à jonction passée, leurs branches jointes ensemble par le moyen d'un clou rivé des deux côtez à rivure perduë, & d'une grosseur suffisante pour résister avec force dans le tems que l'instrument agit. Ce clou sert d'axe & de point d'appui, tandis que la résistance se rencontre du côté de la dent que les machoires de l'instrument embrassent, & que la puissance doit agir vers l'extrêmité opposée de ses branches.

Les pincettes, ou daviers, dont les machoires sont courbes de haut en bas, & réciproquement recourbées de dehors en dedans, doivent avoir deux petites dents à l'extrêmité de chaque machoire. Ces dents sont séparées par une petite goutiére : Elles doivent aussi être dentelées dans leur surface intérieure jusqu'à l'extrêmité de leurs dents, de l'étenduë de deux ou trois lignes : La surface intérieure des machoires des pincettes droites doit être disposée de même.

La surface intérieure des machoires des pincettes en bec de Gruë, ou de Corbeau, doit avoir une goutiére un peu plus ample, que celle des précédentes.

Les deux sortes de daviers, dont nous venons de parler, servent à ôter les dents de différentes espéces. Les pincettes droites servent surtout à ôter les incisives & les canines. Les pincettes en bec de Gruë, ou de Corbeau, servent pour ôter certaines racines profondes,

fondes, déja ébranlées, & qu'on ne peut ôter avec les autres instrumens.

Ces sortes de pincettes, ou daviers, sont si connus & d'un usage établi depuis si longtems, qu'il me paroît superflu de m'étendre davantage sur leur structure. Il ne me seroit pas difficile, si je voulois entrer dans un plus grand détail, de donner une description exacte & circonstanciée de chacun de ces instrumens, (*a*) & de chacune de leurs parties ; mais je la regarde comme inutile : Il me paroît seulement qu'il n'est pas hors de propos de faire remarquer par quelle raison je rejette les ressorts que l'on ajoute ordinairement à cet instrument, pour faciliter l'ouverture de ses branches. Outre que le ressort est souvent incommode, il arrive que par sa vertu élastique, il diminuë la force de la main qui empoigne les branches de l'instrument pour opérer.

La quatriéme espéce d'instrument qui sert à ôter les dents, se nomme élévatoire, ou levier. (*b*) Cet instrument ressemble en quelque maniére au traitoir, ou chien, dont les Tonneliers se servent, pour engager les cerceaux au-

(*a*) Voyez les Planches 19. & 20.
(*b*) Voyez la Figure 1. de la Planche 21.

tour de la futaille. Il est composé de quatre piéces, sçavoir d'une tige, d'un écrou en maniére d'olive, d'une branche courbée en crochet & d'une vis. La tige se divise en plusieurs parties, sçavoir en sa partie ronde vers son extrêmité antérieure & en sa partie tournée en vis, près de laquelle il y a une mitte, qui sépare la vis d'une soie. Cette soie s'assujettit dans le manche de cet instrument au moyen d'une rosette sur laquelle elle est rivée. : Ce manche est fait en forme de poire : La tige de cet instrument opposée au manche, est cilindrique, & coupée un peu obliquement par son extrêmité : Cette extrêmité a dans son milieu une goutiére suivant son obliquité : Les faces obliques situées sur les côtez de cette goutiére, sont dentelées : L'écrou en olive est percé suivant sa longueur, & par ce moyen il se monte sur la tige, en s'engageant dans sa vis : Il s'éléve dans un endroit de la surface extérieure, une éminence plate par ses parties latérales, percée dans son milieu & arrondie dans sa circonférence : La branche est courbée à l'extrêmité antérieure, & depuis sa courbure jusqu'à l'extrêmité postérieure elle est droite, ayant une face plate inférieure, qui s'étend depuis sa courbure, jusqu'à la même extrêmité postérieure de cette branche : Toute la circonférence opposée à cette face, peut être arrondie, ou à plusieurs pans : L'extrêmité de la face intérieure du crochet a une échancrure, qui sépare la même extrêmité en deux dents pointuës : La même surface est un peu dentelée : L'extrêmité postérieure de la branche se trouve plus large & plus épaisse, que ne l'est le reste de son étenduë, elle est applatie sur les côtez, & arrondie du côté du dos, & du côté du crochet : Elle a une séparation dans son milieu, qui sert à loger l'éminence de l'écrou : Ses parties latérales applaties sont percées, & le trou de la partie latérale gauche est placé à l'écrou, pour retenir la vis lorsqu'elle a passé dans le trou qui est de l'autre côté & dans celui qui est à l'éminence de l'écrou. De cette assemblage il résulte une charniére, qui assemble la branche à crochet avec l'éminence de l'écrou. Pour assembler cette branche avec la tige, il n'y a qu'à faire passer la tige dans l'écrou percé à jour : Tournant ensuite de gauche à droite, la vis s'engagera plus ou moins dans l'écrou, suivant que l'on tournera plus ou moins dans un sens, ou dans un autre; & par ce moyen l'extrêmité de la branche recourbée s'éloignera, ou se rapprochera de l'extrêmité antérieure de la tige.

Les dimensions de cet instrument, sont les suivantes. La longueur de la tige, y compris sa soie, est d'environ quatre pouces : Sa partie arrondie, depuis l'extrêmité antérieure jusqu'à sa partie tournée en vis, est d'environ un bon pouce : Sa partie tournée en vis est longue aussi d'environ un pouce, sa soie d'environ deux pouces, & son manche de même, l'écrou en olive d'environ six lignes, sa branche à crochet d'environ deux pouces quatre lignes y compris sa courbure.

Il y en a qui font un assez grand usage de cet instrument; mais comme le point d'appui se trouve trop éloigné de la résistance; que d'ailleurs l'extrêmité antérieure de la tige appuie contre la partie extérieure de la dent qu'on veut ôter, tandis que le crochet de la branche est porté sur la face intérieure de cette dent, il arrive que la tige & le crochet se trouvant horizontalement opposez, cet instrument est aussi pro-

Tom 2. Planche 18.me pag. 149.

prè à casser une dent, qu'à l'ôter : Je sçai que M. Dionis le loüe beaucoup, & dit qu'il a été inventé de son tems : Il ajoute qu'il n'a vû personne s'en servir, que feu M. Dubois Chirurgien Dentiste de Louis XIV. Pour moi je ne m'en sers que fort rarement, & seulement pour ôter les dents chancelantes, ou peu affermies, ce que le davier seul peut faire avec plus de sûreté.

Explication de la Planche XVIII. qui contient la figure de trois Instrumens qui servent à ôter les Dents.

LA Figure I. représente le déchaussoir qui sert à séparer les gencives des dents, vû latéralement.

A. Sa tige.

B. Son tranchant, & sa courbure pointuë.

C. Son manche.

La Figure II. représente le poussoir qui sert à ôter les dents en poussant de dehors en dedans, vû de façon que sa courbure & ses deux petites dents sont apparentes.

D. Sa tige.

E. Son extrêmité antérieure & recourbée, munie de deux espéces de dents, séparées l'une de l'autre par une échancrure.

F. Son manche en forme de poire.

La Figure III. représente le crochet le plus recourbé, qui sert à tirer de dedans en dehors les dents, ou chicots, vû latéralement.

G. Sa tige.

H. Sa courbure très-recourbée, munie de deux espéces de dents assez pointuës, & divisées l'une de l'autre par une espéce d'échancrure, ou goutiére.

J. Son manche.

Explication de la Planche XIX. qui contient la figure de deux Instrumens pour ôter les Dents.

LA *Figure I.* représente le davier, vû de façon qu'on apperçoit les courbures de ses machoires & ses deux branches.

A. Le corps de cet instrument.

B. B. Les extrêmitez dentelées

Tom 2.   Planche 19.me   pag. 150.

Tom. 2. Planche 20.me pag. 25

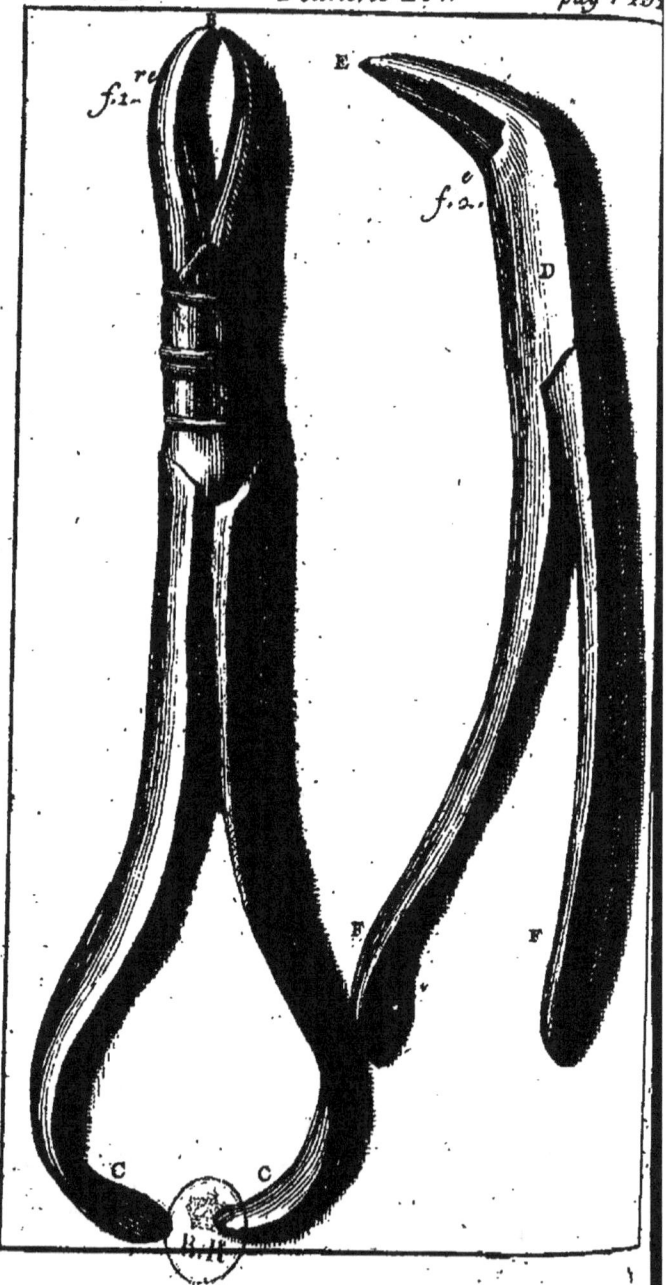

& recourbées de chacune de ſes machoires.

C. C. L'extrêmité la plus étenduë de ſes branches, qui ſert de manche à cet inſtrument.

La Figure II. repréſente un autre davier, ou pincette, dont les machoires ſont recourbées de haut en bas, de droit à gauche & de gauche à droit, qui ſert à ôter certaines dents pour des cas particuliers, vû dans toute ſon étenduë, & de façon qu'on apperçoit les courbures de ſes machoires & ſes quatre dents.

D. Le corps de cet inſtrument.

E. Son extrêmité antérieure recourbée & dentelée.

F. Son extrêmité poſtérieure, ou ſes branches qui ſervent de manche.

Explication de la Planche XX. qui contient la figure de deux Inſtrumens pour ôter les Dents.

L A *Figure I.* repréſente les pincettes droites vûës latéralement, qui ſervent à ôter certaines dents.

A. Le corps de cet inſtrument.

N iiij

B. Son extrêmité antérieure, à laquelle on remarque la courbure de ses deux machoires & la dentelure de la surface intérieure.

C. C. Son extrêmité postérieure, ou ses deux branches qui servent de manche.

La Figure II. représente les pincettes en bec de gruë, ou de corbeau, vûës latéralement, qui servent à ôter les racines des dents, ou chicots.

D. Le corps de cet instrument.

E. Les deux machoires fermées, recourbées, pointuës & dentelées en dedans.

F. F. Les deux branches de cet instrument qui servent de manche.

CHAPITRE XI.

Description circonstanciée d'un nouveau pélican, & les imperfections de ceux dont on se servoit auparavant.

LA cinquiéme & derniére espéce de ces instrumens est nommée pélican. Cet instrument sert à tirer en dehors les dents, ou les chicots. Les uns font faire le pélican d'une façon, les autres d'une autre. Celui que je m'en vais décrire, est construit d'une maniére qui n'a point encore paru, & j'ose dire qu'on peut s'en servir avec plus de sûreté & de facilité, que de tous ceux qu'on a employez jusqu'à préfent.

Le pélican dont il s'agit, doit être en premier lieu considéré de plusieurs façons, par rapport aux différens usages qu'on en doit faire, suivant la différente situation des dents, tant à la machoire supérieure, qu'à l'inférieure.

Si nous considérons ce pélican propre à ôter les dents plus ou moins éloignées, & plus ou moins grosses du côté droit de la machoire inférieure, & capable en même tems de les ôter au côté gauche de la machoire supérieure, n'ayant pour lors qu'une seule branche à crochet, nous le devons regarder comme simple. Si nous le considérons comme capable de produire le même effet, ayant encore une seconde branche à crochet, tournée dans le même sens par rapport à ses courbures ; mais appliquée sur le corps de cet instrument à l'opposite de la premiére ; nous le devons regarder comme répété, double, ou jumeau sur un même corps.

Si nous confidérons ce pélican par rapport à l'ufage qu'on peut en faire au côté gauche de la machoire inférieure, & au côté droit de la machoire fupérieure, nous le regarderons comme femblable à celui qu'on vient de décrire, excepté que les courbures de fes deux branches, & celles des demies rouës feront tournées dans un fens différent, quoique d'ailleurs elles foient les mêmes ; & pour lors c'eft un fecond pélican jumeau de celui auquel il reffemble. Tout cela établit quatre pélicans femblables, montez deux à deux fur deux corps différens, quoique d'ailleurs conformes, & ne différant entr'eux que par les divers fens de la courbure de leurs branches, par les différens fens de leurs demies rouës, & par les divers ufages qu'ils produifent en opérant fur les dents aux deux côtez de l'une, ou de l'autre machoire ; tantôt en tenant cet inftrument avec la main droite au côté droit, & avec la main gauche au côté gauche. La fimilitude qui fe rencontre entre ces pélicans, aux circonftances près que je viens de rapporter, fait qu'il fuffit d'en décrire un feul, pour donner une idée parfaite de la ftructure de tous les autres, & de leur ufage en particulier.

Le pélican fimple (*a*) eft celui qui n'a qu'une feule branche coudée, & une feule demie roue. Il eft compofé d'un corps, ou d'une piéce de bois, d'un effieu, d'une goupille, d'une branche, d'un petit crochet en forme de fer à cheval & d'une vis; le tout d'acier.

Le corps de cet inftrument, (*b*) doit être d'un bois ferme & folide, tel que le bois de buis, de cormier, &c. de la longueur d'environ cinq pouces, de l'épaiffeur d'environ dix lignes, & de la largeur, dans fa plus grande étenduë, d'environ un pouce: Dans les dimenfions de cet inftrument, il y a plufieurs chofes à confidérer: Son corps proprement pris, comprend le centre & la partie moyenne de fa longueur: Sa furface latérale gauche eft convéxe; cette convéxité fert à deux fins; 1°. Pour rendre l'inftrument plus propre à être empoigné; 2°. Pour le fortifier davantage dans l'endroit où il eft percé d'un trou très-confidérable, qui fert à recevoir l'effieu & à le fortifier. Pour donner encore plus de force au corps de cet inftrument, on

(*a*) Voyez la Planche 23.
(*b*) Voyez la Figure 2. de la Planche 21.

prend deux lames de fer, ou de léton, suffisamment épaisses & larges : On les engage en dedans & en dehors, suivant la longueur du manche, sans qu'elles excédent le niveau de sa surface : On les y assujettit par quatre goupilles rivées à rivures perduës, perçant de part en part : Son extrêmité antérieure doit être regardée comme la partie qui sert de point d'appui sur les dents & sur les gencives, en opérant, & la postérieure comme le manche de cet instrument.

A l'extrêmité antérieure est placée une espéce de demie roüe ovale qui lui est contiguë : Cette demie roüe est plate dans ses côtez, large d'environ dix lignes, élevée d'environ cinq à six lignes, & épaisse d'environ deux lignes: Cette demie roüe est prise dans l'extrêmité antérieure de la tige, ou corps de cet instrument : Là elle est située de telle façon, qu'elle incline un peu obliquement de dehors en dedans, & de haut en bas : L'extrêmité gauche de l'ovale, que sa circonférence décrit, excéde la surface latérale gauche d'environ deux lignes ; tandis que celle qui lui est opposée, est quasi à niveau de la surface extérieure de l'extrêmité du corps de cet inſtrument : La ſurface plate inférieure de cette demie rouë eſt enfoncée d'environ une ligne, près du bord oblique de la face inférieure du corps de cet inſtrument : La même ſurface de la demie rouë inclinée, comme nous l'avons dit, excéde un peu, du côté de la circonférence, le niveau de la ſurface inférieure de l'arbre, ou tige du corps de cet inſtrument. Toutes ces diſpoſitions ſervent à porter la demie rouë du côté du crochet de la branche recourbée, tandis que par ſes courbures cette branche s'éloigne d'elle : Ces courbures ſervent encore à faire porter la demie rouë, dont la circonférence n'eſt que très-peu convéxe, ſur pluſieurs dents à la fois, en inclinant du côté des gencives, & même appuyant en partie ſur elles.

Sur toute la circonférence de cette demie rouë, on ajoute un ou deux morceaux de peau de bufle proportionnez à ſon épaiſſeur : On les attache avec de la colle forte, & pour mieux fortifier cette demie rouë, on colle auſſi ſur ſes ſurfaces plates, un ou deux morceaux de taffetas, ou de toile fine. On met par-deſſus le tout un linge, qu'on arrête proprement par une ligaturé de fil à l'endroit de la jonction de la demie rouë au corps de cet inſtrument, & pour la propreté on change de tems en tems ce linge.

A la face ſupérieure de cet inſtrument eſt pratiquée une entaille priſe dans l'épaiſſeur de ſon corps, qui ſe portant obliquement de dehors en dedans, en s'étendant davantage, ſe termine par un demi cercle, au-de-là du centre de la ſurface ſupérieure

Cette entaille eſt profonde dans cet endroit d'environ deux lignes, un peu moins du côté de la demie rouë; & cela pour écarter davantage la ſurface ſupérieure de la demie rouë de la ſurface inférieure de la branche à crochet. Ces ſurfaces ſe trouvent d'ailleurs éloignées l'une de l'autre par un vuide d'environ deux lignes, qui régne entre la ſurface de l'entaille, & la ſurface ſupérieure de la demie rouë. Au centre du corps de cet inſtrument, il y a un trou d'environ quatre lignes de diamêtre: Ce trou perce d'outre en outre: Il eſt d'environ cinq lignes de diamétre: Il ſert à loger un eſſieu, (*a*) qui s'aſſujettit par ſon milieu dans ce mê-

(*a*) Voyez la Figure 1. de la Planche 22.

me trou, au moyen d'une goupille, (a) qu'on place dans une engrainure pratiquée dans l'entaille suivant sa longueur, & qui s'introduit ensuite dans un trou pratiqué dans le corps de l'essieu. Il faut observer que l'essieu, dont le corps doit avoir un diamétre proportionné à ce trou, est plus gros dans un endroit, que dans l'autre; c'est pourquoi on l'arrête avec la goupille par la partie la plus étroite de son corps.

La partie de cet essieu qui excéde l'entaille, sert à recevoir la branche recourbée, en faisant la fonction de pivot. Il reçoit aussi un crochet qui sert à arrêter la branche par une engrainure près de sa tête, ou de son exrêmité: La longueur de cet essieu, lorsqu'il doit servir à arrêter deux branches, est en tout d'environ un pouce; celle de son corps servant de piédestal, d'environ cinq lignes & demie; celle de chaque tige, ou pivot, (car il en doit avoir deux, lorsqu'il sert à recevoir deux branches à un pélican double) doit être d'environ deux lignes; son diamétre d'environ trois lignes d'épaisseur; l'excédant de la longueur de cet

―――――――――――――――――――
(a) Voyez la Figure 1. de la Planche 22.

eſſieu eſt employé pour les deux gorges, ou rainures, & pour les têtes qui les couvrent. Chaque rainure eſt profonde dans toute ſon étenduë d'environ une demie ligne, & large d'autant.

La branche recourbée (*a*) ſe diviſe en trois parties, en tige, en extrêmité antérieure, ou crochet, & en extrêmité poſtérieure, ou annulaire. Sa tige eſt quarrée : Elle a une ſurface ſupérieure percée en forme d'écrou, pour recevoir la vis qui ſoutient le crochet en fer à cheval, (*b*) une ſurface inférieure, & deux latérales. Cette tige eſt épaiſſe d'environ deux lignes, large de trois du côté de ſon extrêmité poſtérieure, & de deux lignes vers la premiére recourbure. La longueur de cette tige eſt depuis l'anneau juſqu'à la premiére recourbure, pour l'ordinaire, d'environ un pouce & dix lignes : Le reſte de cette tige, ou branche, s'employe à ſe recourber en différens ſens, & à former ſon crochet. La premiére courbure ſe porte de droit à gauche,

---

(*a*) Voyez les Figures 3. & 4. de la Planche 22.

(*b*) Voyez les Figures 5. & 6. de la Planche 22.

la seconde de dedans en avant, & de gauche à droit; & la troisiéme, en se courbant de haut en bas, forme le crochet.

La premiére courbure est d'environ sept lignes d'étenduë hors d'œuvre; la seconde a la même étenduë, & la troisiéme est d'environ six lignes.

A la face intérieure du crochet, il y a une goutiére, qui régne dans toute son étenduë, & dont les bords sont dentelez jusqu'à l'extrêmité du crochet par de petites traces, ou sillons traversez faits à la lime : Une échancrure divise l'extrêmité de ce crochet en deux petites dents égales : Son extrêmité postérieure, ou annulaire, est plate, arrondie par sa circonférence, & percée dans son centre d'outre en outre par un trou d'environ trois lignes de diamêtre. L'épaisseur de cet anneau est d'environ deux lignes du côté de la surface plate, & il a la même épaisseur du côté de la surface circulaire.

Il faut remarquer que si l'on monte une seconde branche à crochet sur le corps de ce même pélican, elle sera recourbée dans le même sens; mais appliquée à la face & à l'extrêmité opposée à celle que la premiére branche occupe.

On observera la même circonstance pour la situation de la seconde entaille qui la doit recevoir.

On observera encore qu'au pélican qui sert à ôter les dents du côté gauche de la machoire inférieure, & du côté droit de la machoire supérieure, les courbures de la branche doivent être tournées à celui-ci dans un sens opposé, c'est-à-dire, de gauche à droit, & de droit à gauche, excepté la derniére, qui sera dans les unes & dans les autres de ces branches recourbées, toujours de haut en bas, formant ainsi le crochet de leur extrêmité antérieure.

La branche recourbée est arrêtée dans l'entaille en sa partie annulaire par le petit crochet en fer à cheval, qui s'engage dans la rainure de la partie de l'essieu, qui sert de pivot. Ce crochet a de plus une queuë formée par une petite lame percée d'un trou à son extrêmité, pour donner passage à une petite vis, (*a*) qui l'assujettit dans le petit écrou pratiqué à la surface supérieure de la tige de la branche à crochet. La longueur de cette queuë, ou lame,

(*a*) Voyez les Figures 7. & 8. de la Planche 22.

est d'environ dix lignes, son épaisseur d'environ une demie ligne, de même que celle de son fer à cheval, qui en se logeant dans la rainure du pivot, entre sa tête & la surface plate de l'anneau, assujettit la branche par sa partie la plus étenduë dans la cavité demi-circulaire de l'entaille, tandis que le reste de la branche se loge, en s'avançant du côté de la demie rouë dans l'entaille. De cette façon l'instrument se trouve monté, & en état d'agir, l'extrêmité postérieure tenant lieu de manche, quoiqu'on y ait monté une seconde branche, & qu'on y ait pratiqué une seconde demie rouë ; & alternativement le Dentiste se servant de l'autre branche, le premier pélican servira de manche à l'autre.

Le tout ainsi disposé, on peut, à sa volonté, ôter, ou remettre toutes sortes de branches à cet instrument, pourvû que d'ailleurs chacune soit garnie d'un petit crochet en fer à cheval ; pourvû aussi qu'elles ayent leur anneau proportionné à la grosseur du pivot ; que de même la circonférence de l'anneau soit proportionnée à l'étenduë de la partie circulaire de l'entaille qui la doit recevoir, sans que la surface supérieure de la branche, excéde le niveau de la surface supérieure du corps du pélican; & que le fer à cheval soit proportionné à la rainure, qui doit le recevoir.

En suivant les circonstances que je viens d'indiquer, on multipliera ces pélicans jusqu'au nombre de quatre, qui se réduiront à deux pélicans doubles; lesquels seront propres & convenables à exécuter tout ce qui se peut pratiquer avec le pélican, bien mieux que ne le feroient ensemble tous ceux que l'on a inventez, rectifiez, & mis en usage jusqu'à présent.

Chaque branche du pélican recourbée à crochet, doit être d'un bon acier: ces branches seront polies & unies, sans aucun autre ornement, tous leurs angles mousses, & ceux de leurs recourbures obtus, afin de ne point incommoder les lévres, ou les joües.

On fait ces branches plus ou moins longues, proportionnant la longueur des recourbures à celles de la tige, ainsi que la grosseur du crochet, qui est plus grande dans les plus grandes branches, & plus petite dans les plus petites. Il faut observer que la tige de chaque branche ait toujours par sa partie postérieure & par sa tige une dimension égale, & qu'on ne doit diminuer leur volume, que vers leur extrêmité antérieure.

La première de ces circonstances sert à rendre toutes sortes de branches propres à tourner sur le même pivot, & à se placer dans la même entaille. La seconde circonstance fait que diversifiant les proportions antérieures des branches, on en aura par ce moyen, dont le crochet sera proportionné à tirer certaines dents, ou racines, & d'autres à tirer des dents & racines d'un différent volume & d'une différente figure : En un mot pour suppléer à tous les cas que l'on peut rencontrer dans l'extraction des dents, les branches feront plus ou moins longues par leurs recourbures, selon que l'on voudra éloigner plus ou moins de la demie roue la derniére courbure que forme le crochet.

Quant à la trempe de ces branches, elles doivent être très-modérément trempées, un peu plus vers les dents du crochet, afin qu'elles soient moins cassantes; mais il faut pourtant qu'elles ayent une force suffisante, pour ne pas plier dans l'effort, & afin que les dents du crochet ne s'écrasent pas, & qu'elles ne viennent pas à se fausser.

Quoique le pélican, dont je viens de donner la description, ait assez de rapport à ceux dont on se sert ordinairement, il ne laisse pas d'en être différent : Ce qu'on reconnoîtra en examinant bien sa construction ; & encore mieux lorsque l'usage fera voir la différence avantageuse de ses effets.

Dans celui-ci les entailles affermissent les branches dans leur action ; avantage qui ne se rencontre pas dans les pélicans, dont on s'est servi jusqu'à présent ; parce qu'il faut à ceux-là envelopper la branche de linge, ou d'autre matière semblable, pour l'affermir avec son corps, & que nonobstant cette précaution, elle est souvent peu ferme ; ce qui rend par conséquent son action moins sûre.

Les demies rouës se trouvent un peu plus basses que l'extrêmité des crochets, afin qu'elles appuyent en partie sur la gencive, & beaucoup moins sur les dents, que ne font les demies rouës des autres pélicans, ces dernières étant sujettes à enfoncer, ou à ébranler les dents ; parce qu'elles ne portent pas en partie sur la gencive & en partie sur la dent, comme le font celles que je propose.

La convéxité de l'ovale de la demie rouë du pélican dont je parle, répond par sa pente à l'extrêmité de la face intérieure du crochet ; ce qui fait que sa puissance agit mieux. La garniture molette de la convéxité empêche que la gencive ne soit froissée, ni contusionnée ; & lorsque la demie rouë est posée sur la gencive, comme nous l'avons dit, la lévre se trouve logée à la partie inférieure de la demie rouë, sur la face opposée aux entailles.

Il y a des pélicans, qui au lieu de demie rouë convéxe, ont une piéce ajoutée & mouvante, en forme de demi-croissant, d'environ un pouce de longueur & d'environ deux lignes de largeur : Cette piéce est concave à sa face antérieure, & lorsqu'elle est montée, sa concavité pose contre plusieurs dents, qui doivent lui servir d'appui, tandis que le pélican agit. Cette piéce ajoutée doit être fixe ; mais elle ne l'est pas toujours sur le même appui, pendant que le corps de l'instrument sur lequel elle est montée a la liberté de se mouvoir de droite à gauche, & de gauche à droite, sans que l'extrêmité engagée dans la charniére, qui la joint à la demie rouë en croiſſant, puiſſe ſe tranſporter d'un lieu à un autre ſans déplacer ce croiſſant; ce qui produiroit un mauvais effet: L'écartement, que ce mouvement produit, agiſſant dans l'endroit du pivot, avance, ou recule la branche. Pendant qu'il produit cet effet, il arrive ſouvent un inconvénient qui en produit un autre, & qui conſiſte en ce que ce croiſſant attaché par le moyen de la charniére à l'extrêmité antérieure de la tige, ſe trouve ſouvent déplacé, lorſque le corps de cet inſtrument décrit une ligne oblique, en ſe portant de gauche à droite, & de droite à gauche: Il réſulte de là, que le croiſſant étant déplacé, il ne ſe rencontre plus de réſiſtance, & que par conſéquent la puiſſance ne peut plus agir. D'ailleurs il n'eſt pas poſſible de ſe ſervir de cet inſtrument dans pluſieurs cas, qui quoique particuliers, ne laiſſent pas d'être aſſez ordinaires; ce qui fait que cette eſpéce de demie rouë, ou de croiſſant, étant concave par ſa face antérieure, ſi les deux, ou trois dents voiſines de celle qu'on veut ôter manquent, l'on ne peut plus appuyer ce croiſſant ſur les

dents

dents voisines de la bréche, de même que l'on appuie la demie roüe de mon pélican. Lorsqu'il s'agit d'ôter la derniére, ou l'avant derniére des dents, ou quelque autre qui est restée seule, après la perte de plusieurs autres du même côté, la demie roüe en croissant, ne pouvant point s'appuyer sur les gencives, il arrive que ces pélicans ordinaires deviennent inutiles dans ces deux derniers cas, comme dans plusieurs autres.

En inclinant & courbant de haut en bas les demies roües de mon pélican, je l'ai rendu propre à servir en toutes sortes d'occasions, observant les circonstances que j'ai dites. Ce n'est qu'après plusieurs expériences dont le succès a heureusement répondu à mes intentions, que je lui donne la préférence sur tous les autres pélicans. Par les raisons que je viens d'exposer, il est aisé de comprendre les inconvéniens ausquels les pélicans ordinaires sont sujets.

Les courbures des branches du pélican dont je me sers, facilitent beaucoup l'extraction des dents; parce qu'elles les tirent dans un sens horizontal & presque vertical, en même tems & de dedans en dehors, quoique les dents soient éloignées, pourvû que l'on sçache d'ailleurs manier cet inſtrument; au lieu qu'il n'eſt pas poſſible de bien tirer de l'alvéole une dent éloignée, avec les branches droites, ſans riſquer d'intéreſſer les dents qui ſont à côté, & ſans gêner beaucoup les commiſſures des lévres.

La commodité de la premiére courbure ſert à loger la commiſſure des lévres ſans les fatiguer, quoiqu'on éloigne le crochet de la demie rouë. On s'apperçoit par ce ſeul uſage, que les branches droites n'ont point ces avantages; car elles gênent conſidérablement les commiſſures, lorſqu'on eſt obligé d'éloigner le crochet de la demie rouë: D'ailleurs elles ébranlent, ou renverſent ſouvent les dents, qu'on veut conſerver dans leur place, en portant obliquement ſur elles celles que l'on ôte.

Pour profiter des avantages que mon pélican peut produire, il faut en avoir deux ſemblables, montez chacun de deux branches recourbées, à la différence près que ces branches ſoient recourbées dans un ſens différent, de même que les demies rouës, pour ôter les dents des deux côtez des deux machoires : L'un sert pour le côté droit de la machoire inférieure, & le côté gauche de la machoire supérieure ; l'autre au contraire sert pour le côté gauche de la machoire inférieure, & le côté droit de la machoire supérieure : Les longues branches servent aux dents éloignées, & les courtes à celles qui approchent des incisives.

Il faut remarquer que le pélican qui sert au côté droit de la machoire inférieure, ne peut servir au côté gauche de la machoire supérieure, qu'en le changeant de main. De même celui qui sert au côté gauche de la machoire inférieure, ne peut servir au côté droit de la machoire supérieure qu'en le changeant aussi de main.

L'on pourroit encore faire un pélican double (*a*) qui serviroit à ôter les dents en tous les endroits de l'une & de l'autre machoire; pourvû que les branches & les demies rouës fussent tournées & courbées dans un sens opposé, c'est-à-dire, que lorsque la demie rouë & la branche seroient tournées à une extrêmité de droit à gauche, la demie rouë & la branche de l'extrêmité opposée fussent tournées de gau-

(*a*) Voyez la Planche 24.

che à droit. Celui-ci me paroît plus commode; mais comme le crochet d'une de ses branches tourneroit du côté du dedans de la main, tandis qu'on opéreroit avec l'autre, & qu'il pourroit incommoder en opérant, je me suis déterminé à donner la préférence aux autres.

Je conseille d'en avoir deux, chacun monté de deux branches, dont la courbure soit tournée dans l'un, en chaque branche de droit à gauche, (*a*) & dans l'autre de gauche à droit, (*b*) de même que je l'ai dit dans ce chapitre; parce qu'il se peut trouver deux, ou trois dents à tirer à la même personne, & qu'elles peuvent n'être pas du côté où cet instrument pourroit les tirer seul. Le Dentiste ayant dans ses deux mains les deux pélicans montez de branches convenables par rapport à leur proportion & à celle des dents qu'il doit ôter, il lui est facile de tirer plusieurs dents de suite, sans quitter la bouche du malade; au lieu qu'on ne peut le faire avec ceux dont je viens de parler, lorsque les dents sont placées aux deux côtez de l'une, ou de

(*a*) Voyez la Planche 25.
(*b*) Voyez la Planche 26.

l'autre machoire, à moins que de suspendre l'extraction de la seconde dent, quand on en a ôté une, afin d'avoir le tems de changer de branche; ce qui est impatientant & incommode, tant pour le Dentiste, que pour ceux qui se trouvent dans la fâcheuse nécessité de souffrir ces opérations.

CHAPITRE XII.

Les usages du pélican qui sert à ôter certaines Dents, qu'on ne sçauroit tirer aussi facilement avec tout autre instrument.

DE tous les instrumens qui servent à ôter les dents, un pélican tel que celui que je décris, me paroît être le plus utile : Son effet est plus promt, plus assuré que celui de tous les autres, quand on le sçait bien manier ; sans quoi le pélican, quelque parfait qu'il puisse être, est le plus dangéreux de tous les instrumens qui servent à ôter les dents : En observant les circonstances requises, nous ôtons par son moyen quantité de dents, & quantité de racines que nous ne pourrions pas ôter,

P iij

s'il n'avoit pas la perfection que je lui ai donnée.

Si l'on se sert du pélican, le malade étant situé d'une façon convenable, on observera avec attention les circonstances suivantes.

Lorsqu'on ouvre la bouche de quelqu'un pour lui ôter une dent, il faut observer de ne pas trop éloigner la machoire inférieure de la supérieure; parce que négligeant cette précaution, on s'expose à causer une luxation à cette partie, comme il arriva à Angers à une Religieuse de sainte Catherine, suivant le rapport de la Religieuse même & des autres Religieuses du même monastere: Le Chirurgien en fut si effrayé, qu'il ne sçût comment s'y prendre pour y remédier; ce qui obligea d'avoir recours à un autre Chirurgien plus expérimenté que celui-là.

Les racines & les dents qui tiennent beaucoup, & qui ont de la prise du côté de leur surface intérieure, sont tirées avec le pélican. La manœuvre qu'on pratique pour tirer les racines en particulier avec cet instrument, ne différe point de celle qui convient pour ôter les dents entiéres. On observe que la position de la demie rouë & du crochet ne doit point différer en l'un & en l'autre côté des machoires, qu'autant qu'il eſt néceſſaire d'éloigner, ou d'approcher la demie rouë du crochet, à proportion que la dent qu'on veut ôter eſt éloignée des inciſives, & celles-ci des molaires.

Pour affermir la branche contre le corps de cet inſtrument, on éloigne le crochet de la demie rouë, & on met entre la branche & la feuillure, ou entaille, un petit morceau de papier roulé : Si la branche s'en écartoit, on l'y arrêteroit avec un petit lacet, dont on entoureroit l'inſtrument.

Les derniéres molaires de la machoire inférieure ſont quelquefois très difficiles à ôter, à cauſe de leur éloignement, & de l'épaiſſeur de l'os en cet endroit : Il y a même des cas, où il eſt impoſſible d'en venir à bout avec le pélican ; ſurtout lorſque le nombre de trente-deux dents eſt complet, à cauſe du peu de priſe que le crochet du pélican trouve quelquefois ſur la couronne de ces ſortes de dents. Lorſqu'elles percent, ſouvent il arrive des accidens ſi fâcheux, qu'on eſt obligé de les ôter de quelque maniére que ce ſoit.

P iiij

Il y a de grosses molaires, qui sont encore très-difficiles à tirer, lorsqu'elles ont plusieurs racines, & qu'elles sont adhérentes, écartées, ou barrées. Quand elles sont écartées, elles rompent, ou dilatent l'alvéole; parce que le colet de la dent est plus menu que le corps, & que leurs racines sont trop écartées les unes des autres par leur extrêmité.

Pour remédier à la fracture de l'alvéole, lorsqu'on a tiré une pareille dent, il faut presser les gencives avec le pouce & le doigt indicateur : On rapproche ainsi les parties qui sont divisées, ou rompuës, lesquelles se rétablissent bientôt d'elles-mêmes, les fibres de cet os étant peu serrées.

S'il arrive que quelques portions des parois osseux de l'alvéole, soient écartez, ou ayent souffert un déplacement total, on doit absolument ôter ces portions d'alvéoles, parce qu'elles ne peuvent pas se réunir. En ce cas, il faut les regarder comme un corps étranger & nuisible. Quant aux piéces osseuses, qui sont encore attachées par quelqu'une de leurs parties, il faut les rétablir dans leur lieu naturel avec une sonde, ou avec quelqu'autre instrument convenable, qu'on introduit pour cet effet dans l'alvéole. Après avoir rétabli les alvéoles, on comprime les gencives suffifamment pour les rapprocher.

Les dents, dont les racines font barrées, font plus dangéreufes à ôter, que celles qui font écartées ; parce que cette fubftance fpongieufe de laquelle nous avons parlé ailleurs, fe trouvant renfermée dans l'efpace de leurs racines, il eft impoffible de les tirer, fans emporter cette portion fpongieufe, ou fans rompre les racines de la dent qu'on veut ôter : Voilà ce qui a donné occafion à l'erreur du peuple, qui croit que ces fortes de dents ont une barre, qui prend de l'une des racines à l'autre.

Si les dents qui ont leurs racines crochuës, emportent, ou écartent certaines portions de l'alvéole, cela n'arrive que parce que les dents ont plus de force, que la portion de l'os qui s'oppofe à leur fortie : Si au contraire les dents font plus foibles que les alvéoles, elles fe caffent, & leurs racines reftent dans les cavitez de l'alvéole où elles font enchaffées.

Ce ne font pas feulement les dents barrées, qui font difficiles à ôter, il y en a de figurées par leur racine, & de recourbées en divers fens, de maniére qu'il n'eſt pas poſſible de les ôter, ſans s'expoſer aux mêmes inconvéniens, quelque parfait que ſoit l'inſtrument dont on ſe ſert, & quelque précaution que prenne le Dentiſte le plus adroit.

Il y a des dents adhérentes aux alvéoles, & avec les parois deſquels elles ſe trouvent confondües, & intimement unies. Ces dents ne peuvent être ôtées, qu'une portion de l'os maxillaire, & même de la cloiſon des alvéoles, ne les ſuive, à moins que la dent ne ſe caſſe. Ce qu'il y a de plus fâcheux en cela, c'eſt qu'avant que d'opérer on ne peut nullement diſtinguer cette fâcheuſe diſpoſition, & que d'ailleurs, quand on la reconnoîtroit, on n'en tireroit aucun autre avantage, que celui de faire un pronoſtic défavantageux au ſujet, & capable de l'intimider. On ne peut dans un cas ſemblable ſe mettre à couvert de la violence que l'on a été obligé de faire malgré ſoi, qu'en faiſant connoître à la perſonne à qui on a tiré de pareilles dents, qu'il n'a pas été poſſible de les lui ôter autrement, lui faiſant comprendre que ce ne font que les circonſtances fâcheuſes qui rendent ces ſortes d'opérations laborieuſes & ſujettes à cet inconvénient.

Pour ôter avec le pélican les racines, ou les dents molaires & canines du côté droit de la machoire inférieure, on fait aſſeoir le ſujet ſur une chaiſe baſſe : Enſuite le Dentiſte ſe met derriére, & il appuie la tête du ſujet contre ſa poitrine pour l'affermir : Il porte le doigt indicateur de la main gauche ſur la ſurface extérieure des dents de cette machoire, le doigt du milieu ſur le menton, l'annulaire, & l'auriculaire deſſous, entre la ſymphiſe & l'angle droit inférieur de la machoire inférieure : Il tient l'inſtrument de la main droite : Il poſe ſa demie rouë ſur la gencive & les dents les plus proches des racines, ou de la dent qu'il veut ôter. Après cela, il poſe le crochet du pélican ſur la partie moyenne de la ſurface intérieure de la dent qu'il doit enlever, ou il le deſcend plus bas. S'il n'y a point de priſe pour affermir ce crochet dans cet endroit, & aider ſon action, le Dentiſte poſe le pouce de la main gauche deſſus, & le doigt indicateur à côté, ou bien il fait ſervir le doigt indicateur à abaisser la lévre, & tirant & élevant le tout un peu de droit à gauche, il fait sortir ainsi les racines, ou la dent de l'alvéole. Les dents semblables du côté gauche de cette machoire, feront tirées de même, en tenant l'instrument de la main gauche, faisant agir la main droite de la même maniére que l'on a fait agir la gauche de l'autre côté.

Pour ôter les incisives de cette machoire, le Dentiste doit être placé devant le sujet, tenant l'instrument de sa main droite, ou de sa main gauche, s'il est nécessaire. Ensuite il pose le crochet & la demie rouë du pélican, comme il vient d'être dit, tenant les dents voisines avec le doigt indicateur & le pouce de la main opposée à celle qui tient l'instrument, pour assujettir la machoire dans les mouvemens qu'il faut faire pour ôter la dent.

A l'égard des racines, ou des canines & molaires du côté droit, ou du côté gauche de la machoire supérieure, le manuel est le même que pour celles de l'inférieure; parce qu'il faut du côté droit, ou du côté gauche, tenir l'instrument de la main du même côté que se trouve la racine, ou la dent qui doit être ôtée, & porter le pouce de la main oppofée à celle qui tient l'inftrument, fur la partie inférieure de la furface extérieure du crochet : Le doigt indicateur fe pofe également fur la furface extérieure, mais au-deffus du crochet, afin que ces deux doigts conduifent & pouffent le crochet dans fon action. Lorfque les dents qu'on veut ôter, ne font pas des plus éloignées, on affermit le menton avec les autres doigts ; au lieu que quand elles le font, on ne peut porter que le pouce, fur la partie inférieure du crochet.

Si l'on veut ôter les incifives de la machoire fupérieure, le fujet étant affis fur une chaife baffe, le Dentifte eft fitué derriére lui, & affermit fa tête, comme il a été dit. Pour ôter celles du côté droit, il tient l'inftrument de fa main droite, appuyant le pouce & l'indicateur de fa main gauche fur le crochet, pour faciliter la fortie de la dent ; le refte des doigts de cette main portant deffus & deffous le menton, pour l'affujettir. Lorfqu'on veut tirer les dents du côté gauche, on obferve les mêmes circonftances, changeant feulement les fonctions de l'une & de l'autre main.

S'il arrive qu'une dent se casse sous l'instrument, il faut faire tout son possible pour ôter ce qui en reste. S'il y a en cela trop de difficulté, il faut différer l'opération, en attendant que la disposition devienne plus favorable, à moins qu'une hémorragie produite par l'artére qui se trouve toujours dans le canal de chaque racine d'une dent, ne fournisse trop de sang, & que cette hémorragie n'ait pû être arrêtée par les moyens indiquez dans la suite de ce chapitre, ou à moins que la douleur ne nous y oblige; parce qu'avec le tems ces racines se découvrent de dessous les chairs en se détachant peu à peu de l'os de l'alvéole qui les comprime ; ce qui fait qu'elles sont alors plus aisées à ôter, & que le déchirement n'est pas si considérable.

S'il y avoit des secrets pour tirer les dents avec autant de facilité, que les Opérateurs des carrefours & places publiques, tâchent de le persuader au peuple, je conviens qu'on ne pourroit assez les payer, puisqu'on épargneroit beaucoup de douleur à ceux qui ont le malheur d'être attaquez du mal de dents, & d'en être violemment tourmentez : La connoissance que j'ai des dents & des maladies qui les affligent, m'a toujours fait croire, que ces sortes de gens n'avoient qu'une méthode propre à fasciner les yeux du public: La peine que j'ai prise, pour tâcher de découvrir le myſtére de ces affronteurs, m'a éclairci & mis entiérement au fait de leur supercherie: Toute leur adresse consiste à gagner quelques pauvres malheureux, qui se fourrent parmi la populace attentive au récit des promesses de l'imposteur empirique: Les feints malades à gages, se présentent à divers tems, & le prétendu Opérateur, qui tient dans sa main une dent toute prête envéloppée dans une membrane très-fine avec du sang de poulet, ou d'un autre animal, introduit sa main dans la bouche du feint malade, & y laisse la dent qu'il tenoit cachée: Après quoi il n'a qu'à toucher, ou faire semblant de toucher la dent avec une poudre, ou une paille, ou avec la pointe de son épée: Il n'a même, s'il veut, qu'à sonner une clochette à l'oreille du prétendu patient, qui écrase pendant ce tems-là ce qu'on lui a mis dans la bouche: On le voit aussitôt cracher du sang & une dent ensanglantée, qui n'est pourtant que la dent que l'impofteur, ou le fuppofé malade avoit introduite dans fa bouche. Si dans la foule quelqu'un trompé par ce ftratagême, fe préfente pour fe faire tirer une dent, la poudre, la paille, &c. n'étant plus de mife, l'Opérateur ambulant trouvera bien vîte une défaite : Il ne manquera pas de fuppofer, que la fluxion eft trop forte ; qu'il faut patienter encore quelques jours, ou bien que cette dent eft une dent œillére, qu'il ne faut point tirer ; parce que ces fortes de dents, &c. font, comme ces Empiriques le prétendent, relatives à l'œil, qui feroit, difent-ils, bientôt perdu, fi on les ôtoit. Si ces affronteurs avoient bien appris la partie de la Chirurgie qu'ils aviliffent par une impudente pratique & une ignorance groffiére ; s'ils avoient étudié l'anatomie, ils auroient connu, que les nerfs qui vont aux canines, fortent de la même fource, que ceux des autres dents, & que l'œil n'a pas plus de communication avec les dents qu'ils appellent œilléres, qu'avec les autres.

Il y a autant de dents œilléres pour ces prétendus Dentiftes, qu'il y a de dents dans la bouche; car pour peu qu'ils qu'ils en rencontrent qui leur paroissent difficiles à ôter, ils rengainent bien vîte leur épée, avec la pointe de laquelle ils se vantoient de les ôter, & remettent ainsi dans le fourreau tous les coups adroits, dont ils font parade dans les Provinces, & à Paris sur le Pont-neuf, théâtre ordinaire de ces imposteurs, qui ayant alarmé les malades par cette fausse opinion des dents œilléres, les assurent après cela que moyennant une certaine somme, ils ne laisseront pas de les guérir, & qu'ils ont pour leur mal, un reméde immanquable, dont ils possédent eux-seuls le secret : Les malades qui ont la foiblesse de les croire, se trouvent à la fin les dupes de leur pratique téméraire, aussi-bien que de leur mauvaise théorie.

Afin de détromper le vulgaire au sujet des dents œilléres, je me sens obligé d'avertir que j'en ai tiré un grand nombre, sans qu'il soit arrivé aucuns des accidens dont on se laisse ordinairement intimider, même sans m'être apperçu, qu'il arrive plus d'accidens à ces sortes de dents-là, qu'aux autres. Les Praticiens & les Auteurs de bonne foi ont observé la même chose.

Pour éviter la fracture de l'alvéole,

dans le cas où les dents ont leurs racines longues & adhérentes, il faut les ébranler feulement avec le pélican ; ce qui fe fait comme fi l'on vouloit les ôter. Lorfqu'on a ébranlé une dent à la machoire fupérieure, on achéve, fans fortir de fa place, l'opération avec le davier. Si le davier ne convient pas, on paffe devant le fujet, & on a recours aux pincettes droites, pour tirer la dent de haut en bas.

Si l'on a ébranlé quelque dent à la machoire inférieure avec le pélican dans le deffein de l'ôter, après l'avoir ébranlée, on l'ôte avec le davier, en la tirant de bas en haut. Si les incifives ne peuvent fe tirer avec cet inftrument, il faut paffer du côté gauche de la perfonne, & porter le bras droit par-deffus fa tête, pour tirer la dent avec les pincettes droites.

On ne doit pas ignorer que les dents, après avoir été ôtées de leurs alvéoles, peuvent reprendre, étant remifes fur le champ dans leur place, quand même elles feroient cariées ; pourvû qu'elles le foient légérement, & qu'on ait la précaution, après qu'elles feront de nouveau unies à l'alvéole, d'en ôter toute la carie, & de les plomber : Elles pourroient même, en cas de besoin, être transférées d'une bouche dans une autre, & y reprendre avec la même facilité que celles qui sont saines. Dans ces sortes de transports de dents, on doit toujours préférer la dent parfaitement saine.

Il ne faut pas que l'on regarde comme une fable le transport d'une dent avec succès d'une bouche dans une autre, non-seulement parce qu'il y a d'anciens Auteurs qui le proposent, tel qu'Ambroise Paré & plusieurs autres; mais encore parce qu'on voit par des expériences journaliéres, que des dents transplantées d'un alvéole dans l'alvéole d'une bouche différente, se sont conservées plusieurs années fermes & solides, sans recevoir aucune altération, & servent à toutes les fonctions auxquelles les dents sont propres; jusques là qu'il s'en est vû résister à la violence du mercure après la salivation, tandis que leurs voisines en étoient ébranlées, quoique naturelles. A plus forte raison les dents remises dans leurs alvéoles naturels doivent tenir & durer longtems; à moins que quelque accident ne les attaque, de même qu'il pourroit attaquer les dents les plus saines, & qui n'ont jamais été déplacées; c'est pourquoi il ne faut point négliger, lorsque la dent n'est point trop gâtée, de la remettre dans son alvéole, lorsqu'on l'a ôtée par méprise, ou que la violence de la douleur nous y a obligé; puisque l'on peut par là guérir le malade, & lui rendre sa dent. Cette opération réussit fort bien aux incisives & aux canines, & bien souvent aux petites molaires, lorsqu'il n'y a pas trop d'écartement.

Elle a réussi tant de fois, que je suis étonné, qu'il y ait encore aujourd'hui des Auteurs & des Praticiens qui la prétendent impossible : On peut voir au chapitre 30. du Tome premier quel est le succès que j'ai eu dans de semblables opérations : Ce qui se trouve fort opposé au sentiment du célébre M. Dionis. Cet Auteur suit en cela l'opinion de M. Verduc (*a*) qui tient que de tels faits sont apocriphes, & qu'il n'est pas possible de rafermir dans les alvéoles les dents remises & transplantées. Je suis d'autant plus surpris que ces deux Auteurs se récrient de la sor-

───────────

(*a*) Il étoit Maître Chirurgien à Paris, célébre Anatomiste, & Auteur de plusieurs livres de Chirurgie.

te, à l'occasion d'une dent que M. Carmeline (*a*) avoit ôtée & remiſe ſur le champ avec ſuccès, que ce fait étoit conſtant, rapporté & vérifié par M. Carmeline. Le cas étant devenu aſſez commun, j'eſpére qu'à l'avenir on n'aura pas de peine à le croire.

Les dents qu'on remplace pour l'ordinaire, ſont les inciſives, les canines & les petites molaires; parce que ce ſont celles qui ſervent le plus à la prononciation & à l'ornement de la bouche. Il eſt important d'obſerver pour y bien réuſſir, que la perſonne à qui on fait cette opération, ſoit d'une bonne ſanté; que l'alvéole & les gencives dans leſquelles on veut remettre une dent, n'ayent point trop ſouffert de déchirement dans l'extraction de la dent qu'on doit remplacer; que la perſonne ne ſoit pas d'un âge trop avancé, & que les gencives & l'alvéole ne ſoient point trop affaiſſées.

Outre ces circonſtances, il faut encore que la dent étrangére que l'on veut tranſplanter d'une bouche dans une autre, ſoit de la même eſpéce & proportionnée à celle qui eſt gâtée,

(*a*) Il étoit Maître Chirurgien à Paris, & célébre Dentiſte.

qu'on veut ôter & remplacer. Cette proportion doit être plus exacte entre la racine & l'alvéole qui doit la recevoir, qu'au reste de la dent. En un mot il faut que les proportions de ces deux parties soient assez justes, pour que les liqueurs & le suc nourricier qui doivent s'y porter, les puissent unir, les fortifier & les rendre aussi solides qu'il arrive ordinairement aux dents que l'on a ôtées & remises sur le champ dans leur même alvéole.

Si l'on veut transplanter une incisive, ou une canine d'une bouche dans une autre; il faut que la personne à qui on veut mettre la dent étrangére, ait encore dans sa bouche la dent ou la racine de la dent pareille, non-seulement pour pouvoir considérer la place, mais aussi la grosseur, la longueur & la figure du corps de la dent qu'on veut substituer; ce qu'on doit observer autant qu'il est possible: En ce cas on commence par tirer la dent, qui doit remplacer celle dont il s'agit; car si l'on ôtoit l'autre auparavant, le sang se coaguleroit dans son alvéole; ce qui pourroit par la suite empêcher l'union de la dent qu'on y veut introduire: Si pourtant après avoir ôté la dent qui doit être remplacée, celle qu'on a tirée la première ne se trouvoit pas propre, & qu'il falût en tirer une autre, il faudroit en ce cas ôter avec une fausse tente ébarbée le sang qui se seroit coagulé dans l'alvéole, où l'on veut replacer la dent. On ôte ces dents avec précaution, crainte de casser l'une ou l'autre ; c'est pourquoi il ne faut point tirer tout d'un coup celles qu'on doute être adhérentes ; mais il faut les tirer peu-à-peu : Lorsqu'elles sont suffisamment ébranlées avec le pélican, on achéve de les tirer avec les pincettes droites, ou avec le davier. Pour mieux ménager la gencive de la mauvaise dent, ou racine que l'on veut ôter & remplacer, il faut auparavant déchausser la dent, ou la racine avec un déchaussoir bien tranchant.

La dent qui doit faire place à celle qu'on a dessein de remettre, ne doit être ôtée que dans l'instant qu'on veut la remplacer. Lorsque la dent, qui a été ôtée la premiére, est mise dans sa place, on l'assujettit aux dents voisines avec le fil pendant douze à quinze jours, & même plus s'il est nécessaire. Avant que de tirer ces sortes de dents, on doit en mesurer & compasser les proportions autant qu'il est possible, & si la dent que l'on veut remettre, se trouvoit trop large, ou trop longue, on peut en diminuer le corps avec la lime avant que de la tirer & de la remettre.

Il y a une autre maniére de remettre des dents humaines, ou naturelles, que je n'ai encore vû pratiquer que par un Dentiste de Province, dont j'ignore le nom. Cette maniére est singuliére, & pourroit bien être bonne, surtout quand les personnes sont encore jeunes & d'une parfaite santé, que les alvéoles & les gencives ne sont point trop affaissées, & que la racine de la dent qu'on veut ôter, est assez longue, pour que celle qu'on lui fera succéder se trouve logée & établie de façon à durer longtems.

Si quelqu'un a une dent incisive, ou une canine qui soit cariée jusqu'au point d'être noire, douloureuse, & même rompuë, & que l'on veuille s'en défaire, il faut l'ôter avec toutes les précautions nécessaires, pour que la gencive, ni l'alvéole n'en soient point trop intéressez, c'est-à-dire, qu'il n'y ait point trop de déchirement à ces deux parties. Ensuite on choisira une pareille

pareille dent humaine : Il eſt indifférent qu'elle ſoit ou récemment, ou depuis longtems tirée. On l'ajuſtera de maniére qu'elle ſoit proportionnée en tous ſens, autant qu'il ſera poſſible, à celle qu'on veut remplacer : On y fera des coches, ou de petites entailles, d'environ une bonne ligne de largeur & d'une demie ligne de profondeur, ſur trois ou quatre endroits de ſa racine : Cela fait, on introduira cette dent dans l'alvéole où étoit la mauvaiſe ; elle y ſera aſſujettie au moyen d'un fil de ſoie, dont on fera pluſieurs tours circulaires & croiſez ſur cette dent & ſur celles qui lui ſont voiſines, en paſſant & repaſſant le fil dans leurs intervales, ſans néanmoins que les gencives en ſoient trop incommodées : Après que cette dent aura été ainſi placée, & qu'elle ſera reſtée en cet état pendant vingt-cinq, ou trente jours, on ôtéra le fil de ſoie, & elle ſe trouvera rafermie dans l'alvéole, qui ſerrant de tous côtez la racine de cette dent, aura pû pouſſer des accroiſſemens dans les coches, ou entailles qu'on y aura faites. C'eſt ainſi que cette dent pourra reſter incruſtée & ſubſiſter pendant un tems conſidérable,

Pour en augmenter la stabilité & la durée, on peut, avant que de la mettre en place, la percer d'une de ses parties latérales à l'autre, en y faisant deux petits trous de chaque côté très-près de la gencive, pour donner passage à un fil d'or d'une grosseur convenable qu'on introduira dans l'intervale d'une ou de deux dents voisines, où il sera assujetti & arrêté, en le tordant par les deux bouts, qu'on prendra ensemble avec les pincettes à horloger. Ce dernier conseil que je donne, me paroît plus sûr que tout le reste, & je suis très convaincu que la dent tiendra beaucoup mieux par le moyen que je propose.

Après avoir tiré une dent, ou une racine, ses vaisseaux sanguins, ou ceux de l'alvéole fournissent quelquefois une hémorragie qui, quoique petite en apparence, ne laisse pas souvent d'être de durée, d'effrayer le malade & les assistans, & d'embarasser le Dentiste, s'il ne sçait pas y remédier.

Si l'hémorragie est produite par la rupture des racines, en voulant ôter la dent, & qu'on soit assuré qu'elle vienne du rameau d'artére, qui portoit auparavant la nourriture à la dent, il faut examiner d'où le fang fort, & mettre fur le vaiffeau le ftiptique, ou le cautére actuel: Quand on ne voit point l'extrêmité du vaiffeau, il faut néceffairement ôter les racines de la dent, fans quoi l'hémorragie fubfifteroit toujours. Les ftiptiques, qu'on employe pour l'une & pour l'autre de ces hémorragies, font, ou l'eau alumineufe, l'eau ftiptique de Rabel, ou celles dont voici les compofitions, & qui ne font pas moins efficaces.

Prenez du vitriol d'Angleterre, ou de la couperofe la plus verte, une livre, & de l'eau-de-vie une pinte : Mettez le vitriol dans un grand creufet, ou pot de terre, couvert d'un tuileau, ou à fon défaut dans un plat de terre un peu grand & non verni, couvert d'un autre plat de la même grandeur: Enfuite mettez le vaiffeau dans un feu de rouë recouvert de charbon allumé : Entretenez le feu pendant cinq à fix heures, afin que le vitriol fe déflegme, & qu'il devienne rouge comme du fang: Après quoi retirez le du feu pour le laiffer refroidir & le mettre en poudre: Cette poudre fera mife dans un grand matras, & par deffus on verfera l'eau-de-vie, laquelle ne doit aller

R ij

qu'à la moitié du matras à cause de la fermentation de ces drogues : Le matras étant bien bouché, on le met pendant vingt-quatre heures sur les cendres chaudes, qui seront pour cet effet dans un grand plat, que l'on mettra sur un fourneau, ou réchaut garni de feu capable d'entretenir une chaleur douce & tempérée : On aura soin de remuer de tems en tems le matras, & lorsqu'on le retirera, on le laissera reposer, pour verser la liqueur à clair dans des bouteilles, qu'on tiendra bien bouchées. Pour se servir de cette liqueur on en imbibe plusieurs petits tampons de charpie, qu'on met les uns sur les autres dans la cavité qui fournit le sang, & l'on applique par-dessus un plumaceau imbibé. Si l'alvéole & les gencives ont souffert du déchirement, on affermit le tout pendant un quart d'heure avec le doigt indicateur & avec le pouce, & on presse les deux côtez de la gencive. Lorsque ces parties n'ont point été déchirées, ni écartées, on met sur le plumaceau une ou deux petites compresses ; afin que le malade venant à fermer sa bouche, le tout soit comprimé par les dents de la machoire opposée, ou par la gencive, s'il ne se trouve pas de dents vis-à-vis.

Quand l'hémorragie eſt grande, après avoir imbibé ces bourdonnets de la liqueur, on les roule dans de la poudre d'éponge brûlée, & on les laiſſe dans la cavité de l'alvéole juſqu'à ce qu'ils tombent d'eux-mêmes. Le malade ne doit manger que quelques heures après l'application de ce reméde, & il ne doit rien faire qui ſoit capable de l'émouvoir, ou de l'échauffer.

J'ai toujours préféré ce ſtiptique à tout autre ; parce qu'il fait ordinairement ſon effet dans une ſeule application. On peut cependant ſe ſervir avec beaucoup d'utilité de celui que M. Lémery donne dans ſon Cours de Chymie, page 504. dont voici la compoſition.

Prenez du colcothar, ou vitriol rouge, qui reſte dans la cornuë après qu'on en a tiré l'eſprit & l'huile, cinq dragmes ; de l'alun de Rome & du ſucre candi, de chacun demie once ; de l'urine d'une jeune perſonne, & de l'eau de roſe, de chacun quatre onces ; de l'eau de plantain ſeize onces. Agitez le tout enſemble longtems dans un mortier ; puis renverſez ce mélange dans une bouteille : Il faudra verſer par inclination la liqueur, quand on voudra s'en servir.

En certains cas, qui à la vérité ne sont pas ordinaires, l'hémorragie est occasionnée, ou par l'extraction de quelque dent, dont le volume, ou dont l'écartement des racines est fort grand, ou parce que les alvéoles sont adhérentes aux racines des dents à un tel point que la dent & l'alvéole ne font plus qu'un même corps : Alors il se fait des éclats, ou des déperditions de substance, non seulement de l'alvéole, mais encore de la gencive; ce qui peut occasionner des hémorragies presque insurmontables; parce que la distribution des vaisseaux varie souvent dans le corps de l'homme. On en a vû mourir par de semblables accidens; c'est pourquoi il est bon de sçavoir tous les moyens qui peuvent servir à y remédier, & les causes qui ont rendu quelquefois inutiles les applications des astringens, des stiptiques, du bouton de vitriol, & même du cautére actuel & potentiel. L'inutilité de tous ces remédes dépend du défaut de compression, ou de ce qu'elle n'est pas assez longtems continuée : ces sortes de remédes ne pouvant produire que très-imparfaitement leur effet, sans le secours de la compression ; parce que les impulsions réïtérées, qui se produisent continuellement dans les artéres, à l'abord des colomnes de sang actuellement déterminées à s'y porter par chaque contraction, qui se produit dans le cœur & dans l'artére même, chassent & expulsent tout ce qui n'est pas capable de leur résister. De là vient le peu d'effet des stiptiques dans certains cas, & la nécessité de la compression dans l'application de tous les remédes qu'on met en usage, pour arrêter les hémorragies. C'est pourquoi on ne sçauroit assez recueillir les observations qui ont du rapport au cas dont nous parlons, ni ramasser trop de circonstances, pour les mettre en pratique dans les différentes occasions qui se présentent à l'imprévû.

Il survient quelquefois des fluxions aux gencives & aux joues, après qu'on a ôté une dent ; soit que cela vienne d'une disposition qui s'y rencontroit auparavant, soit que l'ébranlement, ou l'écartement de l'alvéole, qui est arrivé par la sortie de la dent, l'ait produite. Il faut y remédier, en faisant user au malade de rafraîchissemens convenables, & en le faisant saigner, si la fluxion est grande. D'ailleurs on aura recours, s'il est nécessaire, aux topiques déja proposez en semblables occasions.

 Si l'on observe réguliérement tous les moyens que j'ai donnez pour la conservation des dents, on évitera souvent d'être réduit à la fâcheuse nécessité de les détruire. Ce n'est qu'avec regret que je me détermine à ôter des dents, non pas par rapport à la violence de l'opération, qui n'est jamais si considérable, que les douleurs qu'elles causent, ni par rapport aux suites fâcheuses qui peuvent en arriver; mais j'hésite, j'élude & je différe à les ôter par le grand cas que j'en fais, & à cause de l'importance de leur usage. Si chacun avoit les mêmes égards, on conserveroit autant de dents, que l'on en détruit mal-à-propos, & on n'auroit pas tant de mépris pour ceux qu'on appelle Arracheurs de dents, dont quelques-uns à la vérité ne méritent qu'un tel titre, tandis que bien d'autres méritent celui de Conservateurs de dents; puisqu'ils les conservent, non-seulement autant que les régles de l'art le peuvent permettre, mais encore qu'ils employent leur génie, en imitant la nature, à réparer les défauts qui restent à une bouche, lorsque l'ouvrage de cette même nature vient à manquer. On ne sçauroit refuser à ces derniers le titre de Chirurgiens Dentistes ; puisqu'ils pratiquent exactement dans toute son étenduë une partie de la Chirurgie, qui certainement n'est qu'estimable par elle-même, & qui n'a jamais pû devenir méprisable que par l'abus qu'en ont fait certaines gens qui s'en sont emparez, qui l'ont pratiquée sans jamais avoir acquis les connoissances nécessaires & suffisantes, & qui ont trompé & rebuté le Public. De-là il est arrivé que le vulgaire qui n'est pas toujours capable de faire une juste estimation du mérite, a confondu l'homme de bonne foi avec le fourbe, l'expérimenté avec l'ignorant, & qu'enfin on a méprisé le Dentiste & sa profession, qui sans de tels inconvéniens auroit toujours été considérée autant que plusieurs autres parties de la Chirurgie, qui ne sont ni plus utiles, ni plus importantes à la conservation de l'homme.

Explication de la Planche XXI. qui contient les figures du levier & du corps du pélican qui servent à ôter les Dents.

LA *Figure I.* repréſente l'inſtrument nommé levier, vû latéralement dans toute ſon étenduë.

A. La tige.

B. La goutiére ſituée à l'extrêmité antérieure de cette même tige.

C. C. La vis de cette tige.

D. Son manche.

E. Un écrou roulant ſur la vis de cette tige.

F. Sa branche.

G. Son crochet recourbé & muni de deux petites dents formées au moyen d'une goutiére.

H. La vis ſur laquelle eſt monté le crochet.

La Figure II. repréſente le corps du pélican détaché de ſes branches & contigu aux deux demies rouës, vû par ſa ſurface ſupérieure dans toute ſon étenduë.

Tom. 2.   Planche 21.me   pag. 202.

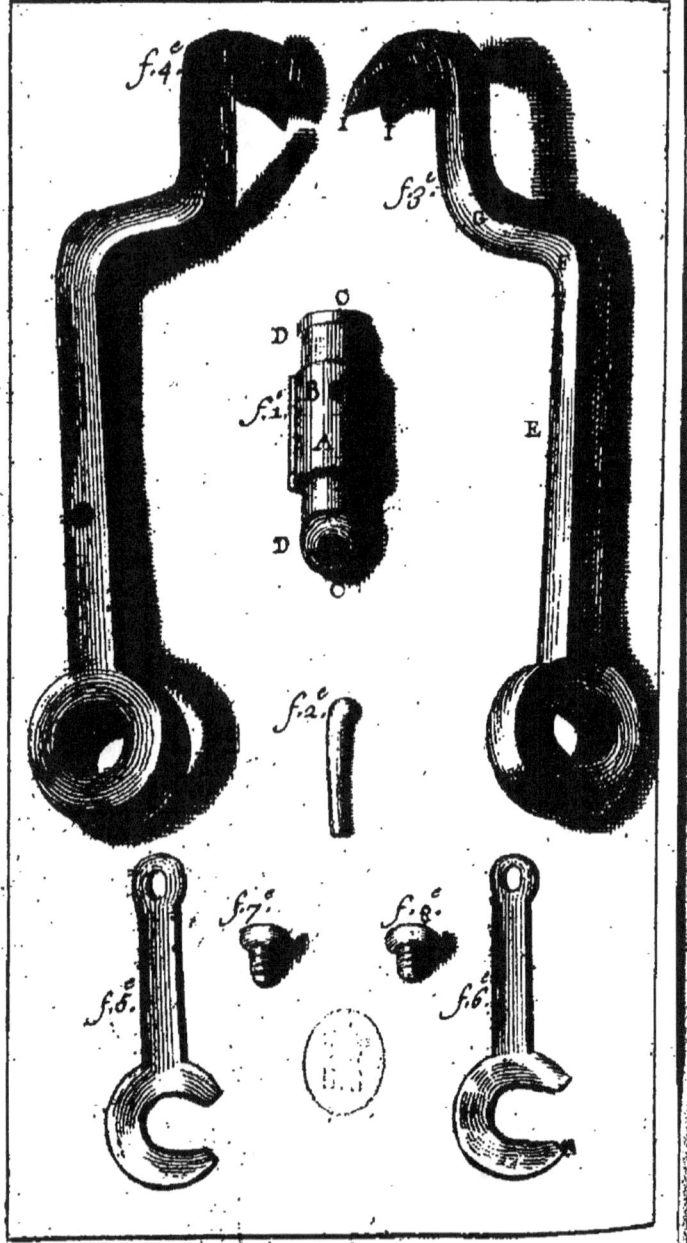

I. Le centre, où sa partie la plus étenduë en largeur, & la plus convéxe.

K. K. L'entaille.

L. Le trou qui doit recevoir l'essieu.

M. L'engrainure pratiquée dans l'entaille qui sert à loger une goupille qui affermit l'essieu.

N. N. N. La circonférence arrondie de l'entaille.

O. O. Chaque demie roüe garnie d'un linge.

P. P. Le lien qui assujettit le linge qui enveloppe chaque demie roüe.

Explication de la Planche XXII. qui contient la figure de plusieurs piéces du nouveau pélican, démontées & séparées les unes des autres.

LA Figure I. représente une piéce nommée essieu, laquelle doit être engagée dans le corps du pélican en maniére d'axe, ses deux extrêmitez servant de pivot, cette piéce vûë de façon qu'on apperçoit diftinctement fon trou, fon engrainure & toutes fes parties.

A. La partie la plus faillante de cet effieu.

B. Le petit trou qui reçoit la goupille qui fert à l'affermir.

C. C. Les deux extrêmitez de cet effieu faifant fonction de pivot.

D. D. La rainure recevant le crochet en fer à cheval, lorfque les branches font montées.

La Figure II. repréfente une goupille qui affujettit l'effieu dans fa fituation.

La Figure III. repréfente la branche du pélican, recourbée de droit à gauche, vûë par fa furface fupérieure & par l'une de fes furfaces latérales.

E. La partie droite & la plus étenduë de cette branche.

F. La premiére recourbure.

G. La deuxiéme recourbure.

H. La troifiéme recourbure.

I. I. Les dents, la goutiére & les dentelures de la face interne de la recourbure qui forme le crochet.

K. Un petit écrou fitué à la furface fupérieure de la branche.

L. La partie annulaire de la

branche qui sert à l'assujettir & à tourner autour du pivot de l'essieu.

La Figure IV. représente la branche du pélican, recourbée de gauche à droit, & ne différant de la première dans aucune de ses parties, hors qu'elle a ses courbures tournées de gauche à droit, à la différence de la première, qui les a tournées de droit à gauche.

Les Figures V. & VI. représentent deux crochets en fer à cheval semblables entr'eux.

Les Figures VII. & VIII. représentent les vis qui servent à attacher chaque crochet en fer à cheval sur chaque branche, lesquels crochets étant ainsi montez, assujettissent chaque branche avec le pivot de l'essieu.

Explication de la Planche XXIII. qui contient la figure d'un pélican simple composé d'une seule branche retournée de droit à gauche, l'extrémité opposée à la demie rouë qui sert de manche, vû antérieurement dans toute son étenduë.

A. Repréſente la partie moyenne & antérieure du corps du pélican ſimple.

B. Sa demie rouë.

C. Son manche.

D. Sa branche montée & logée dans l'entaille, aſſujettie par le crochet en fer à cheval, avec le pivot de l'eſſieu.

Tom. 2. *Planche* 23.me pag. 206.

Tom 2. Planche 24.me pag. 207

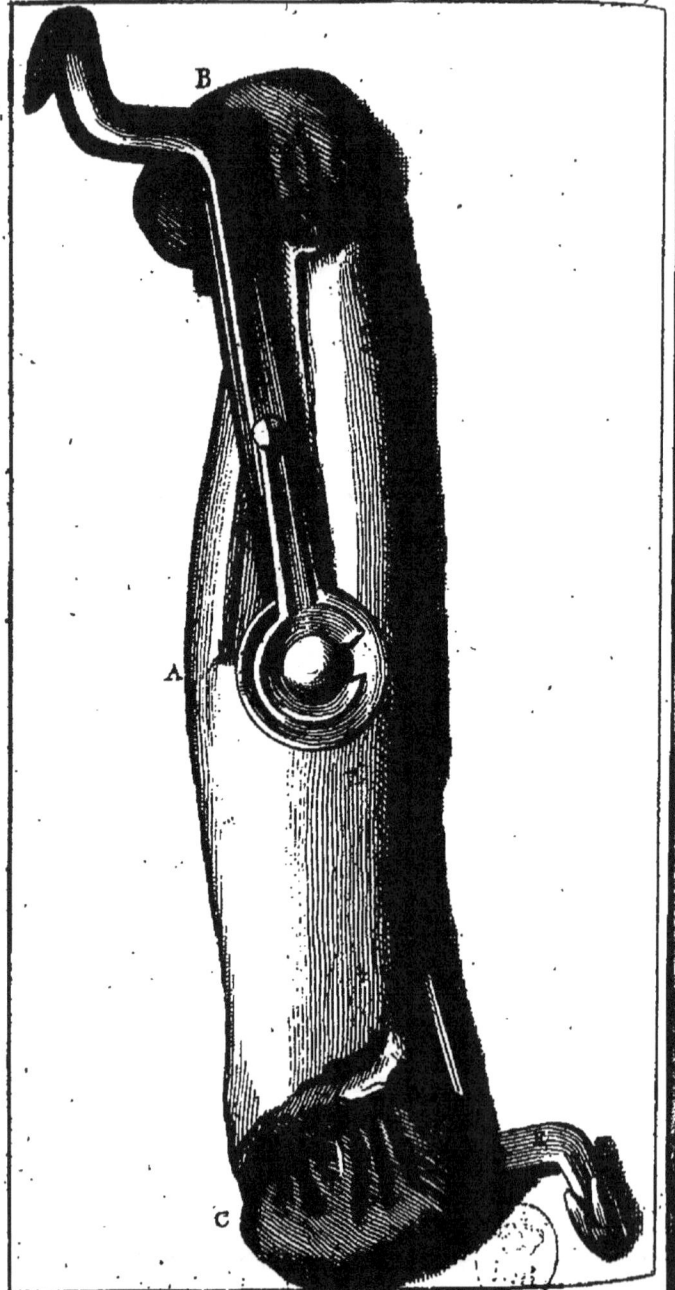

Explication de la Planche XXIV. qui contient la figure d'un pélican à deux branches tournées en différens sens, vû dans toute son étenduë.

A. Repréfente le corps de ce pélican.

B. La demie rouë tournée de droit à gauche.

C. La demie rouë tournée de gauche à droit.

D. Sa branche tournée de droit à gauche, qui fert au côté droit.

E. Son autre branche tournée de gauche à droit, qui fert au côté gauche.

Explication de la Planche XXV. qui contient la figure d'un pélican double, lequel sert au côté droit de la machoire inférieure & au côté gauche de la machoire supérieure, composé de deux branches, & une plaque de plomb propre à servir en cas d'hémorragie causée par les Dents.

LA *Figure I.* représente un pélican monté de deux branches avec deux demies rouës tournées de droit à gauche, vû dans toute son étendue.

 A.   Le corps de ce pélican.
 B. B.   Ses deux demies rouës.
 C. C.   Ses deux branches recourbées de droit à gauche.

La Figure II. représente une plaque de plomb propre à contenir & à assujettir l'appareil en cas d'hémorragie, à l'occasion de l'extraction des molaires, particuliérement lorsque leurs racines trop écartées, ou adhérentes aux alvéoles, causent un délabrement aux alvéoles & aux gencives.

D.

Tom 2. Planche 25.me pag. 208.

f.1.re

B

C

f.2.^{e}

E E

D

C

Tom. 2. Planche 26.me pag. 209.

D. La partie de cette plaque qui appuie sur la couronne des dents qui la compriment.

E. E. Les jouës de cette plaque qui embrassent l'appareil.

Explication de la Planche XXVI. qui contient la figure d'un pélican double, qui sert au côté gauche de la machoire inférieure, & au côté droit de la machoire supérieure, composé de deux branches, vû d'un seul côté dans toute son étenduë.

A. Le corps de ce pélican.
B. B. Ses deux demies rouës inclinées de gauche à droit.
C. C. Ses deux branches recourbées de gauche à droit.

Explication de la Planche XXVII. qui contient des figures de Dents extraordinaires.

La *Figure I.* repréfente une groffe molaire fupérieure, dont les racines font au double plus écartées les unes des autres, que le colet n'eft large. Une dent ainfi conformée, ne peut être ôtée fans faire éclater l'alvéole.

La Figure II. repréfente une autre molaire fupérieure, dont les racines font encore plus écartées les unes des autres refpectivement à fon colet : Une dent femblable ne peut être ôtée que l'alvéole ne fe fracture.

La Figure III. repréfente une derniére molaire de la machoire inférieure, dont les racines font recourbées l'une fur l'autre, fe joignant prefque enfemble, étant d'un plus grand volume que le corps : Cette difpofition eft caufe que ces fortes de dents font très difficiles à ôter, fans que l'alvéole s'éclate.

La Figure IV. repréfente une groffe molaire de la machoire inférieure, dont les racines fe raprochent en fe recourbant beaucoup l'une vers l'autre, &

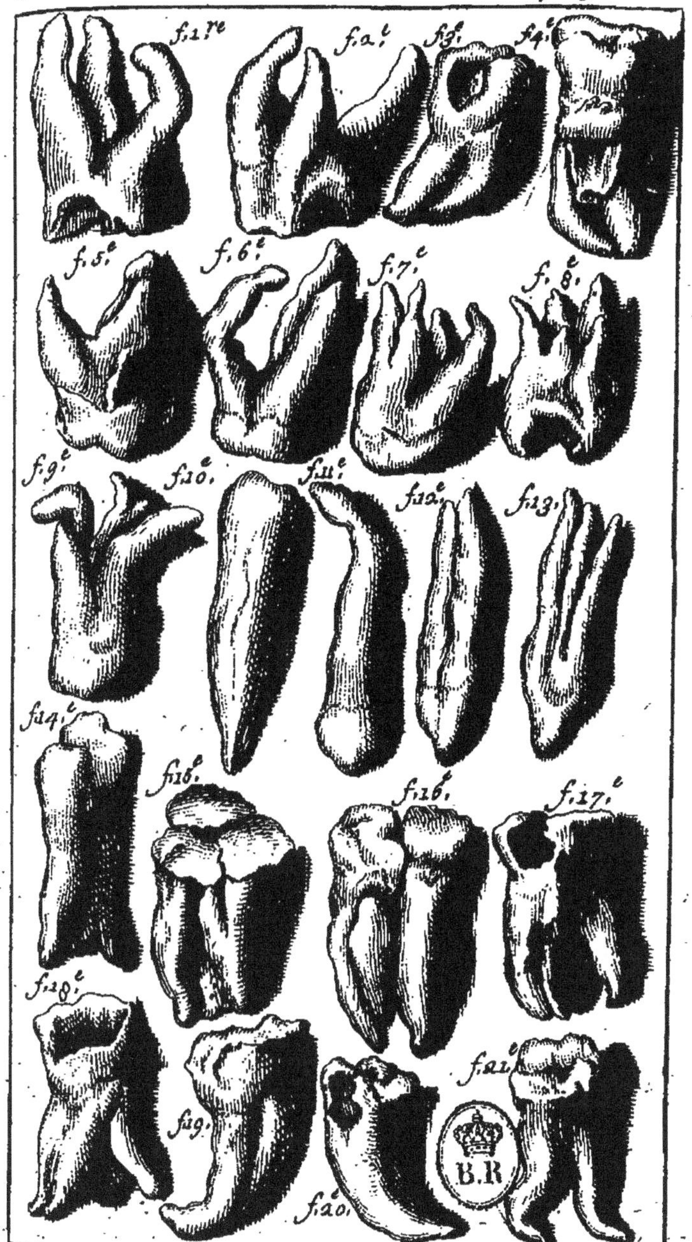
f.1re
f.2e
f.3e
f.4e
f.5e
f.6e
f.7e
f.8e
f.9e
f.10e
f.11e
f.12e
f.13.
f.14e
f.15e
f.16.
f.17e
f.18e
f.19.
f.20e
f.21e
B.R

font intimement adhérentes à la cloifon mitoyenne de l'alvéole; de-là vient qu'une dent de cette nature ne peut être ôtée fans que la cloifon la fuive.

La Figure V. repréfente une groffe molaire de la machoire fupérieure, dont les racines font non-feulement écartées les unes des autres; mais encore intimement adhérentes à la cloifon de l'alvéole, ne faifant qu'un même corps avec elle : On ne peut ôter ces fortes de dents, fans qu'une portion de l'alvéole ne refte attachée à leurs racines.

La Figure VI. repréfente une groffe molaire fupérieure avec une racine recourbée en forme d'arc, fe réuniffant prefque avec les autres racines vers leur extrêmité & embraffant les cloifons de l'alvéole : Ces fortes de dents fracaffent l'alvéole quand on les ôte, ou fe caffent elles-mêmes.

La Figure VII. repréfente une autre groffe molaire de la machoire fupérieure à quatre racines : Il n'eft pas ordinaire que ces dents ayent quatre racines.

La Figure VIII. repréfente une des derniéres groffes molaires de la machoire fupérieure à cinq racines : Il eft

S ij

extraordinaire de voir des dents à cinq racines.

La Figure IX. repréfente une petite molaire de la machoire fupérieure à trois racines recourbées en dehors en forme de crochet & en différens fens : Une dent femblable ne peut être ôtée fans faire éclater l'alvéole.

La Figure X. repréfente une dent canine de la machoire inférieure, de longueur & de groffeur extraordinaire, ôtée à un jeune homme de vingt ans.

La Figure XI. repréfente une autre canine de la machoire fupérieure, très-longue, par rapport à la longueur ordinaire de ces dents, & dont la racine eft recourbée.

La Figure XII. repréfente une canine de la machoire fupérieure à deux racines : Les canines n'en ayant qu'une, il n'eft pas commun d'en voir de même.

La Figure XIII. repréfente une canine de la machoire fupérieure à trois racines ; ce qui eft encore plus rare.

La Figure XIV. repréfente une petite molaire de la machoire inférieure à trois racines : ce que l'on ne voit que rarement.

La Figure XV. repréfente une groffe

molaire à trois couronnés ; ce qui eſt très-rare & très-remarquable.

La Figure XVI. repréſente une molaire à deux couronnes, ayant une autre dent placée dans la voûte de ſa racine ; ce qui eſt tout-à-fait rare & ſingulier.

La Figure XVII. repréſente une groſſe molaire de la machoire inférieure à trois groſſes racines ; ce qui n'eſt pas commun, les molaires de la machoire inférieure n'ayant ordinairement que deux racines.

La Figure XVIII. repréſente une autre groſſe molaire de la machoire inférieure à quatre racines ; ce qui ne ſe rencontre que rarement.

La Figure XIX. repréſente une des derniéres molaires de la machoire inférieure, ayant les racines courbes & recoquillées : Une dent de cette eſpéce eſt difficile à ôter.

La Figure XX. repréſente une autre derniére molaire de la machoire inférieure, n'ayant qu'une racine très-recourbée.

La Figure XXI. repréſente une des molaires de la machoire inférieure à deux racines recourbées en différens ſens.

Explication de la Planche XXVIII. qui contient la figure de la masse de plomb, du fil d'or, & de deux lames de plomb.

LA *Figure I.* représente une masse de plomb pour frapper sur le manche du poussoir, lorsqu'on ôte certaines dents, ou chicots de dehors en dedans.

A. Partie de sa convéxité.
B. Sa concavité.

La Figure II. représente un fil d'or d'une grosseur assez considérable, recourbé en ligne spirale.

La Figure III. représente un autre fil d'or moins gros que le précédent.

La Figure IV. représente une lame de plomb, pour assujettir les dents en dedans.

La Figure V. représente une autre lame de plomb, pour assujettir les dents en dehors.

Tom. 2.   Planche. 29.me   pag. 214.

f. 1.re

A

B

f. 2.^e

f. 5.^e

f. 4.^e

B.R

f. 3.^e

CHAPITRE XIII.

Des Dents artiſtement figurées pour remplacer celles qui manquent.

Lorsqu'on veut mettre une dent (*a*) artificielle, il faut qu'elle ait à peu près la longueur, l'épaiſſeur & la largeur de la dent naturelle, qui en occupoit la place : Il faut auſſi que la partie, qui en eſt comme la racine, ou le talon, ſoit ajuſtée de maniére, qu'elle poſe également ſur la gencive, qui recouvre l'alvéole.

Pour faire des dents artificielles, on employe ordinairement des dents humaines, des dents d'hipopotame, ou cheval marin, des dents de bœuf, même l'os de ſes jambes, les défenſes de vache marine, & le cœur de l'yvoire le plus fin & le plus beau.

Les dents humaines & celles de cheval marin ſont à préférer à toute autre matiére ; parce qu'elles ont leur émail, & qu'elles réſiſtent davantage à l'action des corps qui les touchent, & que par conſéquent elles durent plus longtems,

(*a*) Voyez la Figure 1. de la Planche 34.

& conservent une couleur beaucoup plus belle, que tout autre matiére, dont on pourroit se servir en pareil cas.

Les dents de bœuf étant couvertes de leur émail, peuvent aussi être préférées à toute autre matiére, dans le cas où l'on ne peut avoir des dents humaines assez larges & même assez blanches, pour remplir la place d'une autre dent.

Quand on veut mettre une dent humaine à la place d'une autre dent, il faut faire ensorte que le corps de cette dent soit bien proportionné à l'espace dans lequel on le veut mettre, & à la couleur des dents voisines. Cela fait, on lime de sa racine ce qu'elle a de trop, & on remplit de plomb sa cavité.

Quand cette dent que l'on veut employer est trop longue, trop large & trop épaisse, on diminuë de sa longueur, beaucoup plus par sa racine, que par l'autre extrêmité. Pour cet effet on la scie, on la lime, & on diminuë son volume sur un grais, ou sur une pierre à émoudre, pour la réduire à la proportion & à la figure convenable. L'on peut aussi avoir de petites meules

faites

faites exprès, dont on peut se servir, pour fabriquer très-promtement toutes sortes de dents, ou des dentiers artificiels.

Les dents des animaux qu'on peut substituer aux dents naturelles, doivent être de même réduites dans une dimension convenable, si elles sont d'un volume trop grand.

Lorsque l'intervale qui doit recevoir la dent postiche, est plus large qu'il ne doit être, en conséquence de ce qu'il se trouve réuni aux larges intervales qui se rencontroient entre la dent perduë & celle qui reste ; ou lorsque la carie, en ruinant les parties latérales des dents voisines, aura rendu cet intervale d'une trop grande étenduë, il faut observer que l'assiette, ou le talon de la dent, qui doit être posé sur la gencive, soit de la largeur de l'intervale, & que le reste diminuë, pour la rendre conforme à la dent naturelle, & qu'elle soit en simétrie avec sa pareille.

Après avoir limé la racine de la dent, & mis du plomb dans la cavité, on fait à la dent postiche un petit trou, qui passe par le milieu de ses parties latérales, en traversant la largeur de la dent, & qui se conduit à niveau des gencives des dents voisines naturelles : Si ce trou ne suffit pas, on en fait deux à côté l'un de l'autre : Ces trous servent à donner passage aux deux bouts d'un fil de soie, ou commun, qui y passent séparément, quand il y a deux trous : Lorsque le fil a passé, son milieu forme une anse, qui s'engage dans l'intervale le plus étroit des deux dents solides & voisines : On prend ensuite le bout intérieur de ce fil, & on le passe par-dessus la surface intérieure de la dent naturelle, qui suit l'artificielle, pour le faire entrer dans l'intervale qu'elle forme avec sa voisine : On noue après cela le bout de ce même fil avec l'autre bout, qui est au-devant, en cas qu'il ne faille pas poursuivre, & attacher une autre dent artificielle avec ce même fil.

Pour attacher les dents postiches, il faut avoir recours au fil de lin retors en trois, & doublé ensuite en deux, ou trois, ou à la soie doublée de même. Afin que la gencive ne soit point incommodée ni de l'un, ni de l'autre, on les cire à plat sans les retordre de nouveau, & aussi-tôt qu'ils sont usez, ou rompus, on en remet d'autres en leur place. On doit s'imaginer qu'il est des cas où ces fils doivent être employez de même, & d'autres cas où l'on peut les employer tout simples, sans être redoublez : Cela dépend de la nécessité plus ou moins grande & de la volonté de ceux qui s'en servent ; c'est-à-dire, que lorsqu'il y a plus ou moins de dents de suite à attacher, on doit plus ou moins multiplier les fils.

Il y a des Dentistes qui conseillent, pour attacher les dents postiches, de se servir de cordonnet de soie écruë ; mais comme ce cordonnet est très-rude, j'ai observé qu'il faisoit des impressions considérables sur les dents où il étoit appliqué, & que même il les avoit coupées totalement, ou en partie ; c'est pourquoi je conseille de ne point s'en servir, & d'avoir recours au fil de lin, ou à la soie cirée dont je viens de parler. Si néanmoins les gencives & les racines sur lesquelles on veut mettre des dents naturelles, ou artificielles, se trouvoient assez dures, ou assez fermes, pour qu'elles ne pussent pas s'affaisser trop par l'appui des dents postiches, le fil d'or sera plus convenable pour les attacher que le fil commun, ou la soie cirée ; parce

T ij

qu'alors, elles restent affermies & stables, sans que l'on soit obligé de les ôter, & sans que le fil d'or puisse intéresser les gencives, & les autres dents. Le fil d'or trait, dont on se sert pour les dents, doit être fait d'or de Ducat. Celui qui est destiné pour attacher les dents postiches, sera préparé de même que celui dont j'ai parlé pour rafermir les dents chancelantes au chapitre IX. de ce Volume. Il n'y a de différence qu'en ce que celui-ci qui doit servir pour attacher les dents postiches aux dents naturelles qui restent encore dans la bouche, doit être plus gros : On en employe de plus ou moins gros suivant les circonstances qui se rencontrent.

Quoiqu'il y ait un espace à l'une, ou à l'autre machoire de deux, trois, ou quatre dents (*a*) &c. qui manquent, on peut en remettre d'humaines à la place, pourvû qu'on se serve de dents pareilles à celles qui sont de moins, & qu'on les ajuste exactement entr'elles & sur la gencive. Alors il n'y a qu'à percer ces dents chacune d'un, ou de deux trous un peu larges, l'un au-dessus de

(*a*) Voyez les Figures 2, & 3. de la Planche 34.

l'autre, suivant le volume des dents. Ces trous doivent être percez d'une des parties latérales à l'autre ; de maniére qu'ils se répondent les uns aux autres, & que les dents gardent entre elles le même niveau qu'avoient celles dont elles doivent occuper la place. On passe dans ces trous deux fils d'or, ou d'argent (*a*) d'une médiocre force, qui enfilent de suite toutes ces dents : Après les avoir introduits, on les rive par les deux bouts ; puis on finit d'ajuster les racines des dents ainsi assemblées, si elles en ont besoin, afin qu'elles s'arrangent également sur la gencive.

La piéce étant ajustée, si elle n'est que de deux, ou trois dents, &c. on y fait de nouveau un petit trou, qui perce chaque dent d'une partie latérale à l'autre, à fleur des gencives des dents naturelles voisines. Cela étant exécuté, on passe dans ce trou les deux bouts d'un fil commun, ou de soie cirée, dont l'anse se passe, & le nœud se fait, comme on l'a déja enseigné dans ce chapitre.

Les piéces qui sont composées de

(*a*) Voyez les Figures 5. & 6. de la Planche 34.

T iij

cinq ou six dents naturelles (*a*) détachées de leurs alvéoles, sont autrement percées que les piéces précédentes : Pour les arrêter sur la gencive, il faut faire deux trous à côté l'un de l'autre à chaque surface latérale de l'assemblage, près de la surface qui doit s'appliquer sur la gencive : Ces trous sont percez à jour à la face intérieure de ce même assemblage, à quelque distance l'un de l'autre. Le trou qui s'approche le plus de la surface extérieure, fait un plus long trajet que son voisin ; ainsi le trou, dont l'entrée est plus intérieure, sort vers l'intervale, qui sépare les deux premiéres dents de chaque côté de cette piéce, tandis que l'autre va jusqu'à celui qui est entre la deuxiéme & troisiéme dent. On passe par la sortie des trous de chaque extrêmité de la piéce, les deux bouts d'un fil ciré, qui se noüent de chaque côté entre les dents naturelles & solides les plus voisines.

Lorsque les dents humaines postiches assemblées dans cette piéce, surpassent le nombre de celles dont je viens de parler, on doit, outre ce qui a été dit, appliquer sur la face inté-

(*a*) Voyez la Figure 4. de la Planche 34.

rieure de cet assemblage (*a*) une petite lame d'or, ou d'argent, (*b*) d'environ une ligne & demie de largeur, & de l'épaisseur d'environ une demie ligne. Cette lame doit être percée vis-à-vis la base de chaque dent, le plus près de la gencive qu'il est possible. Ces trous donnent passage à des goupilles d'or, ou d'argent rivées à rivure perduë d'un côté sur la lame, & de l'autre sur la surface antérieure de chaque dent : Ensuite on pose cette piéce sur la gencive, & on l'arrête de même que la précédente.

Cet assemblage ainsi ajusté se trouve en état de durer un tems plus considérable que le précédent ; mais il coûte beaucoup plus de peine & de dépense : Il se peut faire avec la lame seule, sans être obligé de joindre les dents avec le fil d'or, ou d'argent, dont nous avons parlé ci-dessus ; parce qu'en faisant à la face intérieure de chaque dent une échancrure de la largeur & de l'épaisseur de la lame, il est aisé d'assembler & de joindre le tout ensemble, en logeant la lame dans l'épaisseur de cha-

(*a*) Voyez la Figure 8. de la Planche 34.
(*b*) Voyez la Figure 7. de la Planche 34.

T iiij

que dent, au moyen de cette échancrure pratiquée fur leur furface poftérieure, du côté de leur bafe. On arrête la lame à chaque dent le plus près qu'il fe peut de la gencive, avec deux petites goupilles d'or, ou d'argent, l'une au-deffus de l'autre, & rivées à rivure perduë.

S'il fe trouve une racine dans quelque cavité de l'alvéole, & qu'on veuille couvrir cette racine d'une dent artificielle, on lime de cette racine ce qui excéde la gencive, & même plus fi on le peut : Enfuite on ôte tout ce que cette racine a de carié avec les inftrumens convenables, & dont j'ai parlé. Cela étant fait, on plombe le canal de cette racine, & on ajufte la bafe, ou le talon de la dent naturelle, ou artificielle qu'on rapporte fur la racine. Il faut auparavant avoir fait à cette dent, un ou deux trous qui fervent à paffer les bouts d'un fil qu'on attache aux dents naturelles voifines, comme on l'a dit ci-deffus.

Quand la carie a trop confidérablement élargi le canal de cette racine, que fes rebords font encore fermes & folides, & qu'on a été obligé de la plomber, on fait avec un petit poinçon (*a*) un trou le plus profond & le plus droit qu'il eſt poſſible au milieu du plomb bien affermi, ſans néanmoins que ce trou pénétre plus avant que le canal de la racine. On aſſemble la dent naturelle poſtiche avec la racine, par le moyen d'un tenon, tel que je vais le décrire.

Lorſque la carie a pénétré juſqu'à la cavité de la racine ſur laquelle on veut mettre à tenon (*b*) une dent naturelle, ou artificielle, le canal de cette racine étant encore aſſez long, tout ce qui ſe trouve de carié ayant été ôté, on élargit ce canal avec un équariſſoir, (*c*) inſtrument ainſi appellé par les Horlogers, qui eſt de figure piramidale, qui ſe termine en pointe, & qui forme quatre pans, dont chaque angle eſt tranchant. Il ſert aux Ouvriers à augmenter le diamêtre des trous. L'équariſſoir le plus grand des deux que j'ai fait graver, eſt long d'environ un pouce & demi, compris ſa ſoie : Son diamêtre dans ſa partie la plus étenduë eſt d'environ une ligne. Il va toujours en

---

(*a*) Voyez la Figure 3. de la Planche 33.
(*b*) Voyez la Figure 11. de la Planche 34.
(*c*) Voyez les Figures 1. & 2. de la Planche 33.

diminuant vers sa pointe, qui n'a qu'environ une demie ligne de largeur. C'est-là la dimension de chacune de ses faces. Cet équarissoir sert à augmenter le canal des plus grosses racines des dents; & pour les moyennes on se sert du moyen équarissoir.

Dans l'usage de l'équarissoir il y a deux circonstances à observer, qui sont de prendre garde qu'il ne pénétre au-de-là du canal, & que cet instrument ne soit trop trempé, de crainte qu'il ne se casse dans le canal de la racine de la dent, & qu'y restant engagé, on ne puisse plus le retirer, ni par conséquent placer le tenon. On seroit obligé dans un tel cas de mettre en cette place une dent attachée aux voisines, laquelle seroit de moindre usage, & ne seroit pas si commode. Quand cet inconvénient n'arrive pas, on ajuste à la dent, pour la mettre en place, un petit tenon d'or, ou d'argent (*a*) de la longueur & de la largeur du canal de la racine & du canal de la dent humaine qu'on y veut mettre : Comme le canal du corps de la dent se trouve toujours trop peu étendu, on doit augmenter celui-ci avec le foret, pour

(*a*) Voyez la Figure 10. de la Planche 34.

mieux engager le tenon par l'un de ses bouts dans la dent humaine postiche. Ce tenon doit être bien ajusté, & un peu dentelé autour; afin qu'il s'en trouve plus affermi après avoir été introduit & mastiqué. Avant que de mettre ce tenon dans la cavité de la dent, elle doit être remplie de mastic en poudre : Ensuite on introduit ce tenon dans cette cavité avec de petites pincettes d'horloger, (*a*) en chauffant ce même tenon au feu de la bougie par son extrêmité opposée. Il faut remarquer que pendant que le Dentiste chauffe ce tenon, il doit tenir la dent avec un linge pour ne pas trop sentir la chaleur. Par ce moyen le mastic se fondra, & facilitera l'entrée au tenon : On peut aussi, & même pour le mieux, percer le trou de la cavité de la dent, jusqu'à sa surface intérieure, & y river le tenon après qu'il a été mastiqué. L'autre extrêmité du tenon, qui doit être aussi dentelée, s'introduira dans le canal de la racine. Pour cela le Dentiste doit tenir la dent à tenon avec les pincettes droites, & en tournant la dent de droit à gauche, & de gauche à droit, en la poussant de for-

(*a*) Voyez la Figure 1. de la Planche 17.

ce, jusqu'à ce que le tenon y soit entiérement introduit, que le talon de la dent porte en plein sur la racine, & que cette dent soit si bien affermie, qu'elle ne fasse, pour ainsi dire, qu'un même corps avec la racine.

Si malgré toutes les précautions que l'on aura prises pour faire entrer bien juste la partie du tenon qui doit être placée dans l'ouverture du canal qu'on aura fait à la racine, il arrive que le tenon se rencontre trop petit pour y être engagé de force, & pour y être ferme & stable, il faudra en ce cas faire derechef avec un couteau quelques dentelures de plus, à peu près semblables aux dentelures, ou premiéres tailles d'une lime. Ces dentelures font une espéce de morfil qui grossit ce tenon. Si cela n'est pas suffisant, on entourera avec un peu de chanvre, ou de lin, ou même de fil très fin l'extrêmité de ce tenon, pour l'engager ensuite à force dans le canal de la racine de la dent. Ce tenon fait ici ce qu'une cheville fait à deux planches qu'elle assemble l'une contre l'autre. Si les vaisseaux qui entrent dans le canal de la racine de la dent ne font pas détruits, si l'on perce au-delà de ce même canal, ou fi le tenon étant introduit, excéde la longueur du canal qui doit le recevoir, il ne manque pas d'arriver en cet endroit une douleur qui est quelquefois fuivie de fluxion & d'abcès. Pour lors on est obligé d'ôter la dent à tenon, fi la douleur & la fluxion font violentes; afin de laisser les parties en repos, & de faciliter une libre issuë aux matiéres arrêtées, à moins qu'on ne veuille s'assujettir à souffrir la fluxion pendant quelque tems, après quoi il n'y a ordinairement aucun retour de douleur. La dent & le tenon s'ôtent avec des pincettes droites, & se remettent de même. Si l'on vouloit mettre une dent à tenon sur une racine qui fût sensible, que les vaisseaux fussent apparents, ou non, on pourroit, afin de détruire ces vaisseaux, appliquer auparavant le cautére actuel dans le canal de la racine, & y introduire pendant quelques jours un petit coton imbibé d'huile de canelle, ou de girofle.

Le mastic que j'ai proposé, pour arrêter le tenon dans la cavité de la dent, doit être composé de la maniére qui suit.

Prenez de la gomme-laque plate,

deux onces ; de la térébentine de Venise la plus fine, demie once ; du corail blanc en poudre très-fine, deux onces. Faites fondre la gomme dans un vaisseau de terre verni sur un feu médiocrement chaud, & lorsque cette gomme sera fonduë, joignez-y la térébentine, & y mêlez exactement la poudre de corail : Quand ce mêlange sera fait, on le mettra en petits bâtons qu'on pulvérisera pour s'en servir au besoin.

Lorsqu'on ne peut en pareille occasion élargir assez profondément le canal des racines des dents, sans s'exposer à en découvrir les parties sensibles ; lorsque ces racines sont trop détruites, ou qu'elles se trouvent naturellement trop courtes, & qu'il n'est pas possible d'y faire entrer un tenon suffisamment long, pour affermir des dents semblables ; en ce cas on fait à la dent à tenon deux petits trous, qui percent d'une partie latérale à l'autre, pour se rencontrer à fleur de la gencive après son application ; on passe dans ces deux trous les deux bouts d'un fil d'or, dont l'anse se trouve engagée dans l'intervale de la dent naturelle la plus voisine de l'espace qu'on veut remplir ; on introduit enfuite le tenon de la dent poſtiche dans le canal de cette racine ; enfin on engage les deux bouts du fil dans l'intervale de l'autre dent voifine, pour y être arrêtez en les tordant, comme on a dit en parlant du rafermiffement des dents.

Néanmoins fi l'efpace où l'on veut mettre une dent femblable, fe trouve plus large qu'il ne doit être naturellement, il ne faut attacher la dent poftiche, qu'à la dent qui fe trouve la plus voifine de la racine; afin de laiffer un intervale entre la dent poftiche & la dent, à laquelle cette dent poftiche n'eft point affujettie : cela fe pratique ainfi pour mieux imiter la nature.

Les dents & les piéces artificielles, qui font attachées avec des tenons & le fil d'or, tiennent mieux que toutes les autres; elles durent quelquefois quinze à vingt ans, & même davantage, fans fe déplacer ; au lieu que le fil commun & la foie dont on fe fert ordinairement pour attacher toutes fortes de dents, ou piéces artificielles, font de peu de durée.

Il eft à remarquer qu'on ne peut pas placer facilement des dents à tenons, si ce n'est aux incisives & aux canines; parce que les molaires ont plusieurs racines, dont les conduits varient si diversement, qu'il n'est pas possible de les percer, sans intéresser les vaisseaux qui les accompagnent, l'alvéole, ou la machoire; au lieu que les incisives & les canines n'ayant qu'une racine & une cavité, l'opération en est plus facile. Elle est encore plus aisée à pratiquer aux dents de la machoire supérieure, qu'à celle de l'inférieure; parce que le corps de la racine des dents de la machoire supérieure a plus de volume que celui des dents de la machoire inférieure : D'ailleurs il est plus ordinaire d'avoir occasion d'en placer à la machoire supérieure qu'à la machoire inférieure; parce que la carie détruit plus fréquemment les dents de la machoire supérieure que celles de la machoire inférieure.

CHAPITRE

CHAPITRE XIV.

Maniére de blanchir les os des jambes de bœuf qui servent ainsi préparez, à faire des dents, ou partie de dentiers artificiels.

Aussi-tôt que cet animal est tué ou peu de tems après, on décharne les quatre plus gros os des jambes : On les coupe par roüelles dans la partie la plus dure ; c'est-à dire depuis une des apophises jusqu'à l'autre : On ôte ensuite la moële de ces os, & on les met sur le feu dans de l'eau de riviére : Quand cette eau commence à bouillir, on y jette de la chaux vive, & on en continuë l'ébulition pendant un quart d'heure, afin de dégraisser entiérement ces os : On retire le tout pour le laisser refroidir : On ôte les os de cette eau : On les lave dans une autre eau, & on les fait sécher à l'ombre : Quand ils sont secs, on les fait tremper la nuit, & sécher le jour ; ce que l'on réïtére pendant douze ou quinze jours.

Si c'est dans le Printems, ou dans

l'Automne qu'on fait cette préparation, on met les roüelles de ces os sur une serviette mouillée qu'on pose sur l'herbe pendant la nuit, pour les exposer à la rosée. On peut encore, & même pour le mieux, laisser ces os exposez au Soleil; mais il faut les couvrir d'une autre serviette mouillée, pour empêcher que la trop grande chaleur ne les fende.

On ne se sert de ces os ainsi dégraissez & blanchis, pour faire des dents, ou des piéces artificielles, qu'au défaut de toutes les matiéres que j'ai indiquées dans le chapitre précédent. J'ai préféré ces matiéres à l'ivoire; parce que l'ivoire jaunit bien plutôt & conserve moins sa blancheur, que l'os de bœuf, sans en avoir la solidité. Les Ouvriers qui en employent beaucoup dans leurs ouvrages, m'ont communiqué la maniére de les blanchir, telle que je la viens de décrire.

Dans le choix de ces morceaux, ou roüelles d'os, il faut préférer les moins poreux. La partie de ces os qui est la plus éloignée de l'apophise, est toujours préférable par sa solidité, mais elle est la moins étenduë.

CHAPITRE VIII.

Description des Instrumens qui servent à fabriquer les dents & les autres piéces artificielles propres à réparer les défauts causez par la perte des dents naturelles.

CES instrumens sont le compas, (*a*) l'étau, la scie, (*b*) la rape, la lime, le gratoir, & le foret avec son archet.

Les limes dont on se sert à cet usage sont de plusieurs sortes: Il y en a de plates, en couteau, à trois quarts, (*c*) en feuille de sauge, de demi-rondes, de rondes droites en queuë de rat, & de rondes en queuë de rat tournées en forme de cerceau. (*d*)

Nous nous servons de deux sortes de rapes, l'une est plate, & l'autre est demi-ronde: La demi-ronde peut néanmoins servir toute seule.

(*a*) Voyez la Figure 3. de la Planche 29.
(*b*) Voyez la Planche 31.
(*c*) Voyez la Figure 4. de la Planche 29.
(*d*) Voyez la Figure 1. de la Planche 29.

V ij

Le foret dont il s'agit, (*a*) ainsi appellé par les Ouvriers, est composé différemment de ceux dont on se sert pour l'ordinaire à percer les dents, ou les piéces artificielles.

Ce foret a un chevalet sur lequel est monté un arbre, qui porte ce même foret & son cuivrot en forme de barillet, ou tambour de montre. Ce foret est monté à une des extrêmitez de l'arbre, & l'autre extrêmité de cet arbre roule dans une cavité, qui pour cet effet est creusée dans une espéce de tenon de cuivre arrondi : Ce tenon est passé dans une espéce de poupée, qui se trouve à l'extrêmité supérieure de l'une des branches du chevalet : Sur la face supérieure de cette poupée il y a une vis, qui tombe sur le tenon de cuivre, dans lequel roule l'extrêmité de l'arbre, dont je viens de parler : Cette vis arrête & fait qu'on ôte le tenon de cuivre quand on veut.

L'autre branche du chevalet a une espéce de machoire à charniére garnie de cuivre intérieurement : C'est sur ce cuivre que roule la partie de l'arbre, qui se trouve entre le cuivrot & le foret : Cette machoire à charniére se fer-

(*a*) Voyez la Planche 30.

me par fa partie oppofée à la même charniére, au moyen d'une vis qui s'engage dans la branche du chevalet.

L'extrêmité de l'arbre où l'on engage le foret, eft divifée en deux piéces: Ces piéces font de huit à neuf lignes de longueur: L'une de ces piéces eft attachée à l'arbre au moyen d'une vis, & par conféquent en peut être ôtée quand on le veut: L'autre eft prife dans le corps de l'arbre même, & ainfi n'en peut être féparée: La plus courte de ces deux piéces a un tenon arrondi dans la partie inférieure de fa face intérieure : Ce tenon eft en maniére de cheville, pour s'engager dans un trou proportionné à fa groffeur, qui eft à la partie inférieure de l'entaille de la grande piéce : Sur cette grande piéce eft pofée la piéce qui eft la plus courte : Ces deux piéces unies enfemble font percées à jour, à une ligne près de la cheville de la petite piéce : Ce trou fert à laiffer paffer une petite vis, qui joint les deux piéces l'une contre l'autre, & qu'on ferre autant qu'il eft néceffaire: L'éguille qui doit fervir à former le foret, fe met entre les deux, & elle s'y loge par une petite rainure qui régne tout le long du milieu de l'intérieur, depuis le trou jusqu'à l'extrêmité.

On se sert pour l'ordinaire d'éguilles à coudre de différente grosseur, pour faire le foret; & l'on casse la tête, ou le chas de ces éguilles, pour y faire sur une pierre du Levant où l'on met un peu d'huile d'olive, une pointe plate & tranchante, très-propre à servir à l'usage auquel on l'a destinée.

Lorsqu'on veut se servir de ce foret, on engage son chevalet dans un étau : L'archet de cet instrument est fait de baleine, & sa corde est une petite corde de boyau.

A l'égard des limes, rapes, compas, étau & scie, il n'est pas nécessaire d'en faire la description ; parce que ces instrumens ne différent point de ceux dont les Ouvriers se servent pour l'ordinaire.

Les gratoirs, ou espéces de rugines, (*a*) ne sont pas tout-à-fait semblables à ceux des ouvriers, ni aux rugines dont on se sert en Chirurgie : Il y a des gratoirs qui sont droits, & d'autres crochus : Les uns & les autres se montent aux extrêmitez d'un manche d'ébéne, ou d'une autre matiére, au moyen d'u-

(*a*) Voyez la Planche 32.

ne soie quarrée & mastiquée à l'ordinaire : Leur manche est long d'environ quatre pouces : Il est de grosseur à pouvoir remplir suffisamment la main, & de figure de fuseau à plusieurs pans : Il y a des gratoirs droits, qui raclent des deux côtez dans le même sens, & d'autres qui ne gratent que d'un côté dans le sens opposé.

Le premier gratoir a deux grandes faces plates. Sur la circonférence de la partie latérale droite de l'une & dans l'épaisseur des deux faces, il y a une troisiéme petite face en forme de biseau, qui forme un tranchant à la circonférence de l'autre face. Cette grande face opposée a aussi une autre petite face, qui régne tout le long de sa partie latérale gauche : Lorsqu'on retourne l'instrument, cette face se trouve à droit; celle-ci & sa pareille vont se réunir au milieu de l'extrêmité de l'instrument, en formant une espéce d'angle de losange un peu mousse : Il faut que l'instrument soit tranchant dans ce lieu-là.

Le second gratoir est ovale, arrondi par son extrêmité : Il a deux surfaces plates : Sur son épaisseur est pratiqué un biseau qui régne dans toute la circonférence, par le moyen duquel la plus grande des deux faces plates devient tranchante, & l'autre mousse. Ces deux gratoirs sont montez sur un même manche à plusieurs pans.

Le troisiéme gratoir est crochu : Il différe par-là de la seconde espéce, & en ce que son extrêmité supérieure qui est un quatriéme gratoir, décrit un losange à angle aigu par sa partie la plus avancée. D'ailleurs ses grandes faces sont intérieures, & les deux autres sont extérieures par rapport au manche. Toutes les proportions de ces instrumens sont arbitraires, & dépendent du goût de ceux qui s'en servent.

Explication de la Planche XXIX. qui contient quatre Instrumens qui servent à fabriquer les piéces ou dents artificielles.

LA Figure I. représente la lime figurée en queuë de rat recourbée en berceau.

La *Figure II.* représente un tournevis.

La *Figure III.* représente un compas

Tom. 2.   Planche. 29.me pag. 240.

f. 1.re

f. 3.^{e}

f. 2.^{e}

f. 4.^{e}

Tom. 2.   Planche. 30.me   pag. 241.

pas qui sert à prendre les dimensions requises pour fabriquer les piéces artificielles.

La Figure IV. représente une lime à trois quarts, qui sert à faire des échancrures aux piéces artificielles, vûë tronquée & sans manche. L'on n'a pû la faire voir autrement, l'étenduë de la planche ne l'ayant pas permis.

Explication de la Planche XXX. qui contient un instrument qui sert à fabriquer les piéces artificielles.

CETTE figure représente le chevalet monté avec son foret, & partie de son archet tronqué, vû d'un seul côté dans toute son étenduë.

A. Le cuivrot, ou espéce de tambour qui sert comme de poulie à la corde de l'archet.

B. L'arbre du chevalet.
C. Le foret.
D. L'archet.
E. La corde de l'archet.

Explication de la Planche XXXI. qui contient un Instrument propre à fabriquer les piéces artificielles.

CETTE figure repréfente une fcie, qui fert à fcier les piéces, ou dentiers artificiels.

A. L'arbre de la fcie.
B. Sa lame.
C. La vis.
D. L'écrou qui fert à tendre, où à détendre la fcie.
E. Son manche.

Explication de la Planche XXXII. qui contient deux Instrumens qui servent à fabriquer les piéces artificielles.

LA *Figure I.* repréfente le gratoir en lofange & celui qui eft en bifeau.

A. Leur manche à plufieurs pans.
B. Le gratoir en lofange.

Tom. 2. Planche. 31.me pag. 242.

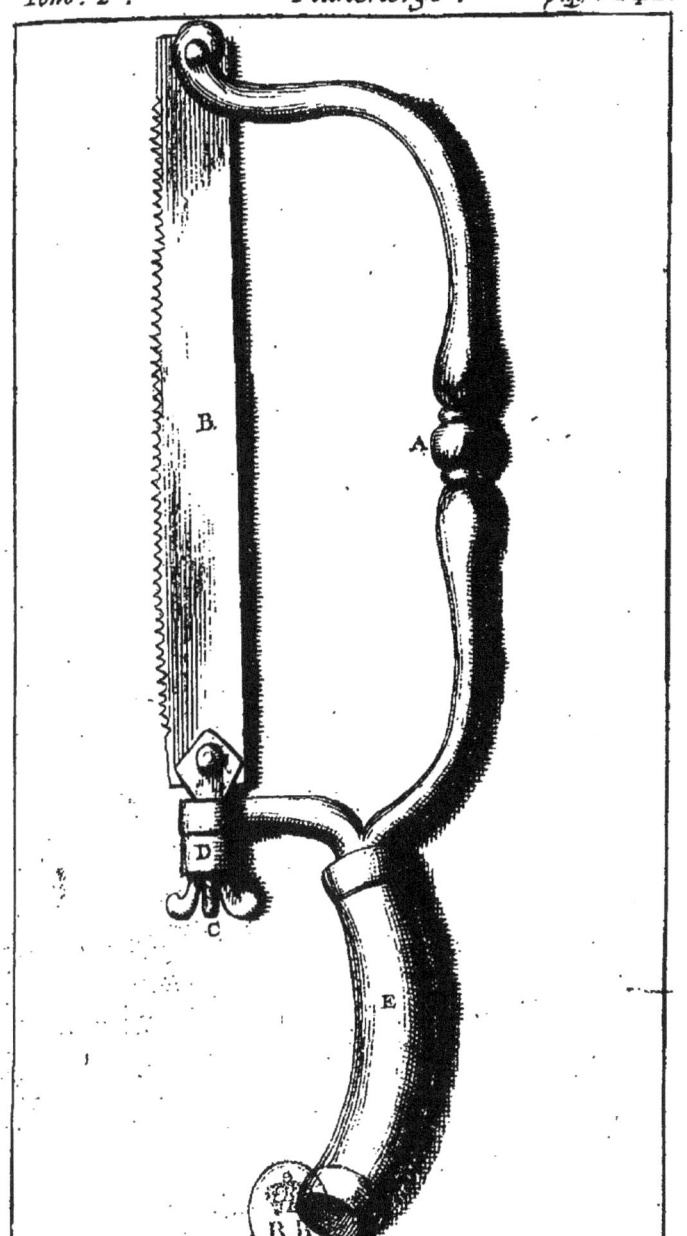

Tom.2.   Planche 32.me pag. 242.

Tom. 2.   Planche. 33.me pag. 243

C. Le gratoir en biseau.

La Figure II. repréſente le gratoir pointu & le gratoir un peu arrondi par ſon extrêmité.

D. Leur manche auſſi à pluſieurs pans.

E. Le gratoir arrondi.
F. Le gratoir pointu.

Explication de la Planche XXXIII. qui contient trois Inſtrumens qui ſervent à mettre en place des dents artificielles,

LA *Figure I.* repréſente le grand équarriſſoir, qui ſert à agrandir les cavitez des racines des dents, lorſqu'on y veut introduire des tenons.

A. Sa tige.
B. Sa pointe.
C. Son manche.

La Figure II. repréſente le moyen équarriſſoir qui ſert auſſi à agrandir les cavitez des racines des dents, lorſqu'on veut introduire des tenons plus petits.

D. Sa tige.
E. Sa pointe.

F. Son manche.

La Figure III. repréſente un poinçon qui ſert à percer le plomb introduit dans quelque racine de dent, dont le canal eſt trop délabré pour ſervir à recevoir un tenon, à moins qu'il ne ſoit auparavant plombé.

G. Sa tige.

H. Sa pointe.

I. Son anneau ſervant de manche.

CHAPITRE XVI.

Ce qu'il faut obſerver pour percer, placer & attacher aux dents naturelles, ou à quelqu'une de leurs portions les piéces artificielles: Les dimenſions les plus convenables de chaque partie qui ſert à l'aſſemblage de ces mêmes piéces.

LORSQU'ON veut remplir un, ou deux eſpaces qu'occupoient pluſieurs dents, on fait autant de piéces artificielles, qu'il y a d'eſpaces à remplir. Si ces piéces ſe font de dents de cheval marin, ou d'une autre matiére convenable, il faut, comme nous l'avons déja dit dans le treiziéme Chapitre de ce Volume, que ces piéces soient proportionnées en toutes leurs dimensions à la surface des gencives, & à la longueur, grosseur & figure des dents que l'on veut imiter. Il faut percer chaque piéce d'un bout à l'autre, si sa courbure ne s'y oppose point ; ensorte que le trou de chaque piéce donne passage aux deux bouts d'un fil, qui après avoir fait l'anse, s'engage comme les autres fils dans l'intervale de deux dents solides : On nouë ces fils par un nœud bien ferme, tel que celui du Chirurgien.

Il faut percer d'une autre maniére les piéces qui sont trop courbées : (a) On fait pour cela deux trous l'un à côté de l'autre à chaque bout de la piéce. Ces trous commencent sur les surfaces latérales de la piéce auprès de la surface qui s'applique sur la gencive. Lorsque la piéce artificielle n'a que deux, ou trois dents, ces trous ne font qu'une ligne de trajet, en sortant vers le milieu de la face intérieure ; mais quand cette piéce est composée de quatre, ou

(a) Voyez la Figure 1. de la Planche 35.

cinq dents, le trajet des trous est de deux lignes : Leur sortie donne entrée aux fils qui attachent la piéce, de même qu'il a été dit en parlant des piéces faites de dents humaines.

Néanmoins si pour attacher l'une des deux extrêmitez de cette piéce de dents artificielles, nous ne trouvons dans la machoire que les derniéres molaires, cette extrêmité doit être percée autrement : Au lieu de faire sortir les trous sur la face intérieure, on les fait sortir sur l'extérieure, ou bien on les perce d'un bout à l'autre, s'il ne s'agit que de la moitié, ou environ, d'un dentier artificiel : Ces trous donnent passage aux deux bouts d'un fil, & son milieu fait une anse, qu'on engage de même que ces nœuds dans les endroits convenables.

Les piéces (*a*) qu'on veut placer à l'une, ou à l'autre machoire, qui n'a de chaque côté qu'une, ou deux grosses molaires pour être assujetties, doivent être percées de deux trous à chaque bout : Ces trous commencent sur les surfaces latérales de la piéce, auprès de la surface qui doit s'appliquer sur la gencive : Ils viennent par un trajet

(*a*) Voyez la Figure 1. de la Planche 35.

oblique de bas en haut, fortir à côté l'un de l'autre entre la deuxiéme & la troifiéme, ou entre la troifiéme & la quatriéme des dents formées fur cette piéce.

On introduit les deux bouts des fils par l'entrée des trous, & le milieu de ces fils fait une anfe qu'on engage entre les deux dents naturelles, fi elles font ftables l'une & l'autre; finon on l'avance jufqu'à la poftérieure, fi l'antérieure eft chancelante. Les deux bouts du fil fe noüent de chaque côté entre l'efpace des dents artificielles par où ils font fortis.

Quand il n'y a qu'une petite, ou une groffe molaire d'un feul côté de la machoire, capable de fupporter l'attache de la piéce des dents artificielles, il faut la percer de maniére que le point de l'attache la rende ferme & ftable, comme il vient d'être indiqué.

C'eft pourquoi fi la piéce des dents artificielles eft deftinée à fervir pour la machoire inférieure, on fait deux trous à côté l'un de l'autre, au bout qui doit toucher la dent naturelle. Ces deux trous commencent à une demie ligne, ou environ, près de la furface qui s'applique fur la gencive: Ils fortent à quelque diſtance l'un de l'autre ſur la face intérieure de la piéce, à deux ou trois lignes de leur entrée : Les bouts d'un fil entrent par la ſortie des trous, & ſe noüent ſur la dent comme les autres.

Une ſemblable piéce de dents artificielles deſtinée pour la machoire ſupérieure, doit être percée de deux trous à côté l'un de l'autre. Ils commencent par la face qui doit poſer ſur la gencive, à une demie ligne du bord de l'extrêmité qui touche la dent naturelle, & ils ſortent un peu obliquement ſur la face oppoſée à leur entrée. Le fil qui ſert à aſſujettir cette piéce, ſe paſſe & s'attache de même que celui qui ſert à aſſujettir la piéce dont je viens de parler.

S'il n'y a que la derniére groſſe moláire d'un ſeul côté, à laquelle on puiſſe attacher cette piéce, on fait ſortir obliquement les trous de la piéce entre le deuxiéme, ou le troiſiéme intervale des dents artificielles. Le fil entre par les trous ſituez à l'extrêmité de la même piéce, & ſon milieu fait une anſe, qui s'engage au-delà de la dent naturelle pour l'embraſſer. Enſuite les deux bouts de ce fil, en ſe joignant enſemble, ſe noüent dans l'intervale d'où ils ſont ſortis.

Lorsque l'une, ou l'autre machoire n'a au-devant de la bouche, & même à un de ses côtez, qu'une, deux, ou trois dents ; soit qu'elles soient contiguës, ou qu'il y en ait quelq'une d'ôtée entr'elles, on y peut néanmoins mettre une piéce entiére de dents artificielles, (*a*) pourvû qu'on fasse vis-à-vis de chaque dent naturelle des entailles pratiquées dans l'épaisseur de la piéce sur sa face extérieure, & que l'on forme à côté de ces entailles, des dents qui imitent les dents naturelles dont elles occupent la place.

La piéce artificielle étant ajustée, il faut la percer pour l'arrêter sur la gencive, en l'attachant aux dents voisines. Par exemple s'il n'y a qu'une dent naturelle, ou qu'il y en ait plusieurs de séparées par la chûte de leurs voisines, on fait deux trous à la surface plate de chaque entaille près de ses encognures. Ces trous commencent dans l'entaille à la face extérieure de cette piéce le plus près de la gencive qu'il est possible : Ces mêmes trous, en s'approchant l'un de l'autre par un trajet oblique, sortent à la face intérieure, & l'on introduit par leur sortie les deux bouts d'un fil

(*a*) Voyez la Figure 2. de la Planche 35.

qui se noüent en devant, comme il va être dit.

Les entailles qui doivent loger les deux dents naturelles contiguës, ont trois trous dont deux sont situez comme le sont ceux dont nous venons de parler; le troisiéme est situé au milieu, & ces trous vont sortir à la face intérieure de même que les précédens : Lorsqu'il se trouve trois, quatre, ou cinq dents naturelles, &c. logées dans une seule entaille, on multiplie les trous de façon que pour trois dents il y aura quatre trous, pour quatre dents cinq trous, &c. L'entrée & la sortie de ces trous doivent toujours être, comme nous l'avons dit, & ces mêmes trous qui recevront des fils, serviront tous à assujettir la piéce artificielle.

Il faut passer dans les trois trous autant de fils qu'il y a de dents naturelles placées dans l'entaille. On doit assujettir ce dentier artificiel par le moyen des fils passez dans les trous pratiquez dans ces piéces artificielles.

Les bouts de chaque fil seront passez de dedans en dehors, de façon que chaque trou du milieu donnera un passage commun au bout du fil voisin;

Ces fils passez de même embrassent chacun une dent : Ils sont serrez & noüez sur le corps de la dent, le plus près qu'il est possible de la gencive, entre les intervales de chaque dent naturelle : On réïtére deux fois le nœud du Chirurgien.

Pour mieux assujettir une piéce de dents artificielles semblable à celle dont nous venons de parler, supposé qu'elle puisse être attachée aux dents incisives de la machoire supérieure, il faut que les trous qui doivent donner passage au fil qui sert de lien pour cette piéce, soient percez de telle maniére, qu'ils décrivent une ligne oblique, depuis la surface intérieure de la piéce, jusqu'à la surface extérieure de la même piéce, dans l'endroit de l'entaille : Ces trous, montant de bas en haut, du dedans en dehors, se rencontrent du côté de l'entaille à fleur de la gencive, & du côté postérieur beaucoup plus bas ; ce qui fait faire au trajet des fils qui embrassent les dents de la piéce, dans l'intervale d'un trou à l'autre, la fonction de levier : Circonstance qui n'est pas indifférente, pour empêcher que les extrêmitez de la piéce ne fassent la bascule, & pour obliger la piéce de dents artificielles d'appuyer dans toute l'étenduë de fa furface fupérieure contre la furface inférieure des gencives fupérieures.

S'il ne fe rencontre dans l'une, ni l'autre machoire, aucune dent convenable, pour y attacher une piéce compofée de plufieurs dents articielles, & que l'on veuille affujettir une piéce plus ou moins étenduë, fans l'attacher au corps des dents naturelles, on pratique la méthode fuivante.

On difpofe les racines des dents, le dentier & les tenons, à peu près de même qu'il eft enfeigné dans le Chapitre treiziéme de ce Volume & dans ce Chapitre-ci. Pour lors on fait des tenons en forme de vis piramidale (*a*) avec des têtes, qui ne foient ni trop élevées, ni trop étenduës, & qui foient proportionnées à la groffeur du trou.

On perce la piéce artificielle (*b*) à tenon, dans un ou plufieurs endroits, fuivant qu'elle eft plus ou moins étenduë, & qu'il fe rencontre des racines propres à recevoir des tenons. Les trous qui percent cette piéce font difpofez

(*a*) Voyez la Figure 3. de la Planche 35.
(*b*) Voyez la Figure 4. de la Planche 35.

de telle maniére, qu'ils répondent verticalement à ceux des racines des dents. Ces trous font pratiquez dans l'épaisseur de la piéce suivant la direction des dents. A chaque trou on fait une échancrure du côté qui doit recevoir la tête du tenon, pour loger cette tête le plus avant & le plus proprement qu'il est possible, afin qu'elle n'excéde point la surface de la piéce. Le tout ainsi disposé, on introduit chaque tenon dans un des trous du dentier artificiel, de telle maniére que le corps du tenon, après avoir traversé le dentier, sorte par la surface du même dentier qui doit s'appliquer sur la surface de la gencive & de la racine de la dent. Il faut que ce tenon excéde dans le lieu où il sort de ce trou, la surface de ce dentier d'une longueur suffisante, pour pouvoir s'engager autant qu'il le faut dans le canal de la racine qui doit le recevoir.

Si l'on veut, on fendra la tête de ce tenon de même que la tête d'une vis, pour engager ce même tenon, en le tournant de droit à gauche, ou de gauche à droit, avec un tourne-vis proportionné ; si mieux on n'aime engager ce tenon en le poussant & en le tournant à force avec des pincettes droites, & enfuite couper avec une lime, l'extrêmité extérieure, ou partie de la tête du tenon à fleur de la piéce artificielle. Par ce moyen ce dentier est affermi, porte fur les gencives & fur les racines des dents, & dure un tems confidérable.

Pour percer cette piéce, ou dentier artificiel, qui doit être ainfi attachée par des tenons à tête, il faut, avant que de la percer, mettre dans chaque trou, ou canal des racines des dents, de petits bouts de plume. Ces bouts de plume doivent excéder le niveau de la gencive d'environ une ligne; afin qu'on ait la facilité de les en mieux retirer : On met autant de bouts de plume, qu'il y a de racines de dents difpofées à recevoir des tenons : On mouille fuffifamment le bout extérieur des plumes avec de l'encre à écrire : Cela étant fait, on préfente la piéce artificielle dans le même fens qu'elle doit être placée : On appuie cette piéce artificielle fur ces bouts de plume; afin qu'elle reçoive en la furface qui doit s'appliquer fur les gencives, une impreffion de l'encre appliquée fur ces bouts de plumes, qui

Tom. 2.   Planche. 34.me pag. 255.

désigne au juste le lieu où chaque trou doit être percé dans la piéce. De cette façon ces trous répondent directement à l'orifice du canal de la racine de chaque dent : Tout ceci est essentiel, pour que la piéce se rencontre, étant assemblée par ces tenons, dans une juste position avec les gencives & les racines. On peut au lieu de bouts de plume, se servir d'un peu de coton roulé, qui étant placé à l'entrée du canal de la racine, produira le même effet.

Tout ce que je viens de dire au sujet d'une, ou de plusieurs dents artificielles, ne différe point essentiellement du manuel qu'il y a à pratiquer en pareille occasion, à l'une ou à l'autre machoire.

Explication de la Planche XXXIV. qui contient plusieurs Dents, ou piéces artificielles.

LA *Figure I.* représente une dent artificielle, enfilée d'un fil voltigeant.

La Figure II. représente deux dents artificielles enfilées d'un fil voltigeant.

La Figure III. repréſente trois dents artificielles enfilées d'un fil voltigeant.

La Figure IV. repréſente une piéce de ſix dents naturelles poſtiches, aſſemblées par des goupilles d'or, ou d'argent, enfilées par deux fils voltigeans, laquelle piéce ſert pour la machoire ſupérieure, vûë par ſa partie poſtérieure.

Les Figures V. & VI. repréſentent des goupilles, ou gros fils d'or ou d'argent qui ſervent à l'aſſemblage de cette piéce.

La Figure VII. repréſente la lame percée de pluſieurs petits trous, laquelle ſert à l'aſſemblage des dents naturelles poſtiches.

La Figure VIII. repréſente un aſſemblage de ſix dents naturelles poſtiches attachées & arrangées par le moyen d'une lame d'or, ou d'argent, & enfilées par deux fils voltigeans, pour la machoire inférieure, vû par ſa partie poſtérieure.

La Figure IX. repréſente une dent à tenon, vûë par ſa partie antérieure, & ſéparée de ſon tenon.

A. Le trou par où cette dent reçoit le tenon.

La Figure X. repréſente un tenon avec

Tom. 2.   Planche. 35.ᵐᵉ   pag. 267

avec ſes dentelures, ſéparé de la dent à tenon.

B. La partie du tenon qui s'engage dans la dent.

C. La partie extérieure du tenon qui s'engage dans le canal de la racine.

La Figure XI. repréſente une dent à tenon aſſemblée avec ſon tenon.

D. La dent à tenon.

E. Le tenon.

Explication de la Planche XXXV. qui contient pluſieurs piéces, ou dentiers artificiels.

LA Figure I. repréſente un dentier, ou piéce artificielle de douze dents enfilé par deux fils voltigeans qui ſervent à l'attacher aux derniéres dents des deux côtez de la machoire ſupérieure.

La Figure II. repréſente un dentier artificiel à entaille, laquelle entaille eſt enfilée par deux fils, & ſert pour loger les deux grandes inciſives qui reſtent ſeules à la machoire ſupérieure, & auſquelles ce dentier doit être attaché.

A. A.   Surface ſupérieure qui

doit être placée sur la gencive.

B. B. B. B. L'entaille qui sert à recevoir les deux grandes incisives qui tiennent encore à la bouche.

C. C. C. Les trois trous qui servent à recevoir les fils voltigeans pour attacher & assujettir cette piéce aux deux dents naturelles.

La Figure III. représente un tenon à vis & à tête fenduë, qui sert à attacher une piéce de six dents, lequel est différent des tenons qui servent à attacher des dents seules.

D. La tête de ce tenon.
E. Sa tige.

La Figure IV. représente une piéce ou dentier à tenons, vûë par sa partie postérieure, & assemblée avec ses deux tenons.

F. La surface concave du talon qui porte sur les gencives, lequel talon est percé pour engager les tenons.

G. G. Les têtes fenduës de ces deux tenons.

H. H. Les tiges de ces deux tenons.

La Figure V. représente une piéce entiére, ou dentier artificiel, qui sert à la machoire inférieure, vûë par sa partie antérieure. Comme cette piéce tient en place d'elle-même, elle ne doit point être percée ni attachée.

CHAPITRE XVII.

La description & l'usage d'une machine artistement composée d'un dentier supérieur complet assemblé par des ressorts à une piéce d'or, ou d'argent, qui embrasse par le moyen de deux demis cercles & de deux anses les dents de la machoire inférieure.

QUOIQU'A l'une & à l'autre machoire il n'y ait aucune dent, ni aucune racine, on peut néanmoins y mettre deux piéces entiéres de dents artificielles.

Pour réussir à faire ces sortes de piéces, de maniére qu'elles tiennent sur les gencives, lorsqu'elles y sont appliquées, il faut examiner les gencives & leurs variétez; afin de travailler les deux piéces d'une maniére convenable à pouvoir s'y assujettir exactement. On doit encore considérer la figure & la courbure qu'il faut donner à la face intérieure & à l'extérieure de chaque piéce artificielle, pour éviter que la langue, les gencives, & le dedans des jouës en foient incommodez.

Si une piéce entiére de dents artificielles eſt de quelque utilité à la machoire ſupérieure, quand elle a perdu toutes ſes dents, elle eſt encore beaucoup plus néceſſaire à la machoire inférieure, lorſqu'elle eſt dans un ſemblable état. Il ſemble même qu'on ne peut ſe paſſer de cette piéce que très-difficilement ; parce que le défaut des dents de cette machoire empêche davantage la prononciation, & la maſtication parfaite qui devroit, ce ſemble, n'être point arrêtée, la gencive s'étant endurcie : Les jouës & les lévres ſont, par le défaut des dents inférieures, comme perduës & enfoncées dans la bouche : Il arrive de-là qu'on ſe contente ſouvent de réparer les beſoins preſſans de cette machoire, ſans avoir égard à ceux qui ſe rencontrent à la machoire ſupérieure.

Pour garnir ſeulement la machoire inférieure, il faut que la piéce de dents artificielles (*a*) ſoit bien ajuſtée; afin

(*a*) Voyez la Figure 5. de la Planche 35.

que la configuration de cette machoire & les inégalitez des gencives, sur lesquelles elle prend son assiette, puissent la maintenir dans cet état. Tandis que cette piéce de dents artificielles est engagée d'un côté entre la langue, & de l'autre par la lévre inférieure & les jouës, elle s'y trouve si stable, que sans qu'elle se dérange, la mastication se fait librement, & ne différe presque en rien de celle des dents naturelles. On joüit de cet avantage, surtout quand à la machoire supérieure il y a des dents naturelles à sa rencontre, & que l'on est accoutumé à se servir de cette piéce de dents artificielles.

On ne peut ajuster de même à la machoire supérieure une piéce entiére de dents artificielles seule; car pour faire tenir cette piéce, il faut nécessairement, ou en mettre à la machoire inférieure une semblable, ou que cette machoire inférieure ait en tout, ou en partie, des dents naturelles, qui puissent soutenir & affermir la piéce mise à la machoire supérieure.

Ces circonstances m'ont engagé à inventer une machine, (*a*) qui étant construite de la façon que je l'ai imaginée,

(*a*) Voyez la Figure 1. de la Planche 36.

& telle que je vais la décrire, s'ajuste à la machoire supérieure, de maniére qu'elle peut servir aux mêmes usages ausquels servent les dents naturelles.

Pour parvenir à la construction de cette piéce, ou dentier artificiel à ressort, il faut examiner la quantité de dents qui restent à la machoire inférieure, leur volume, leur situation, & les dimensions des gencives, tant en dehors, qu'en dedans; afin qu'ayant bien pris les mesures requises, l'on puisse faire avec justesse la piéce qui doit embrasser les gencives, tant antérieurement, que postérieurement, & qui doit passer par-dessus les dents, en se joignant aux extrêmitez de l'un & de l'autre demi cercle.

Ensuite on fait fabriquer deux lames d'or, ou d'argent, larges d'environ une ligne & demie & épaisses d'environ un quart de ligne : Ces deux lames ainsi fabriquées se recourbent sur leur face la plus large pour en faire deux espéces de demis cercles qu'on ajuste, l'un à la face intérieure, & l'autre à la face extérieure des gencives de la machoire inférieure. La lame qui forme le demi cercle extérieur, doit être plus longue & coudée à ses deux extrêmitez, selon la hauteur & l'épaisseur des dents & des gencives qu'elle doit embrasser. Cette lame s'avance pour monter par-dessus les dents, & elle se recourbe dans l'endroit où sa courbure doit former un coude : Lorsque cette lame a dans sa continuation passé par-dessus la couronne des dents, on les fait descendre toutes deux jusqu'à la gencive ; & cela pour essayer si elles sont conformes à la convéxité & à la concavité que forme la machoire dans toute l'étenduë où elles doivent s'appliquer. On attache ensuite les deux extrêmitez du demi cercle intérieur avec les deux extrêmitez de la continuation du demi cercle extérieur : On les unit ensemble en les soudant, ou en les attachant par des petits clous rivez à rivure perduë : Pour lors ces deux piéces forment dans ce lieu-là, de chaque côté de la machoire, une anse quarrée : Cette anse embrasse une des grosses dents molaires par ses parties latérales & supérieures, & elle porte sur elle de chaque côté de la machoire inférieure ; ces piéces étant soudées sont plus commodes & plus durables que celles qui sont attachées avec des clous rivez.

Cette piéce ainsi disposée sert de point d'appui à la piéce supérieure, comme il va être expliqué.

On ajoutera entre le coude & la courbure de l'anse, une avance de chaque côté, & chacune de ces avances sera unie à chaque extrêmité du cercle extérieur, en les soudant, ou en les attachant dans le même endroit avec des clous rivez à rivure perduë.

Cette avance est à peu près ronde depuis son attache jusqu'à son extrêmité: Elle est plus ou moins longue, suivant la distance qui se rencontre depuis l'extrêmité du demi cercle extérieur, jusqu'à la partie inférieure de l'apophise coronoïde & le corps des muscles fermeurs des machoires. Il faut avoir égard à l'espace que le ressort doit occuper dans ce lieu-là; ce ressort devant s'étendre bien plus loin que l'avance.

A l'extrêmité de cette avance, on doit pratiquer un rebord, qui excéde la grosseur de l'avance d'environ un quart de ligne. Cette avance doit avoir une entaille, ou fente, dans le milieu de son épaisseur, d'environ une demie ligne de largeur, qui la divise en deux parties égales. Il y a un trou qui dans l'endroit l'endroit où cette fente se termine, perce cette avance d'outre en outre.

Sur cette piéce ainsi construite, on monte par des ressorts celle qui doit représenter les dents artificielles de la machoire supérieure : Il faut percer la piéce avant que de la monter.

Quand on a proportionné la piéce de dents artificielles à la gencive de la machoire supérieure contre laquelle elle doit poser, il faut laisser à chaque extrêmité de cette piéce du côté de sa face extérieure vne éminence aplatie, de trois, ou quatre lignes de longueur, & de deux d'épaisseur. Cette éminence doit être de la largeur de la piéce.

Presqu'au milieu de cette éminence est une entaille du diamêtre de celles qu'on a faites aux avances de la piéce inférieure.

Cette entaille ne doit être profonde que de l'épaisseur de l'éminence : Elle doit commencer par un trajet un peu oblique de bas en haut, & suivre la direction de sa face extérieure.

Cette même entaille est croisée par une seconde entaille plus large & verticale : A l'extrêmité de cette deuxiéme est un trou, qui commence à la face supérieure qu'on doit appliquer sur la gencive, & qui fort par la face inférieure de la piéce: Enfuite on forme fur cette même piéce les dents artificielles, dans l'ordre où elles doivent être naturellement: Cela fini, on affemble cette piéce avec celle qui s'applique à la machoire inférieure par le moyen de deux refforts d'acier, (*a*) de l'épaiffeur d'un quart de ligne, larges d'une ligne & demie, & longs d'environ treize à quatorze lignes.

Ces refforts s'engagent d'un côté par une de leurs extrêmitez dans l'entaille des avances de la piéce inférieure, & par l'autre dans les entailles obliques de l'éminence fupérieure.

L'extrêmité de chaque reffort, qui doit entrer dans l'entaille de chaque avance de la piéce inférieure, doit déborder du côté de fes parties latérales, dans l'endroit de l'entaille qui doit le recevoir. Après que cette extrêmité a été introduite, elle y eft attachée avec un fil qu'on paffe dans le trou qui eft au-deffous de l'entaille: On conduit enfuite ce fil plufieurs fois autour de l'avance, pour embraffer une des extrêmitez de chaque reffort qui y eft engagée: Enfuite on repaffe le même fil

(*a*) Voyez la Figure 4. de la Planche 36.

par le même trou auquel il a été déja engagé, & derechef on fait faire à ce fil plusieurs contours qui embrassent l'avance & l'extrêmité du ressort que l'avance contient. -On arrête les deux bouts de ce fil par plusieurs nœuds; après quoi on pratique la même manœuvre à l'avance opposée de cette piéce, pour y engager l'extrêmité de l'autre ressort : Ces ressorts engagez de même par les bouts inférieurs, sont assujettis dans l'entaille oblique de l'éminence de la piéce supérieure, & arrêtez par le moyen d'un fil qui passe au travers du trou qui est pratiqué à l'angle de cette piéce, & dans l'entaille verticale; afin qu'il embrasse & assujettisse l'extrêmité du ressort, au moyen de plusieurs contours de fil réïtérez, & arrêtez par des nœuds : On en fait autant, pour engager l'autre extrêmité du côté opposé ; & pour éviter que les ressorts ne se déplacent, on fera une coche au ressort dans l'endroit où le fil passe.

Ces deux piéces ainsi assemblées s'écartent assez l'une de l'autre par le moyen de l'élasticité des ressorts, pour pouvoir, étant ainsi disposées, suivre les mouvemens de la machoire inférieure, lorſqu'elle s'abaiſſe, & que par conſéquent la bouche s'ouvre: La flexibilité de ces mêmes reſſorts permet à la machoire de rapprocher, ſans faire aucun effort, ces deux piéces l'une de l'autre, lorſque la bouche ſe referme: Cette machine eſt par conſéquent propre à l'exécution de la maſtication, à l'ornement de la bouche, & à l'articulation de la parole.

Avant que d'introduire cette machine dans la bouche, & de la mettre en place, il y a une circonſtance à obſerver, c'eſt qu'il faut évuider avec une lime demi ronde le demi cercle antérieur de cette machine; de telle maniére que ce demi cercle ſoit dans ſon milieu un peu plus échancré par ſa partie inférieure, que dans ſes parties latérales : Cela doit être ainſi pratiqué, afin que ce demi cercle s'accommode mieux à la diſpoſition qui ſe trouve entre la lévre inférieure & les gencives qui forment une élévation, & même une eſpéce de filet en cet endroit.

Pour introduire cette machine toute montée, & la mettre en place, on approche la piéce ſupérieure de l'inférieure : Enſuite on fait entrer dans la bouche l'un des deux bouts, ou angles de la machine par l'endroit de la commiſſure des lévres : On y introduit de même l'autre bout par le côté oppoſé.

Lorſque la machine a paſſé les lévres, on la pouſſe doucement avec les doigts, pour la placer du côté ſupérieur ſur les gencives ſupérieures, & du côté inférieur ſur les gencives inférieures : On loge ſon demi cercle extérieur ſur la face extérieure des gencives, ou un peu au-deſſus du colet des dents, & entre la lévre inférieure & les jouës : Son demi cercle intérieur ſe loge ſur la ſurface intérieure des gencives, ou au-deſſus du colet de ces mêmes dents : Les deux anſes qui uniſſent ces deux cercles enſemble, embraſſent les premiéres groſſes dents molaires, & portent ſur elles.

L'avance de la piéce inférieure, & les contours que forment les reſſorts d'une piéce à l'autre, ſe logent dans l'intervale qui ſe trouve aux parties latérales & preſque poſtérieures de la bouche, près & à côté des derniéres dents de la machoire inférieure. On peut ôter cette piéce de dents artificielles, & toute la machine enſemble auſſi facilement qu'elle ſe met ; ce qu'on peut faire soi-même. Il n'y a point de nécessité absoluë de la déplacer, si ce n'est dans le cas où les ressorts sont usez, pour y en remettre d'autres; ce que chacun peut exécuter aisément : On ne se trouve pas souvent dans ce cas, surtout lorsque les ressorts sont d'une bonne trempe & bien construits.

Les Mécaniciens & les Dentistes n'avoient pû trouver jusqu'à présent une machine, qui fût d'un usage si nécessaire, & en même tems si commode. Cette machine contient non-seulement les qualitez de celles qui l'ont précédée sans en avoir les incommoditez, mais elle a plusieurs autres avantages qui la distinguent, & la rendent cent fois plus convenable. Je laisse à en juger à ceux qui se trouveront dans le cas de s'en servir, & à tous ceux qui s'appliquent à pratiquer la partie de la Chirurgie dont il s'agit.

Les Experts en cet Art, dans les épreuves qu'ils ont ci-devant faites d'un ratelier supérieur de dents artificielles, n'avoient pratiqué jusqu'à présent que des ressorts de baleine, qu'on attachoit avec du fil aux dents naturelles de la machoire inférieure : Cela étoit d'un grand embarras & de très-peu d'utilité ;

au lieu que ma machine conſtruite &
appliquée avec toutes les circonſtances
que je viens de détailler, ſupplée preſque à toutes les fonctions qui s'exécu-
toient auparavant par les dents naturelles : De plus cette piéce de dents
artificielles ſubſtituée à la place des
dents naturelles, peut nonſeulement
tromper les yeux par ſon aſpect, mais
même les perſonnes qui s'en ſerviront,
oublieront la perte de leurs dents naturelles, lorſqu'elles ſeront accoutu-
mées à s'en ſervir.

Pour conſerver plus longtems l'é-
laſticité des reſſorts que j'ai indiquez,
& les rendre plus durables, l'on peut
ajouter à chaque côté de chaque reſſort, une petite lame fort mince faite
de baleine : Cette lame ne doit pas être
plus longue que chaque reſſort, & ne
doit guéres être plus large.

S'il ne reſtoit à la machoire inférieure, que cinq, ou ſix dents, les demis
cercles de cette machine, auroient non-
ſeulement la même étenduë de ces
dents, mais encore ces demis cercles
s'étendroient de chaque côté un peu
au-delà des derniéres petites lames,
qui ſerviroient à les attacher enſemble,
de même que l'anſe ſert à attacher ceux

de la machine précédente; mais au lieu que les anses sont élevées & recourbées dans celle-là, au contraire dans celle-ci ces petites lames ne sont point recourbées, & portent à plat sur les gencives.

S'il se rencontroit encore quelques dents isolées sur les côtez de la machoire inférieure, ces dents seroient embrassées par les deux demis cercles, & par les petites lames qui assemblent ces demis cercles. Les avances attachées aux demis cercles, commencent à l'endroit des derniéres dents de chaque côté que les demis cercles embrassent: Ces mêmes avances sont continuées jusqu'à la même distance où l'on vient de marquer qu'elles devoient s'étendre, c'est-à-dire, jusqu'à pouvoir par le moyen des ressorts se joindre à la piéce supérieure, & répondre à sa longueur. Le tout ainsi assemblé compose une machine (*a*) qui peut servir dans certains cas, où la précédente ne serviroit point.

Lorsque la machoire supérieure se trouve dépourvûë de toutes ses dents, on est obligé d'avoir recours à l'usage de l'une, ou de l'autre des deux ma-

(*a*) Voyez la Figure 3. de la Planche 36.

Tome 2.mo   Planche. 36.me   P. 273.

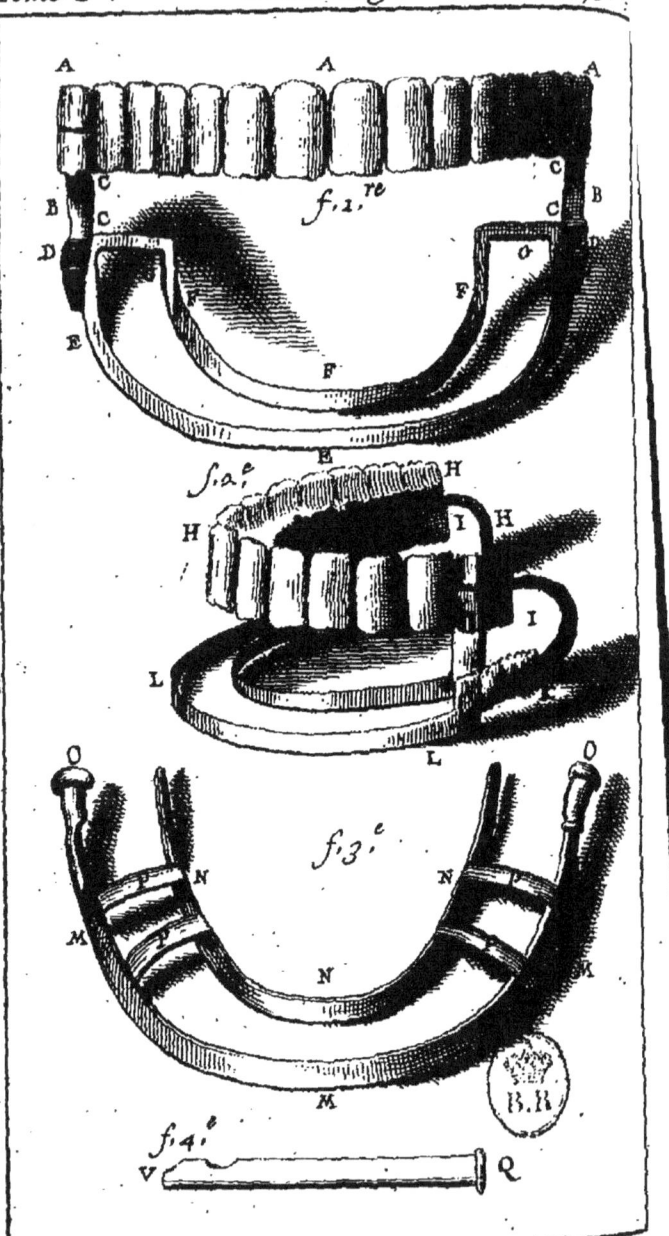

DENTISTE. 273
chines que je viens de décrire, & que je substituë par plusieurs motifs à des piéces qui étoient plus embarrassantes, & même inutiles. Dans un pareil cas on peut faire encore un usage, même plus avantageux, des deux machines nouvelles, qui sont représentées aux Planches 41. & 42. de ce Volume.

Explication de la Planche XXXVI. qui contient plusieurs dentiers ou piéces artificielles.

LA Figure I. représente une piéce, ou machine pour la machoire supérieure, dont le ratelier est joint à deux demis cercles par deux ressorts, vûë antérieurement.

   A. A. A.   Le ratelier.

   B. B.   Les deux ressorts qui assemblent cette piéce.

   C. C. C. C.   L'assemblage de ces ressorts avec la piéce supérieure & inférieure.

   D. D.   Deux petites avances qui reçoivent ces ressorts par l'une de leurs extrêmitez.

   E. E. E.   Le demi cercle antérieur qui sert à embrasser les dents extérieurement.

F. F. F. Le demi cercle postérieur qui sert à embrasser les dents intérieurement.

G. G. Les anses qui appuyent sur les dents molaires, & qui servent à assembler par chacun de leurs bouts les deux demis cercles ensemble.

La Figure II. représente la même machine, vûë de côté.

H. H. H. Le ratelier.

I. I. Les courbures du ressort.

K. L'avance attachée au demi cercle qui reçoit l'extrêmité du ressort.

L. L. L. Les deux demis cercles vûs latéralement.

La Figure III. représente une piéce à deux demis cercles, faite de plusieurs lames, dont les avances sont beaucoup plus étenduës que celles des piéces précédentes, parce que cette piéce ne doit être soutenuë que de cinq, ou six dents consécutives, & de deux séparées : On fait voir cette piéce, sans ressort & sans être jointe à aucun ratelier, pour ne pas répéter l'assemblage des deux figures précédentes, l'assemblage de celle-ci étant le même.

M. M. M. Le demi cercle antérieur de cette piéce.

N. N. N. Le demi cercle postérieur de cette piéce.

O. O. Les avances du demi cercle antérieur qui servent à recevoir les ressorts.

P. P. P. P. Quatre petites lames qui embrassent les dents & appuyent sur les gencives, lorsque la piéce est en place, & qui servent à assembler le demi cercle externe avec l'interne.

La Figure IV. représente un des ressorts qui sert à l'assemblage de ces piéces, c'est-à-dire, du ratelier artificiel, vû à plat & détaché.

Q. L'extrêmité de ce même ressort qui est reçûë dans l'avance de la piéce en demi cercle, & engagée avec un fil autour de cette avance.

V. L'autre extrêmité de ce même ressort, engagée dans l'éminence quarrée du dentier, assujettie par des fils, & arrêtée par le moyen de deux petites avances qui excédent le niveau de la largeur des ressorts.

CHAPITRE XVIII.

Description d'un double dentier, dont la piéce supérieure s'assemble avec l'inférieure, par des ressorts.

LORSQU'IL arrive que les deux machoires se trouvent dégarnies de toutes leurs dents, on est dans la nécessité de recourir à l'usage d'un double dentier, composé de deux piéces principales : L'une est supérieure, & l'autre inférieure. Ces piéces sont munies de dents artificielles artistement figurées, & elles imitent le plus exactement qu'il est possible l'ordre des dents naturelles.

Ces deux piéces perfectionnées à ce point, doivent être assemblées par l'extrêmité de leurs angles avec des ressorts : Il faut auparavant avoir pris au juste les dimensions, non-seulement des deux machoires, mais encore celles des gencives. Il faut aussi avoir observé surtout les inégalitez qu'elles peuvent former en différens endroits; afin de tirer avantage de ces mêmes inégalitez,

& de conformer la surface des dentiers qui doivent s'appliquer sur les gencives, à la variation des éminences & des enfoncemens de ces mêmes gencives : Ainsi lorsqu'il se rencontre à la gencive quelque enfoncement, il faut pratiquer à la surface dont il est question, une élévation proportionnée & propre à se loger dans cet enfoncement ; & qu'il y ait réciproquement un enfoncement dans la surface des dentiers, pour y placer l'élévation de la gencive. Cela ne contribuëra pas peu à rendre les piéces plus fermes & plus stables dans leur assiette.

Avant que de placer les ressorts, il faut pratiquer avec une scie (*a*) à chaque extrémité des dentiers, une entaille d'environ quatre lignes de longueur : Il faut que cette entaille soit proportionnée à l'extrêmité du ressort qu'elle doit recevoir : On a soin de poser la scie sur la surface de l'extrêmité des angles des dentiers à une ligne de distance de la surface qui doit s'appliquer sur les gencives : De cette façon cette entaille forme une ligne un peu oblique, en se terminant, & en remontant de bas en haut : Tout cela

(*a*) Voyez la Planche 31.

se pratique, afin que le ressort une fois engagé dans l'entaille, ait plus de force pour s'étendre, & pour suivre le mouvement de la machoire inférieure.

On pratique à l'extrêmité de chaque entaille, un trou qui perce la piéce d'outre en outre horizontalement : Ce trou sert à passer & repasser plusieurs fois une éguille enfilée d'un fil : On introduit l'extrêmité de chaque ressort dans chaque entaille : Avant que d'assujettir ces ressorts, on essaye la piéce, en observant si elle produit son effet, si la courbure des ressorts est trop, ou trop peu étenduë, s'ils ont la flexibilité & l'élasticité requises, s'ils n'incommodent pas par leurs courbures l'endroit de la bouche où ils se logent, s'ils frottent, ou appuyent trop contre la surface de la partie de la bouche qui couvre l'apophise coronoïde & le corps des muscles fermeurs des machoires, ou enfin si ces ressorts frottent trop la langue, &c.

Ces circonstances étant observées, ces deux piéces sont assemblées par le moyen de deux ressorts d'acier, ou seulement de la meilleure baleine, longs d'environ un pouce & demi, y compris ce qui s'engage dans les entailles : Ces ressorts sont larges de deux lignes, & épais d'environ un quart de ligne : Suivant que les piéces seront plus ou moins grandes, on réglera l'épaisseur de ces ressorts qui ne différent de ceux de la piéce précédente, qu'en ce qu'ils ne débordent point par leur extrêmité, & qu'ils n'ont point de coches. Ces ressorts ainsi conditionnez, sont attachez & assujettis de la maniére qui suit.

On prend une éguille enfilée d'une soie cirée, ou d'un gros fil retors : On le passe par un des trous dont il a été parlé, & on commence indifféremment par celui que l'on veut.

On applique le premier jet du fil sur l'entaille, pour de-là embrasser le ressort par deux contours de fil bien serrez : Ensuite on revient au trou, du côté opposé, par un trajet de fil ; & on repasse plusieurs fois l'éguille dans le même trou : On pratique plusieurs jets de fil, qui couvrent l'entaille des deux côtez ; & ce fil fait plusieurs contours, qui assujettissent ainsi l'extrêmité du ressort.

Lorsque le ressort paroît assez affermi, on couvre par plusieurs contours de fil toute son étenduë, jusqu'à l'endroit qui doit être engagé dans l'entaille opposée. On passe ainsi d'une extrêmité à l'autre, pour engager de même ce ressort dans l'entaille opposée diamétralement : On l'assujettit de même, en passant & repassant l'éguille dans ce trou par plusieurs jets & contours de fil réïtérez.

Pour mieux assujettir ces jets & ces contours de fil, on passe le fil sur l'éguille, ainsi que les Tailleurs le passent, lorsqu'ils font des boutonniéres : On continuë de le passer de même sur les jets de fil qui couvrent les entailles ; on forme par ce moyen une espéce de gance, qui resserre & affermit davantage les contours : Un des ressorts se trouve engagé par ses deux bouts, & on engage de même celui qui lui est opposé.

La maniére d'introduire dans la bouche cette double piéce (*a*) ainsi assemblée, ne différe de la maniére dont on introduit la précédente, qu'en ce qu'elle est encore plus aisée.

Il en est de l'usage de toutes ces piéces, comme de celui de tous les membres artificiels, que la Chirurgie nous fournit, par la partie que nous nom-

(*a*) Voyez la Figure 1. de la Planche 37.

mons

mons Prothése : On a quelque peine à s'accoutumer les premiers jours à l'usage d'un bras, d'une jambe & d'un œil artificiel ; mais insensiblement on s'y habituë, & même en peu de tems. La nécessité de réparer ce qui nous manque, ou par un accident, ou par un défaut de nature, nous met bientôt dans cette habitude, qui agit si fortement en nous, que ces piéces artificielles nous paroissent dans la suite comme naturelles.

Que les choses dont l'usage ne nous est pas familier, & qui nous paroissent d'abord étrangéres, ne nous rebutent donc point : L'incommodité qu'on en peut ressentir pendant les premiers jours, n'est que passagére, & qu'une circonstance nécessairement annexée au défaut de l'usage ; à moins que cette incommodité ne provint de l'incapacité & du défaut de l'artiste, qui auroit mal fabriqué les piéces dont il s'agit, n'ayant pas bien observé toutes les circonstances que j'ai exactement rapportées.

Avant que j'eusse réduit en pratique les idées que je viens de communiquer, on s'étoit non-seulement servi des ressorts de baleine pour le ratelier supérieur, attachez d'un bout à cette piéce, & de l'autre aux dents naturelles de la machoire inférieure, ce qui étoit très-difficile à placer, & ébranloit beaucoup ces mêmes dents; mais on se servoit encore, pour joindre ensemble le ratelier supérieur avec l'inférieur, de charniéres & de ressorts à boudin, en façon de tirebourre, ou simplement courbez en ligne spirale: L'entortillement, ou la circonvolution spirale occupoit beaucoup d'espace, & causoit par conséquent de l'embarras dans la bouche: Cet entortillement s'opposoit même à la mastication, & donnoit lieu d'ailleurs aux alimens de s'engager dans le contours de ces ressorts, d'y séjourner, & d'y causer de la mauvaise odeur.

Le même inconvénient arrivoit à ces charniéres par rapport à leurs engagemens réciproques. Il n'en est pas de même des ressorts dont je me sers pour unir les piéces ensemble : Ces ressorts n'ont point tant de contours : La maniére dont j'assemble ces piéces, les rend capables d'agir librement, & de suivre tous les mouvemens de la machoire inférieure. Cet assemblage est d'autant plus préférable, qu'il est plus simple, plus commode, & plus durable.

CHAPITRE XIX.

Maniére d'émailler les dents, ou les dentiers artificiels, afin de rendre leur décoration plus réguliére & plus agréable.

IL est presque impossible, du moins il est très-difficile de rencontrer aucune des matiéres que j'ai indiquées pour construire des dentiers artificiels, qui soit capable de fournir des piéces entiéres naturellement émaillées dans toute leur étenduë, & dont la couleur se trouve conforme aux dents naturelles de ceux ausquels on est obligé d'en substituer à la place de celles qui leur manquent.

C'est cet inconvénient, qui m'a donné lieu de chercher les moyens de rendre uniformes ces piéces, autant qu'il seroit possible, en conformant leur blancheur à celle des dents, lorsqu'il en reste encore dans la bouche. J'ai tâché d'imiter la nature, & même de l'enrichir par ces dentiers artificiels,

A a ij

dans les circonstances qui concernent l'ornement de la bouche.

J'ai pensé que je trouverois ce secours dans le seul usage de l'émail artificiellement composé : J'ai crû aussi que je parviendrois par-là, non-seulement à imiter le plus parfait émail des dents, mais même la couleur naturelle des gencives, dans les cas où il s'agit de les remplacer artistement, en tout, ou en partie.

Pour y réussir, j'ai consulté les Emailleurs les plus habiles, & par les conférences que j'ai euës avec eux, j'ai rendu praticable ce que je crois que d'autres n'ont point mis en usage jusqu'à présent. On a imité les yeux naturels par des yeux composez d'émail; mais on a négligé la même application de l'émail à l'égard des piéces de dents artificielles, qu'on substituë aux dents naturelles; cependant outre tous les avantages que les dentiers artificiels ont au-dessus des yeux d'émail, ils servent comme eux à l'ornement, & reparent de même les défauts des parties dont les difformitez choquent au premier aspect.

La piéce que l'on doit construire & garnir de dents émaillées, doit être auparavant ajuſtée à l'endroit de la machoire qu'elle doit occuper, ſuivant toutes les dimenſions requiſes : Il faut néanmoins n'y avoir encore formé aucune dent. On appliquera ſur la face extérieure de cette piéce une lame d'or, ou d'argent, épaiſſe d'environ une demie ligne : Cette lame occupera toute l'étenduë de la face extérieure, ſi le ratelier doit être complet : Si ce ratelier doit recevoir dans de certains intervales quelques dents naturelles, & dans d'autres ſervir à former quelques dents émaillées, on pratiquera des entailles vis-à vis les dents naturelles, pour les y loger ; & dans l'intervale de l'une à l'autre dent, on garnira la ſurface extérieure de la piéce artificielle de petites lames auſſi d'or, ou d'argent. On tracera enſuite avec une lime la figure des dents ſur cette lame, pour marquer l'intervale des dents qu'on doit former : Tout étant ainſi diſpoſé, on remettra cette piéce à l'Emailleur, pour qu'il couvre cette lame d'émail : On formera chaque dent émaillée de l'étenduë requiſe, & de couleur ſemblable à celle de l'émail des dents naturelles de la perſonne à laquelle il s'agira d'ajuſter la piéce émaillée. (*a*) Pour que l'Emailleur soit mieux instruit de cette nuance, on lui fera voir quelque dent pareille en couleur à celles qu'il doit émailler, ou bien on lui montrera celles qui tiennent encore à la bouche.

Si c'est des dents humaines sur lesquelles l'Emailleur doit se régler, soit que ces dents ayent été prises dans la bouche du même sujet, soit qu'elles ayent été tirées de la bouche d'un autre, il faut que ces dents ayent trempé dans l'eau commune au moins vingt-quatre heures, pour pouvoir leur donner à peu près la même couleur des dents qui restent en place. Ensuite l'Emailleur continuëra de les tenir dans l'eau, afin de mieux attraper leur degré de blancheur ; car lorsqu'elles sont séches, elles ne sont jamais bien conformes en couleur aux naturelles.

Lorsque les gencives sont consumées totalement, ou en partie, la lame d'or, ou d'argent doit être plus ou moins large, suivant la déperdition de substance de la gencive. On figure les petites éminences que les gencives forment dans l'intervale de chaque dent, & les demis contours qu'elles forment

(*a*) Voyez la Figure 3. de la Planche 37.

aussi de l'une à l'autre dent ; & on supplée au défaut des gencives, par d'autres si bien imitées en émail, qu'elles ont la véritable couleur des naturelles.

La lame dont je parle, ne peut être émaillée sans la porter au feu, & par conséquent sans être séparée de la piéce d'os sur laquelle on doit l'appliquer, après qu'elle est émaillée. Ensuite on doit l'assujettir par ses extrêmitez, au moyen d'une, ou de plusieurs vis, suivant son étenduë, ou au moyen de goupilles rivées à rivure perduë, qui perceront la piéce émaillée & la piéce d'os d'outre en outre.

Si l'on veut que cette lame émaillée ne couvre point toute la longueur de la face extérieure de la piéce, on fait une entaille à cette même piéce, pour loger la lame dans la profondeur de l'entaille, & à niveau de la surface de la piéce.

Il faut encore remarquer, que l'extérieur de chaque dent émaillée doit paroître un peu convéxe, & que l'émail ne doit pas être beaucoup apparent dans le fond de chaque intervale ; afin que les dents artistement émaillées en paroissent plus naturelles.

Ces piéces émaillées s'appliquent sur les gencives, & y font affujetties de même que les précédentes, foit par des attaches de fil, par des tenons, foit par des refforts.

Si l'on veut ne réparer qu'un, ou plufieurs défauts du dentier artificiel dépourvû dans quelque endroit de fon émail naturel, on rapporte dans cet endroit une petite lame d'or, ou d'argent, d'une étenduë fuffifante pour cacher tous les défauts de la piéce: On donne enfuite cette piéce à l'Emailleur, pour y mettre un émail conforme au refte de l'émail de cette même piéce, que l'Emailleur fait tremper dans l'eau, pour la raifon que nous venons d'alléguer. On joint cette piéce avec la lame le plus artiftement qu'il eft poffible: Voilà le feul moyen de réparer un tel défaut.

Les avantages de l'émail employé aux dents artificielles, ne fe bornent pas feulement à l'ornement qu'il procure; mais il en réfulte encore que les dents, ou les dentiers émaillez de même, peuvent durer un tems très-confidérable; puifque l'émail eft un corps très-peu fufceptible de changement & d'altération.

Après

Après avoir communiqué au Public tant de moyens propres à substituer des dents artificielles, en la place des naturelles ; après avoir donné des méthodes circonstanciées, fondées sur ma propre expérience, & suffisantes pour suppléer à toutes sortes de défauts, j'ai lieu d'espérer qu'on se corrigera de plusieurs abus qu'on pratique journellement, & qu'on ne s'avisera plus de percer les gencives d'outre en outre, d'y passer des pointes, & d'y suspendre une piéce osseuse composée de plusieurs dents, pour remplacer les incisives & les canines de la machoire supérieure.

Les pointes qui attachoient cette piéce osseuse étoient recourbées quasi en crochet, perçoient la base des deux dents du milieu de la piéce artificielle ; & s'enfilant dans les gencives, suspendoient ainsi cette piéce en maniére de pendans d'oreilles ; de sorte que c'étoient, pour ainsi dire, des dents flotantes, qui obéissoient non-seulement aux impulsions de la langue, mais encore à celles de l'air qui entre dans la bouche & qui en sort. Cette piéce tirailloit & tourmentoit extrêmement la gencive.

J'ai appris qu'une Dame qui servit à cette belle expérience, n'en reçût que de l'incommodité; mais un heureuse toux la délivra d'une partie de ce fâcheux dentier en le lui faisant cracher dans le feu d'où il fut retiré à demi consumé. Je ne sçai si on a depuis remédié à ce vuide, ni comment on l'a pû faire; mais il faloit que cette Dame eût une forte envie d'avoir la bouche garnie, pour souffrir une opération si cruelle & en même tems si ridicule, sans parler des dangéreuses suites qu'elle pouvoit avoir. Je ne sçaurois même comprendre qu'un Dentiste tant soit peu jaloux de sa réputation, l'ait ainsi exposée, surtout à Paris, où tant d'habiles gens de toutes sortes de professions se trouvent, & concourent par leur travail à l'ornement de cette grande Ville.

Tom. 2.me   Planche, 37.me   Pag. 291.

Explication de la Pl. XXXVII. qui contient plusieurs dentiers, ou piéces artificielles.

LA *Figure I.* repréfente un double dentier monté par deux refforts, vû entr'ouvert par fa partie antérieure.

   A. A. A.   Dentier fupérieur.
   B. B. B.   Dentier inférieur.
   C. C.   Les refforts.
   D. D. D. D. Quatre entailles, ou engrainures, recouvertes de fil, qui arrêtent les refforts.

La Figure II. repréfente le même double dentier, vû par une de fes parties latérales, pour mieux faire obferver la courbure des refforts.

   E. E.   La partie latérale gauche du dentier fupérieur.
   F. F.   La partie latérale gauche du dentier inférieur.
   G.   La courbure du reffort.

La Figure III. repréfente un dentier émaillé, vû par fa partie antérieure, tout fermé, avec les dents couvertes des gencives.

H. H. H. Dentier supérieur.
I. I. I. Dentier inférieur.
K. K. K. K. Les fils qui servent à assujettir les ressorts, & qui couvrent l'entaille.

Les Figures IV. & V. représentent séparément deux ressorts, semblables à ceux dont on se sert pour monter tous ces rateliers.

CHAPITRE XX.

La description & l'usage d'un obturateur du Palais à deux aîles paralleles, à charniére, assujetties par un écrou, &c. lorsque cet obturateur est en place.

Premier Obturateur.

L'Obturateur auquel on a jusqu'ici donné la préférence, est un instrument composé d'une plaque & d'une simple tige terminée par une vis, sur laquelle on monte un petit écrou, après avoir fait passer la tige au travers d'une éponge, qui couvre la surface convéxe de la plaque. Cette éponge doit avoir d'ailleurs un volume suffisant, pour remplir tout le vuide de la bréche. Le tout ainsi disposé, ne manquoit pas de produire son effet dans l'instant. La seule éponge auroit fait la même opération; mais comme ce bouchon assujetti dans l'espace qu'il occupoit, n'étoit retenu que par la simple compression des parois de la surface de la bréche contre celle de l'éponge, cette compression n'étoit pas suffisante; d'autant plus que ce trou se trouvant souvent plus évasé en bas, qu'en haut, il en arrivoit que cet obturateur par son poids & par sa pente, bien loin de rester en place, se précipitoit & se déplaçoit si aisément, qu'il devenoit inutile, embarassant & incommode. Il arrivoit à peu près le même inconvénient dans l'application de tous les autres obturateurs que l'on avoit jusqu'à présent imaginez : Ils sortoient de l'espace qu'ils devoient exactement occuper, faute d'un point d'appui suffisant pour les tenir assujettis.

Ceux que je propose aujourd'hui, remplissent parfaitement par leur mécanique, les intentions que l'on peut avoir en pareil cas.

L'obturateur que je décris le premier, eſt compoſé d'une plaque, d'une tige, de deux aîles, de deux goupilles, d'une vis, d'un écrou & d'une clef. La plaque eſt quaſi de figure ovale, formant par l'un de ſes bouts, une eſpéce d'angle mouſſe. Cette plaque eſt longue de quinze à ſeize lignes, large de neuf à dix, concave du côté de la bouche, convéxe par ſa partie oppoſée, pour mieux s'ajuſter à la voute du palais. Cette même plaque eſt percée dans ſon centre, d'un trou de quatre lignes de diamétre.

La tige de cet obturateur eſt à canon, ronde & épaiſſe d'environ cinq à ſix lignes, à peu près de la même longueur, ſans y comprendre ſes quatre branches tronquées, ſituées ſur le haut de cette tige : Ces branches ſervent à former deux charniéres diamétralement oppoſées : Il y a entre ces branches une entaille cruciale, pour loger partie d'une vis, & partie de l'écrou qui l'aſſujettit, &c. Dans le milieu de cette tige, il y a encore un trou rond, d'une ligne & demie de diamétre, qui perçant à jour la tige par ſon centre & ſuivant ſa longueur, ſe trouve répondre juſte au milieu de l'eſpace du grand trou de la plaque.

Il est à remarquer que ces quatre branches sont formées, ou divisées par une entaille cruciale pratiquée à la lime, qui laisse entre les branches deux intervales, d'une différente étenduë en largeur & en profondeur: La plus grande entaille a environ deux lignes de largeur, & deux de profondeur; elle sert à recevoir les avances inférieures de l'écrou. La plus petite entaille a environ une ligne & demie de largeur, & autant de profondeur; elle sert à loger les charnons contigus aux aîles.

Chaque aîle est quasi de figure ovale, un peu moins arrondie du côté d'en bas: L'étenduë de chaque aîle est d'environ huit lignes en longueur, & d'environ six lignes en largeur, & d'un quart de ligne en épaisseur. Chaque aîle est convéxe par la face qui doit s'appuyer sur la partie, & concave par la surface opposée.

Chacune de ces aîles est fenêtrée par une ouverture quarrée, large d'environ deux lignes & demie, longue de trois & demie: Ces ouvertures sont situées à une demie ligne de distance de la partie inférieure des aîles voisines des charniéres.

Ces aîles sont encore percées à jour par plusieurs petits trous disposez deux à deux près de leur circonférence, & destinez à donner passage à des points de fil qui servent à assujettir une enveloppe d'éponge fine, qui sert à couvrir la surface convéxe de ces aîles; afin qu'elles appuyent plus mollement sur la partie qu'elles doivent comprimer.

Vis-à-vis le milieu de la fenêtre & sur le bord inférieur des aîles, il y a une avance, ou charnon contigu percé à jour horizontalement par un petit trou.

Les goupilles sont de petits morceaux de fil d'argent, proportionnez en longueur & grosseur aux trous des charniéres qu'ils doivent assembler.

La tige & le corps de la vis, sont ensemble de la longueur d'environ huit lignes: La tête de la vis a deux surfaces plates: Sa circonférence parfaitement arrondie, est divisée en deux parties à peu près égales par deux échancrures quarrées & parallèles: L'épaisseur de cette tête est d'environ une ligne.

L'écrou décrit quasi la figure d'un marteau : Il est long de quatre lignes par sa partie la plus étenduë, large de trois, & convéxe par sa surface supérieure : La surface inférieure est en partie plane.

Cet écrou est percé à jour dans son milieu pour recevoir la vis : Considéré par sa partie inférieure, il présente quatre avances : Les deux plus grandes sont situées horizontalement, & ont environ deux lignes d'étenduë en longueur, autant en largeur, & demie ligne d'épaisseur.

Les deux plus petites sont situées perpendiculairement : Leur longueur est d'environ deux lignes, leur épaisseur de deux tiers de ligne, & leur largeur d'une ligne & demie. Ces proportions sont importantes par rapport aux fonctions de cet écrou.

La clef qui sert à monter & à démonter cette machine, est plate, longue d'environ quinze lignes, large d'environ cinq, & épaisse d'une ligne : Elle se retrécit du côté de l'extrêmité, où elle a deux dents quarrées : Ces dents sont proportionnées aux échancrures de la vis.

Toutes ces piéces doivent être d'or, ou d'argent. Voici comme elles seront assemblées.

Il faut fouder la partie inférieure de la tige à canon fur le centre de la convéxité de la plaque. Ces deux piéces étant unies enfemble, il faut divifer l'extrêmité de la tige en quatre parties, au moyen d'une entaille cruciale de la longueur, largeur & profondeur qu'il a été dit en parlant des quatre branches tronquées. Il faut obferver que l'une de ces entailles foit plus profonde que l'autre.

Dans l'entaille la plus profonde, on perce la tige dans fon centre & fuivant fa longueur, jufqu'au milieu de la furface concave de la plaque. Pour lors on agrandit ce trou du côté de la plaque, jufqu'à ce qu'il foit fuffifant, pour loger la tête de la vis. Cela fait, on perce les quatre branches qui doivent fervir de charnons. On perce de même l'avance de chaque aîle qui doit auffi fervir de charnon, & on les monte par le moyen des goupilles avec les branches de la tige à canon.

Lorfque les deux piéces, à qui nous avons donné le nom d'aîles, font affemblées par le moyen des goupilles aux branches tronquées, il s'agit de placer l'écrou de maniére que fes avances perpendiculaires fe logent dans l'intervale pratiqué entre les deux charniéres, où ces avances sont reçuës comme un tenon dans une mortaise. Ces avances ne doivent pas y être forcées; afin qu'elles puissent s'engager & se dégager plus ou moins dans cet intervale qui les reçoit, suivant les mouvemens que la vis fait faire à l'écrou.

L'usage de cet engagement, est d'assujettir l'écrou en plusieurs sens, le laissant pourtant en liberté, jusqu'au point qu'il puisse suffisamment agir, conjointement avec la vis.

Les deux avances horizontales couvrent le milieu des charniéres : Leurs extrêmitez se placent aux fenêtres des aîles, lorsqu'elles sont levées. Cet écrou étant ainsi placé, on engage la vis dans l'écrou, & la clef dans les échancrures de la tête de la vis : La clef fait tourner la vis, qui en s'engageant dans l'écrou, le fait descendre; & tandis qu'il descend, ces avances horizontales suivent le bord inférieur de la fenêtre, le compriment, & assujettissent les aîles, qui étant abbatuës, s'appliquent par leur surface convéxe sur les parties du trou du palais dans lequel elles sont engagées : Elles doivent le comprimer pour suspendre & assujettir toute la machine, qui de cette façon bouche exactement le trou du palais dont il s'agit, & même sans éponge, quoiqu'il soit plus à propos d'en mettre plus ou moins autour des aîles, suivant l'occurrence.

Quoique l'on ait ici spécifié les dimensions de chaque piéce de cet instrument, il ne faut pas s'assujettir à les observer toujours de même. Elles sont arbitraires suivant les différens cas; parce que la carie des os du palais & des maxillaires supérieurs, &c. laisse des déperditions de substance, plus ou moins étenduës, & dont le trou qui s'en forme, est tantôt d'une figure, & tantôt d'une autre ; ainsi pour bien boucher ce trou, on est obligé de proportionner l'instrument appellé obturateur, à la régularité, ou à l'irrégularité de l'espace où l'on doit appliquer cette machine.

Avant que de mettre en place cet obturateur, (a) il faut relever suffisamment les aîles, pour qu'elles s'approchent l'une de l'autre à la distance de deux à trois lignes, & qu'elles occupent ainsi moins de volume ; ce qui fa-

(a) Voyez la Figure 12. de la Planche 38.

cilitera leur introduction dans le trou, ou dans la bréche du palais.

Dans cette situation, cet obturateur sera introduit dans la bouche : Il sera soutenu par le pouce & l'indicateur de la main gauche : Le pouce appuïera sur la face concave de la plaque, & l'indicateur sur la face convéxe de la même plaque : On s'aidera, si l'on veut, de la main droite ; c'est ainsi que l'on introduit dans le trou du palais les aîles & la tige, jusqu'à la surface convéxe de la plaque. Pour lors il ne s'agit plus que de l'assujettir par le moyen de la clef, que l'on tiendra entre le pouce, l'index & le doigt du milieu de la main droite ; On soutiendra en même tems la plaque avec le pouce de l'autre main, & on tournera la clef de droit à gauche, jusqu'à ce que cet instrument soit suffisamment assujetti. On s'appercevra qu'il est assujetti par la stabilité de de la plaque, & encore mieux par son usage.

Pour déplacer cet obturateur, on tournera la clef dans le sens opposé. Ceux qui s'en serviront, pourront eux-mêmes, en observant ces seules circonstances, le mettre & l'ôter, lorsqu'ils voudront le changer, ou le laver.

Les avantages que l'on retirera de cet inſtrument, vérifieront les utilitez que je lui attribuë avec juſtice.

CHAPITRE XXI.

La deſcription & l'uſage d'un obturateur moins compoſé, dont les aîles ſont aſſujetties différemment de celles des autres obturateurs, & ſans charniére.

II. OBTURATEUR.

LE deuxiéme obturateur ne différe en rien du précédent par la plaque; elle eſt convéxe d'un côté, concave de l'autre, & percée de même : Elle eſt ſoudée avec une tige à canon par le centre de ſa partie convéxe : Cette tige a environ quatre, ou cinq lignes de longueur, & environ ſix lignes d'épaiſſeur : Elle eſt percée d'une extrêmité à l'autre par un trou rond d'environ une ligne de diamétre : Ce trou ſert à donner paſſage à la tige d'une vis : Sa partie ſupérieure eſt plate : La vis qui la traverſe, eſt d'environ huit lignes de longueur, & d'une ligne de diamétre en épaisseur : Sa tête est semblable à celle de la vis du précédent obturateur.

Cet obturateur est encore composé de deux aîles, dont la figure ressemble assez à un demi ovale, dont les angles seroient mousses. La longueur de chaque aîle est d'environ huit lignes, la largeur de quatre, & l'épaisseur d'un quart de ligne : Leur surface supérieure est un peu concave, & leur surface inférieure convéxe : Ces aîles sont percées près de leur circonférence de plusieurs petits trous, qui servent à y attacher des éponges pour l'usage déja indiqué.

L'une de ces aîles est soudée, ou rivée sur la surface plate & supérieure de la tige : Elle couvre toute cette surface, & elle y reste fixe & immobile : Elle est percée par un trou, qui répond précisément à celui de la tige.

L'autre aîle est percée d'un trou quarrée proportionné à la quarrure qui se trouve à la vis, entre ses filets & sa tige arrondie, à laquelle elle est engagée de force, & arrêtée par le moyen d'un petit écrou. Cette aîle doit suivre tout le mouvement de la vis; ensorte que lorsqu'on tournera la vis de droit à gauche, ou de gauche à droit, l'aîle suivra toujours le sens de la vis: Ces deux aîles se surmontent par l'un de leurs bouts.

Cet obturateur, quoique composé d'une mécanique bien plus simple que le précédent, peut néanmoins en certaines occasions être mis en pratique, à son exclusion : Par exemple, dans le cas où les trous de l'os se trouveroient plus longs que larges, & plus profonds dans le sens horizontal, de façon qu'on ne pourroit pas y loger les aîles du précédent obturateur: En ce cas les aîles de celui-ci, se trouvant capables de tourner dans un sens différent, mieux que celles de l'autre, elles se logeront avec facilité : Ce qui suffira pour remplir toutes les intentions qu'on pourroit avoir en pareille occasion.

La maniére d'introduire cet obturateur (*a*) est semblable à celle du précédent ; à la différence près, qu'au lieu qu'on reléve les aîles de l'autre, on range celles de celui-ci l'une sur l'autre; & que lorsqu'il est appliqué, on transporte avec un tour de clef l'aîle supérieure du côté où l'on veut, ce qui suffit pour l'assujettir ; & si l'on le juge à

(*a*) Voyez la Figure 16, de la Planche 38.

Tom 2.me Planche. 38.me Pag. 305.

propos, on garnit ces aîles avec de l'éponge.

Pour mettre en place cet obturateur, ou pour l'ôter, on se sert d'une clef semblable à celle du précédent, & on y procéde de la même maniére qu'il a été indiqué.

EXPLICATION

De la Planche XXXVIII. qui contient la figure du premier & du deuxiéme obturateur, lesquels servent à boucher les trous du palais, démontez de toutes leurs piéces, & ensuite montez.

LA Figure I. représente la plaque vûë par sa partie convéxe, avec son trou dans son centre & celui de la tige qui reçoit la vis.

La Figure II. représente la tige de l'obturateur.

A. Grande entaille de cette tige.

B. B. Les trous de ses branches qui reçoivent une goupille, laquelle sert à attacher les aîles.

C. Le trou de la tige.

La Figure III. représente la même tige vûë du côté de la petite entaille.

La Figure IV. représente une des deux aîles de l'obturateur, vûë par sa partie convéxe.

D. D. D. D. Les petits trous de cette aîle.

E. Sa fenêtre.
F. Son avance, ou charnon.

La Figure V. représente une vis à tête échancrée, ou fenduë.

G. La vis.
H. La tête.

La Figure VI. représente la tête de cette même vis, vûë à plat.

La Figure VII. représente la partie supérieure & convéxe de l'écrou.

La Figure VIII. représente la partie inférieure & concave de ce même écrou, ses quatre avances & son trou qui sert d'écrou.

La Figure IX. représente l'écrou en entier, vû latéralement.

La Figure X. représente la clef, vûë à plat, ayant deux espéces de dents à son extrêmité antérieure. Elle sert à monter & démonter cet obturateur, à le mettre en place, ou l'en ôter.

La Figure XI. représente une des

goupilles qui servent à assembler les aîles avec la branche & la tige.

La Figure XII. représente le premier obturateur tout monté, composé de l'assemblage de toutes les piéces.

I. I. La plaque montée avec la tige, vûë par sa partie convéxe.

K. La tige.

L. Les branches de la tige.

M. La charniére.

N. L'aîle qui se trouve à la gauche lorsque la piéce est en place, vûë par sa convéxité.

O. L'aîle droite vûë en partie par sa concavité.

Deuxiéme Obturateur.

La Figure XIII. représente une des aîles séparées, vûë par sa convéxité avec ses trous & sa circonférence demi-ovale.

La Figure XIV. représente la vis de ce deuxiéme obturateur.

P. La tête de la vis.

Q. Partie de la tige tournée en vis.

La Figure XV. représente l'écrou quarré de cet obturateur, avec son trou en écrou.

La Figure XVI. repréſente le deuxiéme obturateur tout monté, de façon que l'on voit la convéxité de ſes aîles entr'ouvertes & un peu croiſées, l'extrêmité ſupérieure de la vis, l'écrou, la tige de l'obturateur, & partie de la ſurface convéxe de la plaque.

R. Sa plaque vûë par ſa partie convéxe.

S. Sa tige.

T T. Ses deux aîles.

V. L'écrou & l'extrêmité de la vis.

La tige & la plaque de cet obturateur étant à peu près de même que celles du précédent, on ne les a point fait graver en particulier, non plus que la clef, laquelle eſt commune à tous les deux.

CHAPITRE XXII.

La description & l'usage d'un troisième obturateur sans tige, en partie dentier, dont les aîles sont différentes en figure de celles des précédens, écartées l'une de l'autre, & assujetties par une vis d'une structure particulière. Et la description d'un quatrième petit obturateur.

III. OBTURATEUR.

LE troisiéme obturateur, est celui qui m'a donné occasion d'inventer les autres. C'est une piéce qui différe d'eux en toute sa mécanique, qui est très-particuliére : Il est composé en partie d'une matiére osseuse, & en partie d'une matiére métallique. La piéce osseuse dans celui-ci est une plaque, dont la circonférence est presque de figure conique du côté opposé aux dents supérieures, & sa circonférence du côté de ces mêmes dents, représente les os maxillaires supérieurs dans leur jonction : Cette plaque fait la fonction de ces mêmes os, & à leur défaut on la leur substituë dans le cas où leur substance se trouve détruite dans ce lieu-là : A cette derniére circonférence, est contigu un dentier artificiel, représentant les dents naturelles : La surface supérieure de cette plaque, est concave & voûtée de même que la voûte du palais : Dans cet endroit la surface supérieure est convéxe, pour mieux s'accommoder à l'espace du vuide qu'elle doit occuper. L'on sent déja que cette plaque ainsi munie de dents artificielles satisfait à une double intention. 1°. Qu'elle remplace en même tems les dents naturelles & les portions des os maxillaires exfoliez à l'occasion de quelque carie considérable. 2°. Qu'elle sert en même tems d'obturateur pour boucher les trous, ou bréches en question.

Cette plaque osseuse est de plus percée par un trou quarré d'outre en outre : Ce trou est arrondi seulement du côté de la surface concave, pour recevoir un écrou, dont la tête est arrondie du côté de cette même surface, & quarrée du côté de sa surface convéxe.

Cet écrou doit être de l'épaisseur de cette plaque, sans excéder ni l'une, ni l'autre surface : Il doit être assujetti dans le trou quarré de la plaque, de telle façon qu'il y soit affermi, comme s'il ne faisoit qu'un même corps avec elle : Dans cet écrou s'engage une vis introduite du côté de la surface supérieure. Ce même écrou engage auparavant une piéce recourbée en maniére de manivelle, & une autre piéce qui porte sur sa surface plate. Cette derniére piéce n'est qu'une petite lame en forme de queuë, de figure de feuille de myrthe, d'environ un pouce de longueur, de trois lignes d'étenduë dans sa partie la plus large & d'une demie ligne d'épaisseur.

Cette piéce partant de la tige de la vis, porte & s'appuie par sa surface inférieure sur la surface convéxe la plus supérieure de la plaque osseuse, dans l'étenduë de quatre ou cinq lignes, tandis qu'elle est assujettie par la tête de la vis par son bout percé, & que sa surface supérieure & convéxe, s'appuie dans le reste de son étenduë, contre la voûte du palais, & se porte du côté de la luette, sans pourtant s'en approcher d'assez près pour l'incommoder.

Cette espéce de feuille de myrthe,

a un usage qui n'est point indifférent; elle sert lorsque la machine est montée & appliquée dans son lieu, à empêcher que la piéce ne fasse la bascule sur le devant.

La piéce en manivelle, que j'ai dit être la premiére à donner passage à la tige de la vis, par un trou pratiqué à l'extrêmité inférieure de sa branche inférieure, est longue d'environ six lignes, large du côté de la vis d'environ trois lignes, & de deux du côté où elle se termine, formant un coude avec la branche supérieure & verticale. Les parties supérieure & inférieure de cette piéce sont arrondies, & vont en diminuant vers son milieu. Elle est épaisse d'environ une demie ligne par l'extrêmité la plus large, & d'environ une ligne par son extrêmité la plus étroite. Elle a deux surfaces plates : Sa position est de suivre la direction de la queuë en feuille de myrthe : Son autre branche s'éléve verticalement en haut: Sa circonférence décrit à peu près la figure d'un huit de chiffre : Elle a deux surfaces plates, & elle est à peu près en tous sens de la même grandeur que la précédente. Elle est percée par ses deux extrêmitez : Par l'inférieure elle reçoit
l'extrêmité

l'extrêmité inférieure de la lame arrêtée à la vis inférieure par un tenon arrondi & rivé; Elle roule fur ce tenon tantôt à droit, tantôt à gauche. Son trou fupérieur eft deftiné à recevoir les pas d'une vis, qui demande une defcription particuliére.

Cette vis eft longue en tout, de treize à quatorze lignes, y compris fon bouton & fon quarré. La vis proprement prife, eft de la longueur d'environ huit lignes, fon bouton en forme de poire, eft de quatre lignes, & le quarré qui eft à la tête de la poire d'environ deux lignes : Ce quarré s'engage dans une clef de montre; ce qui fait qu'en la tournant, la vis s'engage plus ou moins dans le trou fupérieur de la branche fupérieure qui la reçoit en forme d'écrou, pour exécuter l'effet qui fera rapporté ci-après.

Revenons auparavant à la tête de la vis inférieure, pour en expliquer la ftructure & la fonction.

Cette tête eft haute d'environ trois lignes ; elle eft de la groffeur d'un moyen pois, y compris l'efpace qui contient une entaille, qui la divife en deux parties égales : Cette entaille eft profonde d'environ deux lignes, & fon milieu est un peu plus approfondi : Les deux parties de la tête de cette vis sont divisées par cette entaille, comme nous l'avons dit, & percées dans leurs parties moyennes, chacune par un trou : Ces trous se répondent l'un à l'autre pour recevoir une goupille : Cette goupille enfilant ces deux trous, enfile aussi les trous des deux charnons arrondis qui se logent dans la même entaille, qui est uniquement destinée à les recevoir ; & c'est pour s'accommoder à leur rondeur, qu'elle est plus cave dans son milieu : Ces charnons appartiennent à des espèces d'aîles recoquillées & figurées à peu près comme une demie feuille de tulippe : Leur étenduë en longueur, est d'environ huit lignes, & dans leur partie la plus large d'environ cinq lignes. Leur surface la plus étenduë est convéxe du côté d'en haut, & concave du côté d'en bas : Ces aîles sont d'ailleurs polies & unies : Leur circonférence du côté qui se porte en devant, depuis l'angle supérieur jusqu'à l'inférieur antérieur, est renversée par la partie postérieure. Cette circonférence est concave depuis l'angle supérieur jusqu'à l'angle inférieur & postérieur : De l'un à l'autre de ces deux angles, elle décrit une ligne directe : L'épaisseur de ces aîles est inégale : Depuis la partie inférieure jusqu'à leur extrêmité opposée, elles vont toujours en diminuant d'épaisseur.

Dans leurs parties inférieures, elles ont chacune une demie goutiére, pratiquée dans leur épaisseur, & prise sur la surface supérieure : Cette demie goutiére s'enfonce jusqu'au niveau de l'attache du charnon, & est un peu plus ample & plus évasée par l'extrêmité antérieure qui reçoit la poire, qu'elle ne l'est ailleurs. Lorsque ces deux piéces s'approchent ensemble, elles forment une espéce de conduit destiné à donner passage à la vis supérieure, à laquelle je reviens, pour expliquer les effets qu'elle produit. Je fais observer auparavant, que ces aîles sont percées de plusieurs petits trous, & qu'elles doivent être garnies d'éponge de même qu'au précédent obturateur.

Lorsqu'on veut mettre cet obturateur (*a*) en place, on approche les deux aîles l'une de l'autre : On a soin auparavant que la vis soit engagée dans l'écrou que nous avons nommé supérieur, que son quarré soit aussi engagé

(*a*) Voyez la Figure 14. de la Planche 39.

dans une échancrure qui fera pratiquée à la surface supérieure de la plaque osseuse & des dents artificielles du milieu du dentier : Cette échancrure servira à l'introduction de la clef. Cela étant ainsi disposé, on introduit les aîles dans le trou de la voûte du palais, formé en conséquence de la déperdition de substance que nous avons établie. On doit pour lors observer les mêmes circonstances, que nous avons indiquées dans l'application du premier obturateur.

Les deux aîles de cette machine étant placées dans le trou du palais, on met la clef au quarré de la vis ; on la tourne de droit à gauche ; & pour lors les pas de la vis s'engageant davantage dans l'écrou, la poire s'introduit insensiblement entre les deux aîles : En faisant dans cette occasion la fonction de coin, elle les oblige à s'écarter l'une de l'autre ; ce qui fait qu'elles s'appuyent contre la surface des parois du trou du palais dans lequel elles se trouvent logées, & tiennent de cette façon la machine assujettie dans le lieu convenable.

Ce ne sont pas seulement de simples idées que je propose ici ; elles ont été déja réduites en pratique, & elles ont produit tout le succès que j'en avois attendu, & que j'en fais espérer. Une personne de Province & de considération, qu'il ne m'est pas permis de nommer, vint il y a environ vingt-cinq ans me consulter : Le scorbut ayant ravagé son palais, y avoit fait un trou, qui avoit occasionné non-seulement la perte de presque toutes les dents de la machoire supérieure, mais même d'une partie considérable de l'un & de l'autre maxillaire supérieur, dans l'endroit où ils se réunissent ensemble, & où ils forment la partie antérieure de la voûte palatine. Le mal en étoit venu au point, que partie de la racine de la cloison du nez étoit pour ainsi dire désossée, & que l'air & les alimens passoient par ce trou de la bouche dans le nez, & du nez dans la bouche.

Après avoir examiné cette situation, & voyant que les obturateurs, dont cette personne se servoit, étoient non-seulement inutiles, mais encore préjudiciables au reste de ses dents, je m'appliquai à rechercher les moyens convenables pour remédier, le plus qu'il me seroit possible, à des inconvéniens si fâcheux. Ayant longtems médité pour construire un autre obturateur, je trouvai heureusement des Ouvriers assez intelligens & assez adroits pour exécuter le plan que j'avois formé, & pour mettre en œuvre celui que je viens de décrire. Cet obturateur satisfit à toutes les vûës que j'avois, de maniére que le défaut des parties dont j'ai parlé, causé par les funestes effets du scorbut, fut si bien réparé, que le malade en fut également surpris & satisfait.

Mais comme cet obturateur ne suffit pas seul dans tous les cas où il y a déperdition de substance osseuse à la voûte du palais, je fis un examen plus étendu de toutes les circonstances qui accompagnent ces déperditions de substance : Portant mes idées plus loin, je parvins à inventer tous les obturateurs que je communique aujourd'hui sans aucune réserve.

Quatriéme Obturateur.

Quelques années auparavant je fus mandé par une Dame de Province, laquelle avoit perdu les quatre dents incisives de la machoire supérieure, par une carie négligée, dont les suites avoient aussi détruit une partie des os maxillaires supérieurs. Il en résultoit un trou qui partant de la voûte du palais, s'étendoit depuis le voisinage des alvéoles, jusques dans le nez. Ce fut en cette occasion que je conçus les premiéres idées de construire une piéce qui fût en même tems dentier artificiel & en même tems obturateur. Je composai cet obturateur (a) d'une plaque d'ivoire. La dent de cheval marin, si l'on en pouvoit trouver de convenable, seroit cependant à préférer à l'ivoire; mais la scissure, ou fente, qui divise en deux lames cette dent dans toute sa longueur, fait que son épaisseur n'est pas ordinairement suffisante pour faire une plaque d'un seul morceau, & composée de plusieurs dents artificielles.

A cette plaque que j'accommodai à la figure du palais, je laissai en sa partie convéxe une petite éminence percée à son extrêmité, pour y attacher une éponge; j'y pratiquai quatre dents artificielles, que j'attachai si bien aux dents canines, que la plaque se trouva par ce moyen parfaitement bien assujettie, & en état de boucher exacte-

(a) Voyez la Figure 18. de la Planche 40.

ment le trou du palais, tandis que les dents artificielles qui lui étoient contiguës réparoient si bien la bréche des dents naturelles, qu'elles les imitoient parfaitement, & suppléoient à leurs fonctions. Par-là je fis avec une seule piéce, ce qui m'auroit été plus difficile à exécuter avec un dentier artificiel, & une plaque séparée.

Ce petit avantage m'encouragea à poursuivre mes recherches, jusqu'au point d'être parvenu à l'exécution de tous les obturateurs dont je viens de parler, & dont j'ai expliqué en détail la mécanique.

Explication de la Planche XXXIX. qui contient le troisième obturateur, démonté piéce par piéce & ensuite monté, lequel sert à boucher le trou du palais & la bréche du dentier.

LA *Figure I.* représente le dentier qui sert de plaque au troisiéme obturateur: Cette plaque est vûë par sa partie concave.

A. A. A. La surface concave de la plaque.

Tom 2.*eme*   Planche. 39.*me*   Page 320.

B. Le trou qui reçoit l'écrou.

C. C. C. Le dentier contigu à cette plaque.

La Figure II. repréfente l'écrou qui doit s'enchaffer dans l'épaiffeur de la plaque, vû par le côté qui décrit une circonférence ronde.

La Figure III. repréfente le même écrou vû du côté oppofé, faifant voir fa quarrure.

La Figure IV. repréfente la vis inférieure de cet obturateur, vûë dans fa longueur du côté de l'entaille de fa tête.

La Figure V. repréfente la même vis fuivant fa longueur, vûë latéralement, pour faire obferver le trou de fes deux branches.

La Figure VI. repréfente la piéce fupérieure de la piéce en manivelle féparée de l'inférieure, & vûë de façon que l'on voit fes deux trous, dont le fupérieur fert d'écrou, & l'inférieur fert à recevoir un tenon faifant la fonction de pivot.

La Figure VII. repréfente la piéce inférieure de la piéce en manivelle.

La Figure VIII. repréfente la piéce en manivelle formée de la jonction des deux précédentes piéces.

La Figure IX. repréfente une petite lame en forme de feuille de mirthe, vûë par fa furface convéxe, avec fon trou & fa courbure.

La Figure X. repréfente la vis fupérieure à tête arrondie en forme de poire.

D. Sa partie arrondie.
E. Sa partie tournée en vis.
F. Son avance quarrée qui fert à recevoir la clef pour monter & démonter cet obturateur, le mettre en place, ou l'en ôter.

La Figure XI. repréfente une des deux aîles de cet obturateur, vûë par fa partie convéxe avec tous fes contours, fa goutiére & fon charnon.

La Figure XII. repréfente la même aîle, vûë dans toute fon étenduë par fa partie concave.

La Figure XIII. repréfente une petite goupille qui fert à affembler les deux aîles fur la tête de la vis inférieure.

La Figure XIV. repréfente le troifiéme obturateur les aîles ouvertes, compofé de l'affemblage de toutes ces piéces, & tout monté, vû par fa partie antérieure, en laquelle on apperçoit le deſſus de ſa plaque, la vis ſupérieure de toutes ſes parties & la convéxité des deux aîles.

La Figure XV. repréſente le même obturateur vû latéralement, pour faire paroître plus diſtinctement toutes les parties qui en compoſent l'aſſemblage.

 G. G. Le dentier.
 H. La plaque.
 I. La partie ronde de la vis ſupérieure.
 K. L'aîle qui ſe trouve à la gauche, quand elle eſt en place.
 L. L'aîle droite.
 M. La lame, ou feuille de mirthe en ſituation.
 N. La piéce en manivelle.

La Figure XVI. repréſente la clef qui ſert à monter & démonter le troiſiéme & le cinquiéme obturateur, & à les mettre en place.

CHAPITRE XXIII.

La description & l'usage d'un cinquiéme obturateur à plaque osseuse de même que les précédens, en partie dentier, construit de plusieurs piéces, sans tige, ayant deux aîles assujetties de façon qu'elles tournent, l'une à droit, & l'autre à gauche, &c.

V. OBTURATEUR.

LE cinquiéme obturateur est composé en partie d'une plaque osseuse, semblable en tout à celle du troisiéme, d'un écrou, d'une vis inférieure, d'une autre vis supérieure, de deux aîles, de deux petites lames, d'une espéce de fourchette à écrou, & d'une clef de montre.

La vis inférieure est la principale piéce de l'assemblage de cette machine. Cette vis a différentes parties diversement configurées qui servent à différens usages : Son étenduë depuis son extrêmité supérieure jusqu'à son extrêmité inférieure, est d'environ sept à huit lignes : La longueur de cette vis proprement prife dans la feule étenduë de fes pas, eft d'environ deux lignes, fa groffeur d'environ une ligne & demie.

Le corps, ou le milieu de cette vis, eft figuré en forme de tête de clou arrondie; il a environ quatre à cinq lignes de diamétre; fon épaiffeur eft d'environ une ligne & demie; fa circonférence eft arrondie; fa partie inférieure, qui excéde l'écrou, eft une furface plate, dans laquelle font pratiquées deux entailles paralleles, chacune en ligne directe d'environ une ligne de profondeur & autant de largeur. Ces deux entailles font fituées l'une à droit & l'autre à gauche de la vis, & deftinées à donner paffage aux deux branches de la fourchette qui fera ci-après décrite. La furface fupérieure un peu convéxe, contient dans fon milieu une efpéce de tronc quarré qui fait la partie fupérieure de cette vis, quafi de la figure de certaines enclumes dont les Orfévres fe fervent quelquefois, & qu'ils appellent tas. Ce tronc, ou enclume, eft élevé au-deffus de la partie qui lui fert d'appui, d'environ deux à trois lignes, large de quatre, & épais de deux.

Cette efpéce d'enclume a dans fa partie moyenne la plus large, un trou qui va d'outre en outre; fon diamétre en épaiffeur eft d'environ une ligne: C'eft dans ce trou que tourne la partie de la grande vis fupérieure. A cette même enclume font encore attachées les deux aîles par deux très-petites vis, qui font introduites à chaque extrêmité de fa furface fupérieure, à l'endroit où font pratiquez deux écrous, pour loger ces deux petites vis.

Les aîles de cet obturateur reffemblent affez à celles de certains papillons; leur étenduë en longueur eft d'environ fix à fept lignes. Ces aîles font larges à l'endroit le plus étendu, d'environ cinq lignes; elles font épaiffes d'une demie ligne. Ces aîles ont d'ailleurs deux grandes furfaces, l'une convéxe du côté d'en bas, l'autre concave du côté d'en haut, percées de plufieurs petits trous pour fervir à l'ufage déja indiqué.

Sous ces aîles font logées deux petites lames, longues chacune d'environ cinq lignes, larges de deux, & épaiffes d'environ un quart de ligne près de leur extrêmité qui eft arrondie. Ces ailes ont à chaque bout un trou rond, de deux tiers de ligne de diamétre.

La fourchette a deux branches quarrées, longues d'environ cinq lignes, épaisses d'environ une demie ligne, larges d'une ligne, distantes l'une de l'autre d'environ quatre lignes. Ces branches sont attachées à une espéce d'écrou, qui se repliant du côté d'en haut, forme premiérement un coude de chaque côté, & ensuite une espéce d'avance destinée à deux usages différents : La hauteur de cette avance est d'environ quatre lignes, & son épaisseur d'une bonne ligne. Cette avance est percée à jour, par sa surface la plus étenduë d'un trou d'environ une ligne & demie de diamétre : Ce trou est un écrou contigu aux branches de la fourchette ; il est destiné à recevoir la vis supérieure. Sur la petite surface plate qui est à la partie la plus éminente de cet écrou, est pratiqué encore un autre écrou, dans lequel doit s'engager une petite vis qui sera très-délicatement & très-artistement travaillée : Cette petite vis est destinée à passer dans deux trous que nous avons dit être pratiquez à un des bouts des petites lames, tandis que l'autre bout aussi percé s'engage ailleurs.

Cette petite vis doit avoir trois qua‑ litez différentes.

Dans son bout inférieur, ses pas, ou filets sont très-minces & très-déliez, ca‑ pables de bien prendre dans l'écrou qui doit les recevoir, & qui ne doit avoir qu'une ligne, ou environ de profon‑ deur. La petite tige de cette vis doit être ronde, afin que les petites lames puissent rouler commodément autour d'elle. Sa tête doit être peu relevée & plate, pour ne pas s'opposer au mou‑ vement des aîles qui la couvrent.

La grande vis supérieure est longue d'environ dix lignes, y compris son quarré, ses pas & son rond uni. On peut y ajouter une tête ronde, si l'on veut arrêter cette vis sans rivure, com‑ me il sera expliqué : Le diamêtre de cette vis, est d'environ cinq quarts de lignes, l'étenduë de ses pas est d'envi‑ ron cinq lignes, son extrêmité quarrée est de quatre lignes, sa partie arrondie de deux, & sa tête, si l'on y en ajoute une, sera d'environ une demie ligne d'épaisseur.

Cette vis est engagée par ses pas, ou filets, dans l'écrou pratiqué dans la fourchette qu'elle fait avancer, ou re‑ culer, suivant qu'elle tourne, comme nous

nous allons l'expliquer, en assemblant les parties de cette machine. Cette vis par sa partie ronde & unie, est assujettie & engagée au trou pratiqué dans la petite enclume : Là elle doit rouler aisément, sa tête étant rivée à rivure perduë, ou arrêtée par une très-petite clavette.

Pour assembler les petites piéces de cette machine, on joindra le bout d'une des lames, sur la surface convéxe d'une des aîles, à deux lignes de son angle le plus aigu, ou extrêmité inférieure, & au centre de la largeur de l'aîle. Dans cet endroit on assujettira ensemble l'aîle & la petite lame avec une petite goupille, ou vis, de telle façon que le mouvement de l'aîle & de la lame reste libre, & qu'elles puissent tourner facilement : Après quoi on assemblera de même l'autre petite lame avec l'autre aîle.

Cet assemblage étant fait, on attachera les deux aîles par leur extrêmité la plus retrécie, sur la surface supérieure de l'enclume. L'une de ces aîles sera attachée à droit, & l'autre à gauche ; ce qui sera fait au moyen de deux goupilles, ou de deux petites vis : Si l'on se sert de goupilles, elles seront contigües à l'enclume, & prifes fur fon épaiffeur, de façon qu'il ne s'agiffe que de les river.

Si au contraire on fe fert de petites vis, il faudra percer la face plate & fupérieure de l'enclume, pour y faire des écrous capables de recevoir les pas des petites vis en queftion : Enfuite on engagera les deux autres bouts des lames déja engagez par leurs bouts oppofez. Ces lames fe furmonteront l'une & l'autre, & fe croiferont un peu en forme de fautoir dans l'intervale des deux aîles, & feront enfilées par une goupille, ou petite vis par le trou dont nous avons parlé, qui eft à l'éminence fituée au-deffus de l'écrou de la fourchette.

La longue vis fera introduite dans l'écrou, ayant auparavant engagé l'extrêmité de la fourchette dans les entailles de la face inférieure du corps de la vis inférieure. De-là on engagera la partie ronde de cette vis dans le grand trou de l'enclume, où cette vis fera rivée à rivure perduë, comme il a été dit; finon au moyen d'une petite clavette à queuë d'aronde, engagée dans une entaille pratiquée à la grande face poftérieure de l'enclume, fituée tranfversalement, anticipant en partie sur le trou de l'enclume qui reçoit l'extrêmité ronde de la grande vis supérieure : Cette clavette est introduite dans cette entaille lorsque la tête de la vis a passé : De cette façon la clavette empêche cette tête de repasser par ce trou, & ainsi elle arrête l'extrêmité de cette vis, pour y produire l'effet que nous rapporterons, après avoir assemblé la vis inférieure avec la plaque, de la manière qui suit.

Pour mettre cette machine en état d'être appliquée & d'agir, il faut assujettir la vis inférieure avec la plaque osseuse par le moyen de l'écrou inférieur, qui doit être figuré & situé comme nous l'avons dit en décrivant les autres obturateurs. La machine se trouvera pour lors entiérement assemblée, & quand on voudra écarter les aîles l'une de l'autre, on n'aura qu'à ajuster une clef semblable à celle d'une montre, avec la partie quarrée de la grande vis supérieure, & située en axe : En tournant la clef de droit à gauche, les aîles étant fermées, elles s'écarteront l'une de l'autre, & leur plus grande extrêmité décrira pour lors un demi cercle, tandis que les branches de

E e ij

la fourchette s'engageront davantage dans les entailles qui les reçoivent, & que son écrou s'approchera de l'enclume.

Au contraire lorsqu'on tournera la clef de gauche à droit, les aîles s'approcheront l'une de l'autre, & l'écrou supérieur s'écartera de l'enclume: C'est dans cette situation que les aîles de cet obturateur (*a*) seront introduites dans le trou qu'il doit boucher : On observera à peu près les mêmes circonstances qu'on a indiquées, à l'occasion de l'application des obturateurs précédens; on se souviendra surtout qu'il y a ces circonstances à observer, entre celui-ci & les autres. 1°. Qu'il faut tourner la clef d'une maniére toute différente, ainsi que je viens de le faire remarquer. 2°. Qu'on pratiquera aussi une entaille à la partie supérieure du dentier artificiel pour y loger la clef.

Il n'est pas absolument nécessaire de s'assujettir, pour l'assemblage de ces piéces qui doivent être aussi d'or, ou d'argent, à toutes les circonstances que nous venons de rapporter. Quoiqu'elles soient les plus assurées & les plus

(*a*) Voyez la Figure 16. de la Planche 40.

aisées pour éviter la confusion, on peut cependant laisser à l'Ouvrier qu'on employera, la liberté de suivre son idée, en ce qui concerne la maniére de les assembler. Il faut néanmoins l'avoir informé auparavant de tout ce qui vient d'être rapporté.

Quoique j'aye réglé & déterminé les dimensions & les proportions de toutes les parties qui composent tous les obturateurs, ces dimensions ne laissent pas d'être arbitraires & indéterminées, tant par rapport aux diverses conformations qui se rencontrent dans les différens sujets dans l'une & l'autre machoire, que par rapport aux gencives, à la voûte du palais, à la situation & à la profondeur, largeur & étenduë en tous sens des différens trous qu'il s'agit de boucher. Ces circonstances pouvant varier de plusieurs façons, elles exigent par conséquent que l'on varie de même suivant l'exigence des cas où l'on se trouve, en ce qui concerne la construction de tous ces instrumens, ou machines. C'est à ceux qui voudront les mettre en usage, d'observer très-réguliérement tout ce qu'il y a de particulier dans les cas où ils veulent se servir de ces obturateurs.

Au reste je suis entiérement persuadé, que lorsqu'ils se serviront à propos de celui qui conviendra le mieux en chaque occasion, & qu'ils observeront les circonstances que je leur indique, & celles qui leur seront indiquées par les maladies mêmes, ils parviendront certainement à la fin de leur dessein, à l'avantage du malade, à leur honneur, & à celui de la profession.

J'oserois avancer la même chose à l'égard de toutes les méthodes que je communique au public, & à l'égard des instrumens & machines que j'ai d'ailleurs inventez, ou réformez. Comme les personnes judicieuses & déja versées dans cet art, ne manqueront pas de s'appercevoir de tous ces avantages, & que l'émulation portera ceux qui n'en ont pas une connoissance parfaite, à se convaincre de l'utilité de toutes les méthodes que je donne dans cet Ouvrage, il me paroît qu'il seroit inutile de les encourager par des promesses, tandis que je leur donne des faits certains & fondez sur l'expérience.

Tom: 2.me Planche. 40.me Pag. 338.

f.1.re f.2.e f.3.e f.4.e f.5.^{e}

f.7.e f.6.e f.8.^{e}

f.13.^{e}

f.9.e f.10.e f.11.e f.16.e f.12.^{e}

f.14.^{e}

f.15.^{e}

f.17.e f.18.^{e}

Explication de la Planche XL. qui contient le quatriéme & cinquiéme obturateur, dont le cinquiéme est démonté piéce par piéce, & remonté, vû en différens sens, lequel sert à boucher les trous du palais & les bréches des dentiers.

LA *Figure I.* représente la vis inférieure du cinquiéme obturateur, vûë dans sa longueur par sa face antérieure, avec sa tête, son enclume, les échancrures qui font place aux deux aîles, son trou en écrou & les engrainures qui reçoivent la fourchette.

A. La partie tournée en vis.

B. La tête de la vis ou paroissent les entrées des engrainures qui reçoivent la fourchette.

C. L'enclume percée d'un trou qui sert à loger l'extrêmité de la grande vis supérieure & les échancrures qui font place aux aîles.

La Figure II. représente la même vis dans sa longueur avec toutes ses parties, vûë par sa partie postérieure, en laquelle on obferve de plus l'engrainure qui reçoit la clavette en queuë d'aronde.

D. L'engrainure qui reçoit la queuë d'aronde.

La Figure III. repréfente la tête de la même vis, vûë du côté de la furface qui reçoit les branches de la fourchette.

E. E. Les engrainures qui reçoivent les branches de la fourchette.

La Figure IV. repréfente l'écrou de la plaque par fa furface unie, avec fon trou en écrou.

La Figure V. repréfente le même écrou vû par fa furface oppofée à fes bifeaux.

La Figure VI. repréfente la lame en feuille de mirthe à plat, vûë dans fa longueur, avec fon trou.

La Figure VII. repréfente l'aîle droite de cet obturateur, vûë par fa partie concave avec fes deux trous à vis & tous les petits trous qui fervent à attacher l'éponge.

La Figure VIII. repréfente la même aîle, vûë par fa partie convéxe, en laquelle on obferve auffi fes différens trous.

La Figure IX. repréfente la fourchette du côté qu'elle fe recourbe en dedans.

DENTISTE.

La Figure X. repréfente la même fourchette vûë de côté, pour mieux faire paroître fa courbure.

La Figure XI. repréfente encore cette fourchette vûë du côté de la convéxité de fa courbure.

La Figure XII. repréfente une des deux petites lames qui fervent à attacher les aîles, vûë à plat avec fes deux trous. L'une & l'autre étant femblables, on n'en a fait graver qu'une.

La Figure XIII. repréfente la vis fupérieure, vûë dans fa longueur.

La Figure XIV. repréfente la clavette en queuë d'aronde, vûë à plat dans toute fa longueur.

La Figure XV. repréfente les cinq petites vis vûës féparément dans toute leur étenduë.

La Figure XVI. repréfente le quatriéme obturateur compofé de l'affemblage de toutes fes piéces & tout monté, vû par fa partie antérieure. On y peut obferver le dentier, partie de la plaque, partie de la vis fupérieure, une portion de la fourchette dans l'endroit de fon écrou, les deux lames attachées aux aîles qui fervent alternativement à les ouvrir, ou à les fermer, les aîles ouvertes, & la feuille de mirthe qui sert de queuë pour empêcher que cet instrument ne fasse la bascule lorsqu'il est en place.

La Figure XVII. représente le même obturateur vû de côté, ou latéralement. L'on peut remarquer par ce point de vûë partie du dentier, partie de la plaque, partie de la vis supérieure, partie de la fourchette, la tête de la vis inférieure, l'enclume située sur cette tête, la feuille de mirthe, & les deux aîles jointes ensemble & fermées.

La Figure XVIII. représente le quatriéme obturateur composé de quatre dents contiguës à une plaque osseuse & faisant partie de cette plaque, une petite éminence en forme de tige, sur laquelle est attachée une petite éponge par le moyen d'un fil, laquelle éponge sert à boucher plus exactement le trou du palais. Cet obturateur s'assujettit par le moyen d'un fil qui l'attache aux deux dents canines.

CHAPITRE XXIV.

Description de toutes les piéces qui composent une machine nouvellement inventée, propre à embrasser les dents de la machoire inférieure, pour soutenir & maintenir à la supérieure un dentier artificiel; & la description de ce dentier.

EN 1737. une Dame de la premiére condition, âgée d'environ soixante ans, qui n'avoit perdu aucune des dents de la machoire inférieure, mais qui se trouvoit privée de toutes celles de la supérieure, s'adressa à M. Caperon Dentiste du Roi, & très-habile, dans l'espérance qu'il pourroit garnir sa bouche d'un dentier supérieur. Il lui dit, ainsi que me l'a rapporté cette Dame, que comme elle n'avoit aucunes dents à cette machoire, pour l'attacher, il n'étoit pas plus aisé de le faire que de bâtir en l'air; qu'il lui conseilloit cependant de me venir voir, & que si je n'exécutois pas ce qu'elle défiroit, elle ne trouveroit point ailleurs de fecours.

Cette Dame fuivit fon avis ; & quand j'eus examiné fa bouche, je la priai de me donner quelques jours pour que je puffe réfléchir fur les moyens de la fatisfaire. Après avoir bien médité, j'imaginai qu'une machine telle qu'elle eft repréfentée à la planche 41. étant jointe aux dents de la machoire inférieure, feroit capable d'affujettir & de maintenir à la machoire fupérieure un rang de dents prefque entier. Cette Dame ne voulant qu'avoir le devant de la bouche orné & une prononciation plus parfaite, je donnai moins d'étenduë à ce dentier, avec lequel elle mange aifément, & dont elle ne pourroit guéres fe paffer. Pour plus de propreté, elle en a deux femblables, dont elle fe fert alternativement.

Je dirai volontiers de quelle maniére je fuis venu à bout de cette machine. Ayant pris toutes les dimenfions requifes, je choifis de fort bon or pour toutes les piéces dont elle devoit être compofée, & je le fis préparer & forger par un Orfévre. Je fis moi-même deux efpéces d'anfes, ou

plaques recourbées, deux demis cer‑
cles, quatre petits porte-reſſorts & huit
petits clous à tête. A ces plaques re‑
courbées je fis ſouder par un Metteur
en œuvre les deux extrêmitez du de‑
mi cercle extérieur, qui a le plus de
contour, & le demi cercle intérieur
qui eſt le moins étendu, & à chaque
ſurface latérale extérieure des plaques
recourbées, je fis encore ſouder un pe‑
tit porte-reſſort, après y avoir fait les
petites ouvertures à jour, ou eſpéces
de mortoiſes qui doivent recevoir l'ex‑
trêmité de chaque reſſort. Cette ma‑
chine ſe trouvant conſtruite de maniè‑
re à pouvoir embraſſer les dents de la
machoire inférieure, je fabriquai le
dentier pour la ſupérieure, & aux deux
extrêmitez de ſes ſurfaces latérales ex‑
térieures, je fis deux échancrures, où
j'attachai avec de petits clous rivez
deux autres petits porte-reſſorts ſem‑
blables à ceux que j'ai dit avoir pla‑
cez aux plaques recourbées. Pour aſ‑
ſembler ce dentier avec la machine in‑
férieure, je mis de chaque côté un reſ‑
ſort de baleine, j'introduiſis une de ſes
extrêmitez dans les deux petites ou‑
vertures à jour d'un des porte-reſſorts
de cette machine, où je l'arrêtai par

F f iij

plusieurs contours d'un fil passé dans le chas d'une aiguille à coudre. J'insinuai l'autre extrêmité de ce ressort dans les deux petites ouvertures du porte-ressort supérieur opposé, où je l'arrêtai de même par plusieurs contours & jets de fil dont je couvris le même ressort, afin de le fortifier. L'autre ressort fut placé d'une pareille façon ; & c'est ainsi que le dentier supérieur se trouva joint à la machoire inférieure.

Explication de la Planche XLI. qui représente le dentier supérieur artificiel monté sur une machine d'or nouvellement inventée, laquelle embrasse les dents naturelles de la machoire inférieure, & sert à le soutenir.

FIGURE PREMIERE.

A. Le demi cercle extérieur qui doit être posé par sa partie concave sur la surface extérieure des dents incisives, canines & petites molaires, & qui doit les embrasser extérieurement près des gencives.

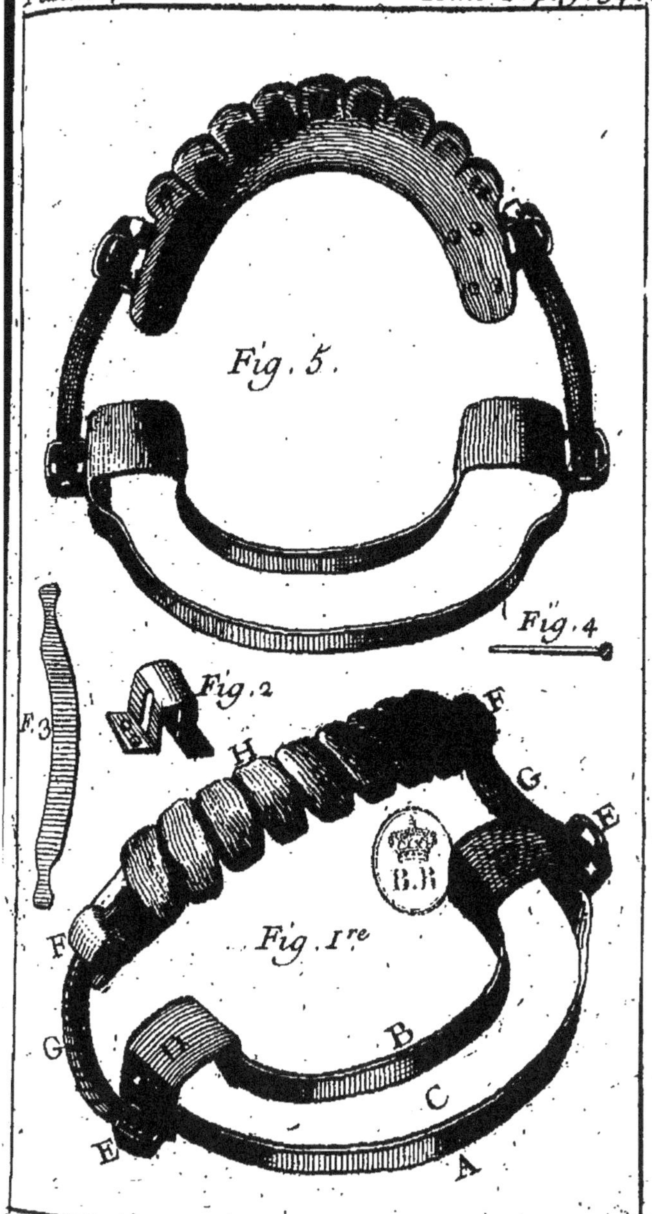

Planche 41.   Tome 2. pag. 342.

Fig. 5.

Fig. 4.

Fig. 3.   Fig. 2.

Fig. 1.re

B. Le demi cercle intérieur qui doit être appliqué par sa partie convéxe sur la surface intérieure de ces mêmes dents & tout contre les gencives.

C. L'intervale que ces dents occupent, lorsque cette machine est mise en place.

D. D. Les anses, ou plaques recourbées, qui portent sur l'extrêmité de la couronne des deux premiéres grosses molaires, & qui les embrassent par leurs parties latérales extérieures & intérieures du côté droit & du côté gauche de la machoire inférieure.

E. E. Deux petits porte-ressorts, soudez sur les surfaces latérales extérieures de ces plaques recourbées.

F. F. Deux autres porte-ressorts semblables attachez par des clous rivez sur les deux échancrures pratiquées aux deux faces extérieures des deux extrêmitez de ce dentier.

G. G. Les deux ressorts, dont les extrêmitez antérieures sont engagées dans les deux petites ouvertures des porte-ressorts, & arrêtées par des contours & jets de fil qui couvrent tous ces ressorts.

H. Dentier supérieur.

La Figure II. repréſente un des por-te-reſſorts, auquel on voit de petits trous, pour y paſſer des clous qui l'attachent au dentier ſupérieur, & de petites ouvertures, ou mortaiſes, pour l'introduction d'une des extrêmitez d'un reſſort.

La Figure III. fait voir un des reſ-forts de baleine, un peu convéxe à ſa partie extérieure, concave à ſa partie intérieure, & ayant une coche, ou échancrure à ſes deux extrêmitez, afin de le mieux fixer dans les petites ouvertures du porte-reſſort.

La Figure IV. montre un clou à tête propre à attacher les porte-reſſorts au dentier ſupérieur.

La Figure V. repréſente encore la même machine pour la machoire inférieure, laquelle eſt aſſemblée avec un dentier ſupérieur par deux reſſorts, & entiérement dépliée, ou ouverte & renverſée, pour qu'on voye plus aiſément ſa face intérieure & toutes les parties dont elle eſt compoſée.

CHAPITRE XXV.

Description d'un dentier supérieur entièrement artificiel assemblé avec un dentier inférieur, artificiel en partie, lequel s'ajuste avec les dents naturelles qui restent encore à la bouche.

EN 1739 une Dame âgée d'environ trente-huit ans, vint chez moi : Elle avoit perdu toutes les dents de la machoire supérieure, & de chaque côté de l'inférieure la derniére petite dent molaire & les trois grosses qui la suivent, de façon qu'il n'y restoit plus que les quatre incisives, les quatre canines & les deux premiéres petites molaires. Cette Dame convint avec moi que je lui construirois une piéce qui fût en partie d'argent & en partie osseuse. Je me servis alors d'un argent assez fin, & au titre qui est nécessaire pour que les piéces soient assez flexibles pour obéir un peu, & être moins sujettes à se casser ; ce qu'on doit bien observer dans un pareil ouvrage.

Comme j'avois déja imaginé la précédente machine, il ne me fut pas difficile de travailler à celle-ci, qui y a quelque rapport. Je pris les dimensions nécessaires, je fis d'abord la piéce pour la machoire inférieure, & je la composai de deux demis cercles & de trois dents molaires artificielles de l'un & l'autre côté, assujetties entre les extrêmitez de ces deux demis cercles par quatre petits clous rivez : A la surface postérieure de chaque derniére dent molaire artificielle & vis-à-vis le fond de la bouche, je pratiquai un trou fait en mortaise, de deux lignes de longueur & de profondeur, & d'une ligne de largeur : Je fabriquai deux porte-ressorts plus étendus que ceux dont j'ai parlé ci-devant : Je plaçai deux de ces derniéres dents artificielles de chaque côté entre les deux lames, ou extrêmitez de ces porte-ressorts, & je les y affermis au moyen de quatre petits clous rivez : Au milieu de chaque porte-ressort & entre ses deux courbures, je fis encore une espéce de mortaise percée à jour, qui répondoit à celle que j'ai dit être placée à la surface postérieure des derniéres dents artificielles, laquelle regarde le fond de la bouche; & cela pour y introduire & y arrêter une des extrêmitez des ressorts : Je fis ensuite la piéce supérieure qui devoit orner le devant de la bouche, & j'y formai dix dents qui étoient opposées aux dents naturelles qui restoient encore sur le devant de la machoire inférieure.

A chaque bout de ce dentier, je pratiquai une fente, ou entaille avec une scie, afin d'y engager & fixer une des extrêmitez d'un ressort ; & pour l'y arrêter je fis avec un foret un trou à jour vers l'endroit où se terminoit chaque entaille, pour y passer & repasser du fil qui pût assujettir l'autre extrêmité des ressorts. Pour joindre la piéce supérieure à l'inférieure, je me servis de deux ressorts de baleine différens de ceux dont nous avons parlé précédemment : J'insinuai une des extrêmitez de chaque ressort dans l'ouverture, ou espéce de mortaise à jour de chaque porte-ressort & de chaque derniére dent artificielle de la piéce inférieure : Je l'arrêtai suffisamment par les contours d'un fil passé dans une aiguille : J'introduisis pareillement l'autre extrêmité de ces mêmes ressorts dans l'entaille faite à chaque extrêmité du dentier supérieur, où je l'arrêtai aussi par des contours & jets de fil passé & repassé sur ces ressorts & dans chaque trou que j'ai dit être près de l'endroit où se terminent ces entailles. Ayant exécuté tout cela, je plaçai cette machine dans la bouche de la Dame, où elle se trouva en état de faire toutes les fonctions qu'on en avoit espéré.

Explication de la Planche XLII. qui représente toutes les piéces qui composent un dentier supérieur & une partie d'un dentier inférieur, le tout artificiel. On donne ici ces piéces séparées & ensuite rassemblées.

LA Figure I. représente deux demis cercles, qui embrassent par leurs extrêmitez & à droite & à gauche une partie de trois dents molaires artificielles, qui y sont arrêtées par deux clous rivez.

 A. Le demi cercle extérieur.
 B. Le demi cercle intérieur.
 C. Les trois dents molaires artificielles.

Planche 42. Tome 2. pag. 348

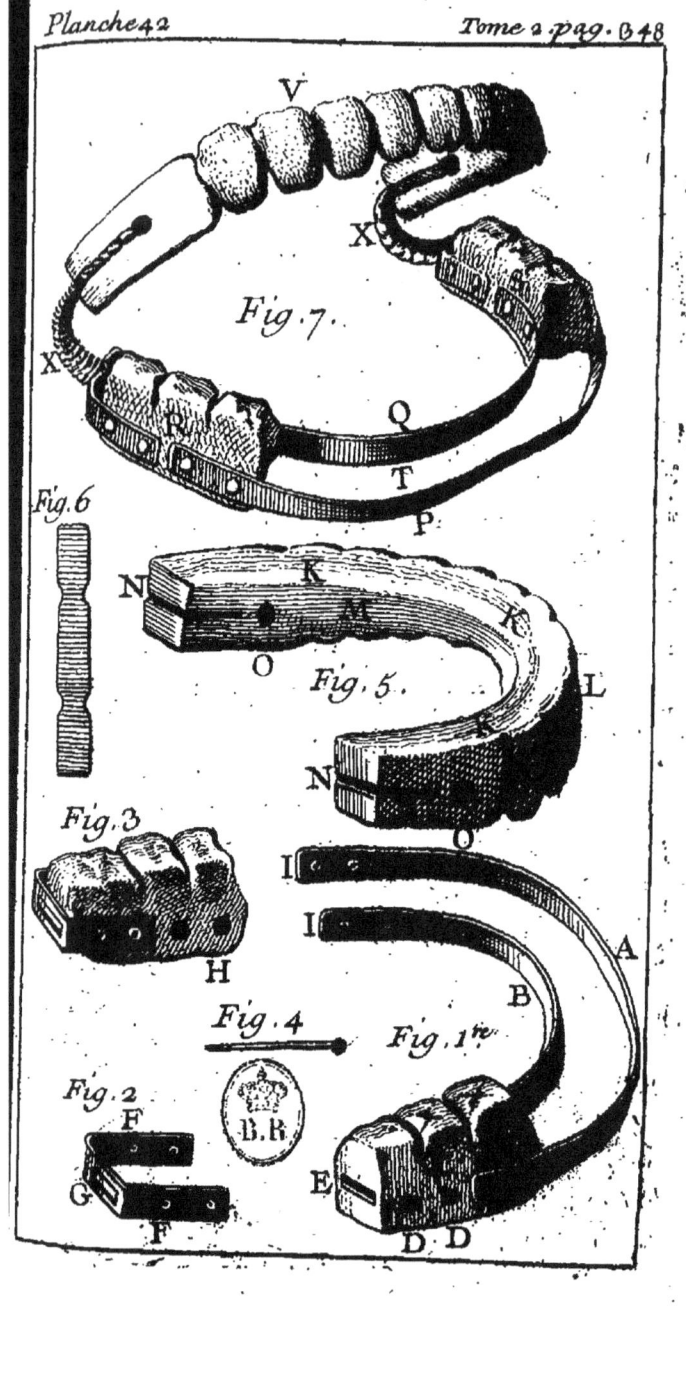

D. D. Deux trous qui les traverſent, afin d'y attacher avec deux clous rivez un porte-reſſort, dont les deux lames, ou extrêmitez embraſſeront ces dents molaires.

E. Petite ouverture, ou eſpéce de mortaiſe, pour recevoir l'extrêmité d'un reſſort.

La Figure II. repréſente un porte-reſſort différent des précédens.

F. F. Les deux lames, ou extrêmitez du porte reſſort, percées chacune de deux trous, pour être attachées avec deux clous rivez aux dents molaires artificielles que ces lames doivent embraſſer.

G. Petite ouverture, ou eſpéce de mortaiſe à jour, afin d'y introduire l'extrêmité d'un reſſort dans l'autre petite mortaiſe pratiquée à la face poſtérieure de la derniére dent molaire, où l'extrêmité de ce reſſort doit être arrêtée par le moyen du porte-reſſort & des contours de fil.

La Figure III. repréſente trois autres dents molaires artificielles garnies d'un porte-reſſort, qui les embraſſe par leurs parties latérales extérieures & intérieures, & qui y eſt attaché par deux clous rivez qui les traverſent.

H. La partie antérieure de ces dents molaires, qui est percée de deux trous qui la traversent entiérement par les parties latérales qui doivent être engagées entre les deux autres extrêmitez des demis cercles, qui sont aussi percées chacune de deux trous, pour y assujettir ces dents par deux clous rivez.

I. I. Les deux autres extrêmitez des demis cercles.

La Figure IV. représente un des clous à tête, ausquels on doit donner une longueur telle qu'ils puissent attacher ces piéces en les rivant.

La Figure V. fait voir le dentier supérieur tourné de côté, ainsi que les piéces précédentes.

K. K. K. Surface supérieure qui doit être placée sur les gencives de la machoire supérieure.

L. Surface extérieure.
M. Surface intérieure.
N. N. Les fentes, ou entailles, destinées à recevoir les extrêmitez des ressorts.

O. O. Les trous percez d'outre en outre pour y passer & repasser avec une aiguille, du fil qui puisse arrêter dans les entailles les extrêmitez des ressorts, & couvrir ces ressorts par plusieurs contours.

La Figure VI. représente un des ressorts de baleine servant à assembler le dentier supérieur avec les dents, ou la machine inférieure.

La Figure VII. est celle du dentier supérieur assemblé avec une partie du dentier inférieur & les deux demis cercles vûs un peu de côté, & ouverts.

P. Demi cercle extérieur.

Q. Demi cercle intérieur.

R. Les trois dents molaires qui doivent être appliquées & porter sur les gencives du côté droit de la machoire inférieure, lorsque la piéce est placée dans la bouche.

S. Les trois dents molaires qui porteront sur les gencives du côté gauche de la même machoire, lorsque la piéce sera en place.

T. L'intervale où passent les dents naturelles, qui restent au-devant de la bouche, & qui sont embrassées par les demis cercles intérieurement & extérieurement près des gencives inférieures.

V. Dentier supérieur.

X. X. Les deux ressorts introduits

par leurs extrêmitez antérieures dans les petites mortaises des porte-ressorts & dans celles des derniéres dents molaires, & par les deux autres extrêmitez dans les deux fentes, ou entailles du dentier supérieur; lesquelles extrêmitez sont arrêtées par les contours & jets de fil dont ces ressorts sont couverts.

Si j'ai fait des fentes, ou entailles & des trous au dentier supérieur, pour y assujettir les ressorts; & si pour le même effet j'ai placé des porte-ressorts aux dents de la piéce inférieure, ce n'a été que dans l'intention de faire voir qu'on peut attacher des ressorts en deux différentes maniéres : En effet on peut placer des porte-ressorts au dentier supérieur, ainsi qu'à l'inférieur; même cette méthode est préférable à l'autre.

On peut faire & placer à la machoire supérieure tout un dentier, qui soit beaucoup plus simple, & qui puisse y tenir par le seul appui des jouës & des dents inférieures. Il faut qu'il soit léger, & il ne sert guéres que pour l'ornement & la prononciation : Cependant quand on y est accoutumé, on peut manger dessus, ainsi que je l'ai vû, vû. Il doit être bien ajusté sur les gencives, & assez écarté par ses extrêmitez, pour qu'il soit assez comprimé par les joues, & qu'il en soit soutenu à l'aide des dents inférieures, qui le repoussent quelquefois dans sa place, sans qu'aucune autre personne que celle qui le porte puisse s'en appercevoir. Depuis peu j'en ai renouvellé un que j'avois fait il y a plus de vingt-quatre ans, dont on a fait un très-utile usage. J'en ai fait dans la suite deux autres pour deux personnes qui s'en servent aussi avantageusement. Il est vrai qu'il y a peu de bouches qui soient disposées à recevoir ces sortes de dentiers, & je n'ai jamais fait que les trois dont je viens de parler. Il faut que le Dentiste qui entreprend cette dernière sorte de dentiers, ait du génie & de l'habileté, s'il veut y réussir. Au reste ce sont ceux qui coûtent le moins, & ils conviennent aux gens qui ne sont pas en état de faire une certaine dépense.

CHAPITRE XXVI.

Remarques sur un Chapitre d'un nouveau Traité de Chirurgie.

J'ÉTOIS prêt en 1723. à faire imprimer mon livre ; mais les occupations continuelles que me donne ma profession, m'empêcherent jusqu'en 1728. de le mettre au jour. Il parut en ce même tems un Traité de Chirurgie : Je lûs ce livre, & je m'arrêtai sur le Chapitre 2. du Tome 2. où l'Auteur traite des dents. Ce Chapitre est divisé en huit articles, & occupe 68. pages d'impression dans lesquelles je fus surpris de trouver un Traité des différentes maladies des dents, des instrumens, & des remédes qui leur conviennent. Cette dissertation eut été placée plus naturellement dans le Traité de Chirurgie du même Auteur imprimé en 1720.

Mais je ne m'arrêterai pas à développer les raisons qui l'ont engagé à ne traiter cette matiére que dans son dernier Livre.

Le Public, à l'utilité de qui nous

devons consacrer nos talens & nos connoissances, lui doit être obligé de son travail, sans s'embarasser ni du motif, ni de l'arrangement qu'il y a employé; mais s'il s'y est glissé des erreurs préjudiciables, je dois les combattre, & en montrer les conséquences vicieuses. L'expérience de plusieurs années & l'application particuliére que j'ai donnée à la partie de la Chirurgie à laquelle je me suis destiné, m'y autorisent, & me font entreprendre de le suivre pas à pas dans cette portion de son Livre.

La comparaison que l'Auteur fait du tartre, ou tuf qui s'attache aux dents avec la rouille qui s'attache au fer n'a rien de juste; & l'Auteur se contredit dans l'explication qu'il en donne. Voici ses termes, (pag. 18 & 19. tom. II.) *Quand ce tuf n'est pas considérable & qu'il ne fait que s'attacher un peu aux dents, c'est ce qu'on appelle du tartre, qui comme la rouille au fer, déchausse les dents & les fait branler. Si quelques dents se trouvent couvertes de tuf, il faut l'ôter; & pour en venir à bout, on le fend avec un ciseau, puis on le sépare, & l'on voit dans son milieu une belle dent & bien blanche. Ce tuf n'a point de peine à sortir lorsqu'il est une fois fendu; car il se sépare & quitte la dent, comme la pêche quitte le noyau.*

La rouille est une sorte d'ordure & de crasse nuisible & adhérente, qui s'engendre sur le fer & l'acier, lorsqu'ils sont mouillez & qu'on ne s'en sert pas, & qui à la fin ronge ces métaux. Elle ne se sépare du fer qu'en causant une déperdition de substance à la masse métallique rouillée, dont la surface reste raboteuse & inégale.

Il n'en est pas de même du tartre, ni de la dent. Le tartre ne pénétre point la surface émaillée de la dent, qui est un corps lisse, serré & extrêmement dur. Il se sépare presque toujours de sa surface émaillée sans l'intéresser en aucune maniére & sans la rendre par conséquent raboteuse & inégale : De plus cette séparation ne se fait pas avec la facilité que l'Auteur le prétend. Le tartre ne quitte pas la dent *comme la pêche quitte le noyau* ; au contraire le tartre est le plus souvent si adhérent à la surface du corps de la dent, qu'on ne peut l'en détacher qu'avec beaucoup de peine, & même par parcelles. L'examen analytique & physique de la rouille du fer, de la dent & des corps tartareux qui s'y attachent, détruit cette comparaison, & fait sentir ce qu'il y a de contrariété. Les différentes rugines, ou gratoirs & autres instrumens au nombre de six que cet Auteur propose (pag. 20. 21. 22. & 23.) pour détacher le tartre des dents, ne sont ni convenables, ni suffisans.

Il est impossible, par exemple, d'introduire aucun de ces instrumens dans les intervales des dents, ni entre les gencives & les dents pour en détacher le tartre, sans offenser les gencives & faire beaucoup souffrir le sujet. D'ailleurs il n'est pas possible, comme cet Auteur le veut, de pouvoir parfaitement nettéïer une dent avec un seul instrument, quelque parfait qu'il puisse être; & le ciseau dont il parle, y est moins convenable que tout autre instrument. On conviendra aisément de ce que j'avance en comparant la méthode de l'Auteur, avec celle que je propose dans le Chapitre 3. de ce second Volume.

Il est bon d'avertir, dit l'Auteur, (pag. 25. & 26.) *les jeunes Chirurgiens, qui voudront pratiquer ces sortes d'opérations, de ne pas faire comme la plûpart des Arracheurs de dents; qui pour parvenir à les mettre bien blanches, ne ména-*

gent point l'émail, & en enlévent une grande partie; c'est une faute très considérable, & dont les personnes qui se mettent entre leurs mains sont bientôt la victime, puisque peu de tems après leurs dents se gâtent & leur font des douleurs insupportables.

Depuis le tems que je m'applique uniquement à la connoissance des maladies des dents & à leur guérison, je n'ai jamais remarqué que les Dentistes, que l'Auteur nomme *Arracheurs de dents*, ayent enlevé l'émail des dents avec les instrumens qui servent à les nettéïer, puisqu'il n'y a point de tranchant qui ne céde & qui ne s'émousse contre la résistance que lui fait l'émail par sa solidité, qui égale presque celle du diamant. De tous les instrumens je ne connois que la lime qui puisse enlever l'émail des dents, & encore est-ce avec bien de la peine, puisque cette même lime est bientôt émoussée & même usée, pour peu qu'on la fasse servir à cet usage.

Ce n'est donc pas l'effet des instrumens qui servent à nettéïer les dents qu'il faut craindre, mais bien plutôt l'effet des remédes contraires & principalement de ceux que l'Auteur enseigne dans son Livre (pag. 27.) comme *la porcelaine en poudre & la pierre de ponce*, lesquels usent l'émail des dents par leurs qualitez mordicantes & rongeantes. Les autres ingrédiens qu'il mêle avec la porcelaine & la pierre de ponce, n'étant point capables d'en empêcher les mauvais effets.

Il ajoute pag. 30. *Les Chirurgiens qui veulent avoir des limes, ne doivent point les commander aux Couteliers : Celles qu'ils font à l'extrêmité de certains instrumens de l'étui ne valent rien, & ne mordent point, & comme il en faut au moins une douzaine, ils en trouveront de parfaites chez les Clinquaillers.*

Je ne sçai si les Chirurgiens, surtout les Dentistes, & les Couteliers, conviendront de ce fait avec lui. Ce que je sçai avec certitude, c'est que celles que l'on trouve chez les Clinquailliers, ne sont pas conditionnées comme il faut pour limer les dents. Elles ne sont destinées pour l'ordinaire qu'à limer les métaux, ou d'autres corps moins solides que l'émail de la dent. Elles sont incomparablement meilleures sortant de la main d'un habile tailleur de limes, surtout lorsqu'on lui a donné les dimensions convenables, & qu'on lui a recommandé de les faire d'un bon acier, de les bien dresser à la lime, de ne les point tailler ni trop rudes, ni trop douces, & de les bien tremper, ce que j'ai déja dit au Chapitre 4. de ce second Volume.

Quand on a fait un peu de voie (continuë le même Auteur pag. 32. *on prend une lime plate, & à mesure qu'on avance, on change de lime.*

Au contraire il faut continuer cette séparation jusqu'à ce qu'elle soit faite avec la même lime. On ne change de lime que lorsqu'on veut faire la séparation plus grande dans toute son étenduë, ou en certaine partie de l'étenduë de la même séparation, ou lorsque l'on veut faire quelque échancrure dans ce même intervale.

Je n'ai point reconnu que l'usage de la lime fût aussi pernicieux que l'Auteur veut le persuader. *On ne peut, dit-il, limer les dents, que tout l'effort de la lime ne porte sur la dent qu'on lime, & ne l'ébranle considérablement: Or toute dent ébranlée par plusieurs secousses réitérées, ne tient point avec la même fermeté dans son alvéole, & tombe dans la suite.*

Si les dents n'avoient point d'autres accidens

accidens à craindre que celui que l'effet de la lime peut lui causer par l'ébranlement, elles dureroient pendant tout le cours de la vie. Les légéres secousses que les dents en ressentent, ne peuvent les empêcher de reprendre leur premiére fermeté ; parce que l'action du ressort des alvéoles & des gencives dans leur état naturel, est de tendre toujours au raffermissement des dents; c'est ce que l'expérience nous montre tous les jours après l'opération de la lime, & ce qui nous est encore confirmé par la fermeté que reprennent des dents ôtées & remises, & même les dents transmises d'une bouche en une autre avec succès.

J'ai vû, (dit-il dans un autre endroit pag. 34.) *plusieurs Dames ausquelles on avoit ainsi égalisé les dents, qui auroient voulu trois ou quatre ans après, qu'on n'y eût jamais touché, puisqu'elles s'étoient cariées à leur partie supérieure & à l'endroit où la gencive s'attache.*

Je crois que l'Auteur auroit de la peine à expliquer la cause d'un tel événement. Comment peut-il concevoir qu'une dent puisse se carier à l'endroit où s'attache la gencive pour avoir été limée à son extrémité ? Je conviens que l'opération indiscrete de la lime peut causer des accidens de la nature de ceux qu'il craint si fort; par exemple, si on les limoit jusqu'à en découvrir la cavité qui contient les parties nerveuses; mais cela ne peut arriver qu'à des ignorans en cet art, comme je l'ai fait voir par deux exemples que j'ai citez dans ce Traité, Chapitre 23. du Tome premier.

Je conviens avec l'Auteur, (p. 35.) *que quoiqu'un instrument soit dangereux, quand il est manié par une personne entenduë, elle s'en sert sans qu'il s'en ensuive d'inconvéniens*, & de plus j'ajoute que la lime est un instrument des plus nécessaires pour servir à conserver les dents; parce qu'en les séparant & en les racourcissant, on les fortifie, & que bien souvent en les limant, au lieu de donner occasion à la carie, on en arrête le progrès.

Les limes (dit cet Auteur, pag. 38.) *usant tout-à-fait l'émail, ou l'éminçant beaucoup, découvrent l'os spongieux qui est l'intérieur de la dent.* L'os spongieux, qu'il dit être l'intérieur de la dent est une partie qui n'a point encore été découverte par aucun de ceux qui ont fait l'Analise des dents.

Il ne faut pas croire indistinctement tout ce que dit l'Auteur aux pages 39. & 40. sur les dangers de la carie & sur son accroissement subit. On voit tous les jours des dents cariées non-seulement depuis trois mois, mais depuis plusieurs années, sans que la carie ait fait aucun progrès, sans qu'elle ait pénétré jusqu'à l'intérieur de la dent, sans qu'elle ait fait sentir la moindre douleur, & sans que cette carie ait causé d'autre accident que celui d'avoir rongé en partie l'émail de la dent, quoiqu'on ait négligé tout-à-fait ces sortes de caries, qui sont même très-communes.

On doit cependant faire attention à ces caries, qui peuvent quelquefois avoir des suites dangéreuses. Au reste ce n'est pas avec la langue de serpent qu'il faut ôter la carie, comme le dit l'Auteur; cet instrument n'étant point convenable à cet usage, ni figuré d'une façon propre à dilater les trous de la carie. Selon moi, le foret à ébizeler, la rugine en alêne, ou la rugine en bec de perroquet conviennent mieux que la langue de serpent & que tout autre instrument.

La maniére de plomber les dents,

telle que l'Auteur l'enseigne, pag. 42.
45. & 46.) est fort aisée à pratiquer;
mais ce n'est pas celle qu'il faut mettre
en usage pour bien réussir : On s'en appercevra aisément si on se donne la peine de lire & de pratiquer ce que j'en ai
écrit dans le Chap. 6. de ce second
Tome.

L'Auteur dans la pag. 47. préfére
l'huile d'étain & l'esprit de nitre à l'huile de girofle & de canelle.

L'huile d'étain & l'esprit de nitre
sont deux corrosifs violens : La pénétration de ces remédes sur des parties
nerveuses & aussi sensibles que le sont
les nerfs qui se distribuent aux dents,
cause des douleurs insupportables, accompagnées quelquefois de convulsions
& de délire : D'ailleurs ces corrosifs
étant liquides, quelques précautions
qu'on puisse prendre, ils s'étendent
toujours plus ou moins sur les gencives, les irritent, les gonflent & les
ulcérent. Ils pénétrent aussi quelquefois jusqu'au périoste & jusqu'à la substance des alvéoles, & les carient en
les rongeant.

On n'a point à craindre les mêmes
ravages de l'application des huiles de
girofle & de canelle, par conséquent

elles doivent être préférées contre l'opinion de l'Auteur.

Je ne suis pas encore de son avis touchant l'usage & la construction du déchaussoir, comme on le peut voir par la lecture du Chapitre 10. du présent Tome.

Je m'arrêterai peu à ce que dit l'Auteur sur le pélican; je dirai seulement que je ne fais pas une grande différence entre le pélican qu'il rejette & celui qu'il adopte. Ils ont tous deux des avantages & des inconvéniens différens qui m'ont fourni des idées pour en inventer un nouveau, avec lequel on peut opérer avec plus de sûreté & de facilité, qu'avec ceux dont on s'est servi jusqu'à présent. On en trouvera la description aux Chapitres 11. & 12. de ce Volume.

L'Auteur remarque pag. 76. & 77. que le davier a un ressort qui écarte ses branches l'une de l'autre, & il assure que cet effet rend cet instrument plus commode.

J'ai démontré vers la fin du dixiéme Chapitre de ce Tome que ce ressort doit être rejetté comme inutile, incommode & préjudiciable.

L'Auteur enseigne pag. 83. *de porter*

le plus bas qu'il est possible les deux dents du repoussoir sur le chicot, qu'on veut ôter.

Il faut éviter de suivre cette méthode, pour ne pas faire éclater l'alvéole, & déchirer les gencives, à moins que le chicot ne fût si enfoncé qu'on ne pût faire autrement ; mais lorsque le chicot a de la prise, il faut éloigner le poussoir le plus que l'on peut du rebord de l'alvéole & de la gencive, & tâcher de l'appuyer sur un endroit qui ait de la résistance.

L'Auteur en finissant ce Chapitre pag. 83. & 84. méprise le poussoir auquel il donne le nom de repoussoir, & donne la préférence au pélican en toutes sortes de cas, lorsqu'il s'agit d'ôter des racines, ou des chicots.

Cette préférence ne doit pas être si générale : Par exemple, lorsqu'il y a de la prise en dehors, & qu'il n'y en a point en dedans, le poussoir est préférable au pélican, & même à tout autre instrument. Il y a encore d'autre cas, où le poussoir est absolument plus nécessaire que le pélican.

Les dents & les autres parties de la bouche étant sujettes, comme on l'a vû dans le cours de cet Ouvrage, à tant de maladies confidérables, qui exigent le fecours des plus habiles Dentiftes, il eft étonnant que les Princes fouverains des Pays étrangers, les Chefs des Républiques, & même ceux de nos Provinces, ne faffent pas la dépenfe d'envoyer à Paris, de jeunes Chirurgiens capables d'être inftruits dans une partie de la Chirurgie auffi effentielle que celle-ci, & qui cependant eft fort ignorée & très-négligée partout ailleurs que dans cette grande Ville, où elle a atteint fa plus grande perfection, foit pour l'embelliffement de la bouche & la réparation de fes défauts, foit pour remédier à des maux fouvent très-funeftes. Ces Eléves en formeroient de nouveaux dans la fuite, & rendroient de très-grands services à leur nation & à leurs concitoyens.

Je ne puis finir ces differtations, fans répéter ce que j'ai déja dit dans la Préface, qui eft que le feul zéle que j'ai pour l'avantage du Public, m'a contraint de relever des chofes fur lefquelles j'aurois gardé le filence, fi elles n'euffent pas pû lui être préjudiciables.

Je me tiendrai fort heureux, fi l'on veut bien reconnoître que c'eft ce même zéle qui m'a animé dans tout le cours de cet ouvrage, & m'a soutenu dans un travail très-long & d'autant plus pénible & fastidieux, que je n'ai eû à traiter que de matiéres séches & arides, & qui bien qu'elles concourent à donner de la santé & des agrémens, ne sont point agréables par elles-mêmes. Je n'aurai cependant pas lieu de me plaindre de leur sécheresse & de leur stérilité, si tandis que je n'ose demander que de l'indulgence au Public, elles me produisent l'honneur de sa bienveillance.

On trouve chez l'Auteur les éponges fines, les racines préparées, les opiats, les poudres & les eaux, ou liqueurs propres pour la conservation des Gencives & des Dents & pour leur guérison. Il exécute toutes les piéces, Dentiers, Obturateurs, ou machines décrites dans ce Livre, & il ne cesse point de donner, aussi-bien que le Sieur Duchemin son Beaufrére & son Eléve, tous les secours du conseil & de la main, qui sont nécessaires pour embellir les Dents, & remédier aux maladies de la bouche.

Comme on a répandu le faux bruit qu'il avoit quitté sa profession; Ce qui ne peut avoir été inventé que par des gens qui sacrifiant leur honneur à l'intérêt, voudroient usurper son nom, pour s'attirer plus facilement les personnes qui honorent l'Auteur de leur confiance, il est obligé d'avertir qu'il continuë actuellement d'éxercer son Art à Paris, ruë de la Comédie Françoise, conjointement avec le sieur Duchemin son beaufrére & son unique Eléve, & qu'il continuëra de l'éxercer également dans le nouveau domicile, qu'il a pris ruë du grand Couvent des Cordeliers, Fauxbourg S. Germain, dans une maison neuve à porte cochére, où sera son Enseigne, & où il doit entrer au terme de Noël prochain, c'est-à-dire, le premier de Janvier 1747.

Fin du Tome second.

TABLE

DES MATIERES,

Contenuës dans le premier & le second Volume.

A.

ABCÉS qui arrivent aux vaisseaux ou à la cavité des dents. Sentiment d'*Hémard* sur ce sujet, & remarques de l'Auteur, *tome I.* *pages* 174. *& suiv.*

Agacement des dents. D'où il provient, ses différences, sa guérison, *t. I. p.* 129. *&* 138. *jusqu'à* 142.

Alimens. Quels sont ceux qui sont préjudiciables aux dents, *p.* 65. Qu'il n'en faut point mâcher, casser ou couper de trop durs avec les dents, &c. *p.* 67. Alimens trop chauds ou trop froids nuisibles aux dents. Quelle en est la cause, *t. I. p.* 69. 70.

Alvéoles. Leur construction, leur figure & leur usage, *p.* 4. Leur division en autant de loges que les dents ont de racines, *p.* 11. Leur ressort

& trois choses qui en proviennent, *p.* 16. Leur formation dans le fœtus, *tome I. page* 26.

Alun. L'esprit en est dangereux pour les dents, s'il est employé seul & sans précaution, *t. I. p.* 72.

Artères des dents, leur origine, route & décharge, *t. I. p.* 22. *& *23.

B.

BAILLON en coulisse & en forme de coin. Sa figure, son usage & la manière de s'en servir, *t. I. p.* 213. *& suiv.*

Baume de feu M. *Helvetius*, propre à mondifier, déterger & guérir les ulcéres scorbutiques, & à arrêter l'hémorragie des gencives, *t. I. p.* 272. 273.

Bec d'âne. Sa description, *p.* 6. 7. Manière de s'en servir pour ôter le tartre, *t. II. p.* 17. *& suiv.*

Bec de perroquet. Sa description, à quoi il est propre, *p.* 7. 8. Comment on s'en sert pour ôter le tartre, *t. II. p.* 19. 20.

Brosses dangereuses pour les dents, *t. I. p.* 73. 74.

Burin à trois faces. Sa description: A quoi il est propre, *p.* 8. 9. Manière de s'en servir, *t. II. p.* 20. 23.

C.

CANIF à tranchant convéxe. Sa description, *p.* 9. 10. Manière de s'en servir, tome II. pages 20. 24.

Canines. Leur situation, leur nombre, leur figure & leur usage, *p.* 6. Leur racine, *p.* 9. & 10. Quand les premieres paroissent, *p.* 31. 32. Quand elles tombent, *p.* 33. Avec quels instrumens elles se tirent, *t. I. p.* 204.

Carie des dents. Première maladie qui travaille à les détruire, *p.* 118. Qu'il y en a de plusieurs espéces. Leur énumération & leurs différens caractéres, *p.* 118. jusqu'à 121. Qu'elle produit divers effets suivant les parties des dents qu'elle attaque, *p.* 121. Age auquel la carie fait le plus de ravage, *p.* 122. Ce qui produit cette maladie, ses causes extérieures & intérieures, *p.* 142. *jusqu'à* 145. Maux de tête, fiévre, &c. qui l'accompagnent, & son progrès, *p.* 145. Carie séche, ce que c'est, *p.* 146. Que les dents sont plus sujettes à la carie que les autres os. Pourquoi, *p.* 147. Qu'elles se conservent long-tems, quand elles ont été limées, ruginées & plombées, *p.* 147. & 148. Objection sur ce sujet & réponse, *pag.* 148. Quelles dents sont plus sujettes à se carier, *p.* 149. Pourquoi une dent étant attaquée de la carie, fa pareille fe carie auſſi de l'autre côté, *page* 149. Définition de la carie, fes diverſes cauſes & effets, &c. *p.* 142. *juſqu'à* 150. Qu'il faut faire diverſes opérations, &c. quand la carie a découvert la cavité d'une dent, *p.* 154. *&* 155. Que dans cette maladie les remédes des Charlatans ne réuſſiſſent jamais par eux-mêmes; que leur ſuccès apparent vient d'ailleurs. Diverſes façons dont les Empiriques prétendent guérir, *p.* 155. *& ſuiv. Valſava* cité à ce ſujet, 157. 158. Pratique d'un Turc, dont les ſuites étoient peu heureuſes, *p.* 158. Citation de Brantôme ſur le même ſujet, *p.* 158. 159. Sentiment d'*Hémard* ſur les prétenduës guériſons extraordinaires, & remarques de l'Auteur, *pages* 159. 160. Moyens de guérir la carie. Erreur de M. *Dionis* à cet égard, 161. *juſqu'à* 164. La douleur que cauſe la carie. Ce qu'il y faut faire, *p.* 200. *& ſuiv.* La carie des dents cauſe des tumeurs & époulis. Façon d'y remédier, *p.* 249 *&* 250. Prudence qu'on doit avoir à l'égard de la carie des machoires. Remédes & ce qu'il y faut pratiquer, *p.* 253. *& ſ.*

Les caries des dents & les fluxions causent souvent des abcès qui s'étendent jusques aux parties voisines, & font de cruels ravages. Machines que l'Auteur a inventées pour remédier à ces ravages, & dont il donnera l'explication dans la suite, *tome I. p. 282. & suiv.*

Carie des dents. Ce qu'il faut faire lorsque les trous cariés sont trop petits pour en ôter la carie & les plomber. Différentes situations où doit être le Dentiste pour enlever la carie, & ce qu'il faut qu'il fasse quand les caries sont trop larges & trop superficielles pour y mettre du coton ou du plomb, *t. II. p. 56. jusqu'à 65.*

Cautériser les dents. Combien de fois on doit appliquer le cautère actuel, suivant la largeur & la profondeur des caries, & instrumens dont on se sert, *p.* 80. 81. Maniére de se servir de ce cautére pour les caries des dents incisives, canines & petites molaires de la machoire inférieure, *pag.* 81. 82. Pour l'extrêmité des couronnes des grosses molaires du côté droit & du côté gauche de la machoire inférieure, ou leur surface extérieure, *p.* 82. Douleur des dents incisives & canines facile à calmer par le cautére actuel, p. 83. Maniére de cautériser l'extrêmité des dents incisives & canines, des petites & grosses molaires du côté droit & du côté gauche de la machoire supérieure, p. 83. 84. Comment on cautérise les surfaces intérieures de ces dents, les surfaces extérieures des molaires du côté droit, la surface extérieure des incisives & des canines, & les surfaces extérieures des molaires du côté gauche, p. 83. 84. Usage d'une plaque, quand on cautérise les dents, fort recommandé, sa forme & la ma-

tiére dont elle doit être, p. 82. & s. Ce qu'il faut faire, quand la carie des dents ne se guérit pas par le cautére actuel, t. II. p. 85.

Chairs de pourceau, autres viandes & poissons salés, nuisibles aux dents, t. I. p. 65.

Citron, l'effet de son jus sur les dents, t. I. p. 72.

Conformation vicieuse des dents, ses suites fâcheuses à cause de l'opération, t. I. p. 130.

Conservation des dents. Elle dépend en partie du soin de les faire visiter, p. 3. 4. Combien elles sont précieuses. Le regret qu'on doit avoir de les ôter. Loüange que méritent ceux qui

sçavent les conser-
ver & les réparer,
tome II. pages 200.
201.

Couleur des dents.
Ses divers changemens. Comment il faut la rétablir. Précautions qu'il y faut prendre, *t. I. p.* 127. & 128.

Couronne. Nom donné au corps de chaque dent. Il convient proprement à celui des molaires. Pourquoi, *t. I. p.* 7.

Crochet en Z. Sa description, *p.* 10. & *suiv*. Maniére de s'en servir pour enlever le tartre, *t. II. p.* 21. & 24.

Curedents de métaux, les épingles, la pointe d'un couteau préjudiciables aux dents. Pourquoi. Quels sont les meilleurs, *t. I. p.* 67.

D.

DÉCHAUSSOIR. Son usage & sa description, *t. II. p.* 130. & *suiv*.

Dents. Leur structure. Citation de plusieurs Auteurs sur ce sujet, *p.* 2. Leur situation, leur nombre quelquefois différent, leur diversité, leurs figures, leurs parties, leur arrangement, leurs fonctions, leur naissance, *p.* 3. jusqu'à 9. Dent surnuméraire, *p.* 3. Dents composées de deux ou trois germes, *p.* 13. & *suiv*. Dent née entre les racines de deux autres, *p.* 14.
Dent

Dent molaire composée de deux autres unies par leurs racines, *p.* 14. 15. Enchassement des dents, *p.* 16. Pourquoi la machoire inférieure qui est très-épaisse au-dessus de sa base à 30. & 40. ans, devient fort étroite dans la vieillesse en ce même endroit, *p.* 16. 17. Pourquoi une dent remise dans son alvéole, s'y rafermit, *ibid.* Pourquoi les dens qui n'en ont point d'opposées, semblent plus longues que les autres, *p.* 16. 18. Dents comparées aux leviers: Pour quelles raisons, *p.* 19. Cette conformité les rend plus fermes & plus difficiles à tirer, *p.* 19. & 20. Inégalités au colet des dents. Leur utilité, *p.* 20. D'où les dents reçoivent leurs nerfs, leurs artéres, leurs veines. Routes de ces nerfs, artéres & veines, leurs divers passages & divisions. Décharge de ces derniéres, *p.* 21. *& suiv.* Les dents sont composées de deux substances. Quelles elles sont, leur nature & leur description, *p.* 23. *& suiv.* Dents. La matiére dont elles sont formées, membrane qui les renferme, vaisseaux dont cette membrane est parsemée, suc que donne cette matiére ou germe, lequel suc s'ossifie,

& s'appliquant intérieurement couche fur couche, prouve que l'émail de la dent étant la partie la plus extérieure, il est le premier formé, *p.* 27. *& suiv.* Sentiment de plusieurs Anatomistes contraire à celui ci dessus. Observations de deux Sçavans qui réfutent ce dernier, *p.* 29. Accroissement de la dent, circonstances à cet égard. Trois dispositions requises pour la sortie des dents. Que les dents des rikais sont longtems sans pouvoir sortir. Pourquoi, *p.* 30. 31. Ages différens où elles percent les unes après les autres. Tems différens de la chûte des premiéres pour faire place aux secondes, *p.* 31. *& f.* Dents de lait ont des racines bien formées quand elles ne font pas prêtes à tomber. Sentiment opposé. Que l'on ne sçait point comment ces racines se détruisent, *p.* 33. Qu'il le faudroit sçavoir pour rendre raison de la chûte des dents de lait, *p.* 34. Sentiment d'un nouvel Auteur sur ce sujet. Réfutation, *p.* 34. *& suiv.* Impression qui se voit à la racine de la dent de lait. Ce qu'on en doit penser, *p.* 35. 36. Etat des dents à leur chûte & à leur renouvellement, *p.* 37. Sentimens d'*Hémard* sur leur formation, p. 37. *& suiv.* Cas singulier qui arrive lorsqu'une premiére dent résiste à la pression de la seconde, *p.* 40. Dents de lait qui ne se renouvellent jamais, &c. *p.* 40. *&* 41. Maladies que les dents de lait causent à leur sortie, *p.* 45. *jusqu'à* 49. Pronostics d'Hipocrate sur les dents de lait à leur sortie, *p.* 50. *&* 51. Dent œillére. Fausse opinion sur son extraction, *p.* 59 *&* 60. Dents. Leur utilité & avis sur ce sujet & sur la nécessité de les conserver, *p.* 60. *jusqu'à* 63. Régime pour leur conservation, *p.* 64. *jus-* qu'à 70. Opiats, poudres, liqueurs, &c. pour nettéïer & blanchir les dents, & pour raffermir les gencives. Quels sont ceux qui nuisent & ceux qui sont convenables, *p.* 71. *jusqu'à* 99. Causes générales des maladies des dents, des alvéoles & des gencives, soit que ces causes soient intérieures, soit qu'elles soient extérieures, *p.* 99. *jusqu'à* 105. Situations différentes des dents. Description de leurs parties. Noms qu'on doit leur donner, *pag.* 185. *jusqu'à* 188. Dent qui s'oppose à la sortie d'une autre, qui est difforme, nuisible ou ca-

I iij

riée, doit être ôtée, p. 194. Qu'il ne faut point ôter les dents de lait, à moins qu'elles ne soient disposées à tomber, ou qu'il ne se rencontre quelque cas indispensable. Pourquoi, p. 194. 195. Erreur de ceux qui de deux dents mal arrangées dans la bouche d'un enfant, dont l'une est tortuë & l'autre droite, choisissent la tortuë pour l'ôter, p. 196. Dent de lait prête à tomber, dont la couronne fut tirée par un Coutelier, qui ayant cru devoir encore tirer sa racine, emporta la dent qui devoit succéder à la premiére ; & remarques sur le malheur de ceux qui tombent entre les mains des mauvais Opérateurs, p. 196. & suiv. Regle pour ne pas se méprendre en tirant des dents de lait pour d'autres, p. 198. 199. Pour quel sujet on doit ôter une dent mal arrangée, & quatre raisons pour ôter une dent qui est cariée, de façon que l'on ne peut y remédier, t. I. p. 199. 200.

Dents. Les moyennes ou les petites ornent davantage, sont plus de durée & plus fermes que les longues, &c. t. II. p. 25. 26.

Dents artificielles. Matiére dont

elles doivent être faites, *p.* 215. 216. Ce qu'il faut faire quand on veut mettre une dent humaine à la place d'une autre, *p.* 216. 217. Qu'on en doit faire autant pour les dents d'animal qu'on veut substituer, *p.* 217. Ce qu'on doit observer quand l'intervale qui doit recevoir la dent postiche, est plus large qu'il ne doit être, *p.* 217. Ce que l'on fait avant que d'attacher & pour attacher une dent postiche, *p.* 217. 218. De quel fil on doit se servir pour l'attacher ; que le cordonnet de soie écruë produit de mauvais effets, & que lors- que les gencives & les racines sur lesquelles on veut mettre des dents naturelles, sont assez fermes pour ne pas s'affaisser sous leurs poids, le fil d'or est plus convenable. Quel doit être ce fil d'or, *p.* 218. *& suiv.* Comment on applique & ajuste une piéce composée de deux, trois, quatre dents humaines. Comment on ajuste une piéce de cinq ou six dents naturelles. Qu'on doit employer une petite lame d'or ou d'argent pour les soutenir, quand elles passent le nombre ci-dessus. Comment on emploie cette lame, *p.* 220. *jusqu'à* 224. Maniére d'ajuster une dent artificielle sur une racine, p. 224. Qu'on doit l'arrêter avec un tenon, quand la carie a trop élargi le canal de cette racine, & que ses rebords sont encore solides, p. 224. 225. Ce qu'il faut faire quand la carie a pénétré jusqu'à la cavité de la racine sur laquelle on veut mettre une dent à tenon, p. 225. jusqu'à 229. Quand on ne peut assez élargir le canal des racines des dents, sans découvrir leurs parties sensibles, p. 230. 231. Quand l'espace où l'on veut mettre une dent est plus large qu'il ne doit l'être, p. 231.

Dents attachées avec des tenons & le fil d'or, tiennent mieux que les autres, p. 231. Incisives & canines plus faciles à attacher avec des tenons que les molaires. Pourquoi, p. 231. 232. Pus aisées à attacher à la machoire supérieure qu'à l'inférieure. Pourquoi, p. 232. Ce qu'on doit faire lorsqu'on veut remplir un ou deux espaces qu'occupoient les dents, p. 244. 245. Comment il faut percer les piéces trop courbées, p. 245. 246. Maniére d'attacher les dents artificielles, lorsqu'il n'y a dans la bouche que les derniéres molaires, p.

246. Comment doivent être percées les piéces qu'on veut placer à l'une ou à l'autre machoire qui n'a de chaque côté qu'une ou deux grosses molaires, 246. 247. Ce qu'on fait, quand il n'y a qu'une petite ou une grosse molaire d'un seul côté de la machoire capable de soutenir les dents artificielles destinées ou pour la machoire inférieure, ou pour la supérieure, p. 247. & 248. Quand il n'y a que la derniére grosse molaire d'un seul côté à laquelle on puisse les attacher, p. 248. Maniére d'attacher une piéce entiére de dents artificielles, lorsque l'une ou l'autre machoire n'a qu'une, deux, ou trois dents, p. 249. jusqu'à 252. Quand on peut l'attacher aux dents incisives de la machoire supérieure, p. 251. 252. Quand il ne se trouve aucune dent convenable pour l'y attacher, p. 252. jusqu'à 255. Mauvais effets produits par l'abus de percer les gencives pour y suspendre une piéce osseuse, p. 289. Exemple à ce sujet, t. II. p. 290.

Dents tortuës, mal arrangées & luxées. Les dents de lait peuvent causer ces accidens, aussi-bien que les coups & les efforts, *p.* 87. Les incisives & les canines plus sujettes à cette difformité que les molaires, *p.* 87. 88. Ce qu'il faut faire en ces cas, *p.* 92. 93. Ces dents percent souvent les lévres & les jouës, & y produisent des ulcéres, *p.* 93. Ce qu'il faut faire avant que de redresser les dents, *p.* 93. 94. Dents des jeunes gens plus aisées à redresser que celles des adultes. Pourquoi, *p.* 94. 95. Moyens de redresser les dents avec du fil ou de la soie, quand elles sont panchées en dehors ou en dedans, *p.* 95. 96. Avec une lame d'or ou d'argent, le fil n'y suffisant pas, *p.* 96. *jusqu'à* 99. Avec le fil seul quand elles sont panchées de côté & un peu croisées sur les autres, *p.* 99. 100. Les dents panchées de côté, sans perdre le niveau des deux surfaces des dents droites voisines, *p.* 100. 101. Une dent inclinée en dehors, ou en dedans, qui se trouve à côté d'une ou de plusieurs dents panchées seulement de côté, *p.* 101. 102. Les deux incisives du milieu, lorsqu'elles sont panchées l'une d'un côté, l'autre de l'autre, ou que quelques-unes de leurs voisines sont aussi panchées, *p.* 102.

DES MATIERES.

102. Ce qu'il faut faire lorsqu'il se trouve de grands intervales entre les incisives & les canines. Différentes causes de ces intervales, *pag.* 103. Quand il se trouve des dents panchées qui ne peuvent être remises en place, faute d'espace, *p.* 103. Difficulté de redresser avec la lame & le fil, les dents des personnes avancées en âge. Moyen de le faire, *p.* 104. Usage du Pélican & la manière de s'en servir à redresser les dents, tant du côté droit que du côté gauche, *p.* 104. *& suiv.* Difficulté de redresser les grosses molaires quand elles sont panchées naturellement, *pag.* 106. 107. Elles se redressent comme les autres, quand elles sont panchées par une chûte, ou par quelque coup violent, *p.* 107. Manière de redresser avec le Pélican les petites molaires, soit à droit, soit à gauche, *p.* 107. *&* 108. Les dents de la machoire inférieure panchées en dedans & sur le côté, se portant sur la face intérieure des dents droites voisines. Situation où doivent être le sujet & le Dentiste, *p.* 108. *&* 109. Méthode qui doit être suivie en quelqu'endroit de la machoire que soit située une dent

de cette espéce qu'on veut redresser, & circonstances à observer, p. 109. & 110. Ce qu'il faut faire pour remettre dans leur ordre naturel, les dents dont les parties latérales sont tournées d'un côté en dehors, & de l'autre en dedans, soit qu'elles soient droites, soit qu'elles soient panchées. Situation du sujet & du Dentiste, p. 110. & suiv. Précautions qu'il faut garder dans toutes ces opérations, & imprudence à cet égard d'un Dentiste alors Garçon de l'Auteur, p. 112. & 113. Défaut des pincettes garnies de buis, dont se servent les Dentistes, pour redresser les dents, p. 113. 114. Ce qu'il faut faire après avoir redressé les dents, & qu'elles seront soutenuës par des fils. Lotion pour les raffermir, p. 114. Ce qu'il est à propos de faire, quand par quelque coup violent, ou un grand effort, les dents sont panchées, ou sorties de leurs alvéoles, & si l'alvéole & la gencive ont été déchirés, t. II. pag. 114. & suiv.

Dentier supérieur complet. Qu'on peut mettre une piéce entiére de dents artificielles à l'une & à l'autre machoire, quoiqu'il n'y ait ni dent, ni racine. Ce qu'il faut faire pour y réuſſir, *p.* 259. 260. Une piéce de dents artificielles eſt plus néceſſaire à la machoire inférieure qu'à la ſupérieure. Pourquoi. Comment on doit l'ajuſter, *p.* 260. & 261. Elle tient bien à la machoire inférieure, & ne peut tenir à la ſupérieure, à moins qu'il n'y en ait une ſemblable à l'inférieure, ou du moins quelques dents naturelles, *p.* 261. Machine qui s'ajuſte à la machoire ſupérieure, & ſert comme les dents naturelles. Ce qu'il faut obſerver pour la faire, *p.* 261. 262. Lames d'or ou d'argent qui s'ajuſtent à la machoire inférieure, pour ſoutenir la piéce ſupérieure, *p.* 262. 263. Avances qui doivent être jointes à chaque extrêmité du cercle extérieur. Leur figure & leurs proportions, *p.* 264. 265. Deſcription de la piéce de dents artificielles qui doit être à la machoire ſupérieure, *p.* 265. 266. Maniére d'aſſembler la piéce ſupérieure & l'inférieure, *p.* 266. 267. Ce qu'il faut faire avant que de l'introduire dans la bouche, de l'y placer & de l'en ôter, *p.* 268. & ſuiv. Avantages qu'a le Dentier inventé par l'Auteur ſur les ressorts de baleine dont on se servoit, p. 270. & 271. Maniére de conserver l'élasticité des ressorts de ce Dentier, page 271. Comment doivent être ses demi-cercles & ses lames, quand il ne reste que cinq ou six dents à la machoire inférieure, p. 271. & 272. Maniére de l'attacher, quand il se rencontre quelques dents isolées sur les côtés de la machoire inférieure, t. II. p. 272.

Digestif & autres remédes propres à panser une plaie, t. I. p. 478. & 479.

Double Dentier. Nécessité de s'en servir quand les deux machoires sont dégarnies de dents, *page* 276. Comment les deux piéces qui le composent, s'assemblent, p. 276. & *suiv.* Comment doivent être les ressorts. Maniére de les attacher, p. 278. & *suiv.* Comment on introduit cette double piéce dans la bouche, t. II. p. 280.

Douleurs des dents, quoiqu'elles ne soient point cariées, d'où elles proviennent. Ce qu'il y faut faire, p. 130. 131. Divers sentimens sur leur sensibilité, ou insensibilité. Quel est le plus plausible, p. 135. 136. Douleurs des dents de plusieurs sortes,

p. 136. & f. Plu-
fieurs remédes qui
les appaifent, p.
165. jufqu'à 169.
Douleur qui ac-
compagne la fortie
des dents, eft une
maladie des gen-
cives, t. I. p. 220.
Drap dangereux
pour les dents, t.
I. p. 73. 74.

E.

EAU deffícative,
aftringente &
rafraîchiffante de
l'Auteur, laquelle
raffermit les gen-
cives, calme les
inflammations qui
y font caufées par
des affections fcor-
butiques, & forti-
fie les dents. Son
ufage, p. 91. 92.
Eau fpiritueufe,
deffícative, balfa-
mique & anti-fcor-
butique de l'Au-
teur contre une
grande partie des
maladies de la bou-
che, fes qualités &
fon ufage, p. 92.
jufqu'à 99. Eau tié-
de bonne pour net-
téïer les dents.
Qu'on fera bien
d'y mêler une qua-
triéme partie d'eau
de vie, t. I. p. 74.
Efforts faits avec
les dents, leur font
très-nuifibles, t. I.
p. 67.
Elévatoire, ou
lévier. Sa defcrip-
tion, p. 145. & f.
Ses défauts, t. II.
p. 148. 149.
Email des dents.
Son épaiffeur, fa
dureté & fa blan-
cheur, le tems de
fa formation & de
fa décadence. Re-
marques de M. de
la Hire fur les filets

dont il est composé. Autres remarques. Quoique l'émail soit usé, la dent ne périt pas pour cela. Ses fibres usées ne se réparent point : Accidens qui en surviennent, *p. 23. jusqu'à 26.* L'émail des dents est le premier formé, *t. I. p. 28.*

Email des dents, Taches de couleurs différentes qui s'y rencontrent. En quel cas on ne doit pas s'opiniâtrer à les détruire,*p. 33.* Comment quelques Dentistes font éclater l'émail en voulant retrancher de la longueur d'une dent avec des pincettes incisives. Précaution nécessaire pour éviter un pareil accident, *t. II. p. 33. 34.*

Emailler les dents. Difficulté de trouver des matiéres émaillées dans toute leur étenduë, pour faire des dentiers, *p. 283.* Email artificiel. Il peut imiter celui des dents & la couleur des gencives, *p. 284.* Ce qu'il faut faire pour émailler une piéce de dents artificielles, *p. 284. 285.* Ce que l'Emailleur doit pratiquer pour imiter des dents humaines, *p. 286.* Comment on répare avec l'émail les gencives consumées ou affaissées, *p. 286. 287.* Ce qu'il faut observer pour émailler la lame qui sert au dentier artificiel, & pour l'assujettir, p. 287. Ce qu'on doit faire quand on veut que la lame émaillée ne couvre pas toute la longueur de la face extérieure de la piéce, p. 287. Forme que les dents émaillées doivent avoir, p. 287. Maniére d'appliquer sur les gencives & d'y assujettir les piéces émaillées, p. 288. Comment on répare les défauts du dentier artificiel dépourvu de son émail naturel, p. 288. Avantages de l'émail employé aux dents artificielles, t. II. p. 288.

Embarras des ressorts de baleine, des charniéres & des ressorts à boudin, qu'on employoit avant les machines trouvées par l'Auteur, tom. II. p. 281. 282.

Emplâtre pour les maux de dents, t. I. p. 165.

Enfans. Quand on leur coupe des excroissances de gencives, l'évacuation du sang les guérit, p. 24. 25. Quand ils ont des dents trop grandes, il faut souvent les leur limer, t. II. p. 27.

Eponge fine, propre aux dents, t. I. p. 74.

Epoulis, ou excroissance charnuë qui survient aux gencives, ses deux espéces, leurs causes, leur attache &

K k iiij

leur figure, p. 227. jusqu'à 230. Comment les emporter, p. 230. & suiv. Cure de cette maladie après l'opération, t. I. p. 232. jusqu'à 236.

Equariffoir. Sa description, son usage. Observations à faire sur cet instrument, t. II. p. 225. 226.

Erosion des dents, tant de lait que des secondes. Sentiment d'un nouvel Auteur sur cette maladie; celui de M. Petit bien plus judicieux, p. 58. 59. Erosion de la partie émaillée des dents. Ce que c'est. Comment il faut y remédier, t. I. p. 127.

Excroissances des gencives. Leurs différentes espéces, leurs causes, comment il faut y remédier & y opérer, t. I. p. 220. jusqu'à 227.

F.

FEMMES grosses. Qu'on peut opérer sur leur bouche sans risque, p. 60. Elles sont sujettes aux douleurs des dents. Pourquoi, p. 101. 102. Précautions qu'il faut prendre pour leur ôter des dents cariées, t. I. *pages* 202. *& suiv.*

Fistules qui arrivent aux gencives. D'où vient leur nom, p. 260. Leurs causes, leur définition, p. 261. Ce qu'il faut faire pour leur guérison, t. I.

DES MATIERES. 393
p. 261. jusqu'à 264.

Fluxion sur les dents. Quelle en est la cause, p. 137. & 138. Avis sur ce mal, & ce qu'on doit y faire, t. I. p. 200. & suiv.

Fluxions qui surviennent aux gencives & aux jouës, après qu'on a ôté une dent. Comment il faut y remédier, t. II. p. 199. & 200.

Fomentation pour arrêter le gonflement des gencives & les fortifier, t. I. p. 225.

Foret à ébizeler. Ses proportions, p. 54. 55. Maniére de s'en servir, aussi-bien que des rugines recourbées, ou des petites alênes, t. II. p. 56. jusqu'à 60.

Foret pour fabriquer des dents artificielles. Sa description, t. II. p. 236. & suiv.

Fouloirs introducteurs au nombre de deux, & le fouloir en équerre. Leur usage, t. II. p. 66. & suiv.

Fractures des dents. En combien de sens elles se fracturent, & à quelle occasion, p. 122. 123. Que leurs parties fracturées ne se réunissent jamais. Pour quelle raison, p. 123. Opérations qu'on peut néanmoins y faire, t. I. p. 124.

Froid & chaud consécutifs, nuisibles aux dents. Pour quelles raisons, t. I. p. 69. 70. & 103.

G.

GARGARISME de feu M. Helvetius pour les maux de bouche dans le fcorbut, *t. I. p.* 273. 274.

Gencives. Ce qui les compofe & leur ufage, *p.* 4. Leur reffort & celui des alvéoles produifent trois différens effets. Quels ils font, *p.* 16. Leur état dans le fœtus & dans la fuite, *p.* 26. 27. Les maladies des gencives, & remédes, *p.* 133. & *p.* 220. jufqu'à 285. Leur fubftance, leur fituation, leurs adhérences ; qu'elles font unies entr'elles dans les enfans ; leur ufage, & quel ornement elles procurent, *t. I. p.* 216. & *fuiv.*

Gencives. Ce qu'il faut faire, lorfque le tartre en a détaché une partie, & les a renduës gonflées & molles, *t. II. p.* 24. & 25.

Germes des dents. Obfervations à ce fujet, *p.* 88. & 89. Exemples finguliers, *p.* 13. & *f.* Nature du germe, & la maniére dont il produit la dent. Sentimens oppofés à cet égard, *t. I. p.* 27. & *fuiv.*

Gratoirs, ou efpéces de rugines, pour fabriquer des dents artificielles. De combien de fortes, & leur defcription, *t. II. p.* 238. & *fuiv.*

DES MATIERES. 395

H.

HÉMORRA-
GIE. Opérations & remédes pour l'arrêter, p. 305. & s. p. 315. & suiv. p. 322. & suiv. Imprudence d'un Garçon qu'avoit l'Auteur, laquelle causa une grande & longue hémorragie, pages 325. 326. Remédes qu'on lui auroit enseigné, s'il avoit pris conseil, pages 326. 327. Autre hémorragie, & opération, t. I. p. 447.

Hémorragie qui peut survenir en ôtant une dent, ou une racine. Maniére de l'arrêter, p. 194. 195. Eau styptique. Maniére de s'en servir, p. 195. & suiv. Autre eau styptique de M. Lémery, p. 197. 198. Hémorragie causée par l'extraction d'une dent dont le volume étoit énorme ou dont l'écartement des racines étoit fort grand &c. presque insurmontable & mortelle. Pourquoi. Ce qu'il faut faire dans un tel cas, t. II. p. 198. & 199.

Huiles de Girofle, ou de Canelle, ce qu'en pense l'Auteur, t. I. p. 175. & 176.

I.

JAUNISSE très-contraire aux dents, t. I. p. 102.

Incisives. Leur

nombre, leur description & leur usage, *p. 5. & 6.* Leur racine, *p. 9. & 10.* Quand les premiéres paroissent, *p. 31. 32.* Quand ces premiéres tombent, *p. 33.* Elles percent plûtôt que les canines. Pourquoi, *p. 50.* Avec quels instrumens elles se tirent *t. I. p. 204.*

Injection spiritueuse, dessicative & vulnéraire pour bassiner une plaie, *t. I. p. 447.*

Injures du tems causent des rûmes & des caterres qui offensent les dents, les alvéoles, les gencives, &c. *t. I. p. 103.*

Instrumens de fer ou d'acier. Démonstration de l'erreur de ceux qui les croient préjudiciables aux dents, *p. 1. 2. 3.* Le nombre & les noms de ceux qui sont nécessaires pour nettéïer les dents, *p. 5. & 6.* Comment ils doivent être faits. Nécessité d'en avoir plusieurs de la même espéce, soin de les bien laver & affiler, *p. 12. & suiv.* Instrumens qui servent à ôter les matiéres des dents cariées. De combien d'espéces. Leur description, *p. 54. & suiv.* Instrumens qui servent à plomber les dents. De combien d'espéces. Leur description, *p. 66. & suiv.* Instrumens pour cautérifer les dents,

De combien de sortes. Leur description, p. 80, 81. Instrumens pour redresser les dents, p. 93. Instrumens pour ôter les dents. De combien d'espéces, & maniére de s'en servir, p. 130. jusqu'à 149. Instrumens qui servent à fabriquer les dents artificielles. Leurs noms & leur description, t. II. p. 235, jusqu'à 240.

L.

LAITAGE & fromage nuisibles aux dents par leur trop grand usage, t. I. p. 65.

Légumes, tels que les choux, les poreaux, les cibou-les, les navets, les pois verds, préjudiciables aux dents, t. I. p. 65.

Lime. Son usage est quelquefois dangereux, t. I. p. 132.

Lime recourbée propre à séparer les dents du fond de la bouche. Sa description & conditions qu'elle doit avoir, t. II. p. 31.

Limes pour limer les dents. Leurs différentes espéces, & la description de huit sortes de limes, p. 38. & *suiv*. Ce qu'il faut faire pour qu'elles ne soient pas trop froides contre les dents, & en détacher la limaille, p. 41. Maniére de s'en servir en divers cas, t. II. p.

41. *jusqu'à* 48.

Limes pour fabriquer des dents artificielles. De combien de sortes, *t. II. p.* 235.

Limer les dents. Pour quelle cause cette opération se doit faire, *p.* 26. Elle est dangereuse sur les jeunes personnes, moins périlleuse sur les personnes avancées en âge. Quelles précautions elle demande, *p.* 26. *& suiv. & p.* 94. Qu'il est très-nécessaire de limer les dents qui se carient par leurs parties latérales, *p.* 29. Qu'il faut être très-réservé à séparer les dents incisives inférieures. Pour quelle raison, *p.* 29. Erreur des Dentistes qui en séparant les dents, ne croyent pas pouvoir ôter la carie autrement qu'avec la lime, & qui l'emploient en toute occasion, *p.* 30. Autre erreur de ceux qui pour ménager les dents, n'y font qu'une petite séparation, y laissant la plus grande partie de la carie, *p.* 30. Comment on évite ces deux extrêmités, *p.* 30. 31. Quand on sépare des dents à cause d'une carie, il ne faut se servir que d'une lime taillée d'un seul côté, quand on n'a pas la main sûre, *p.* 31. Ce qu'il faut faire quand les dents sont sujettes à se rapprocher après

DES MATIERES. 399

avoir été séparées, &c. *pages* 31. 32. Lorsque les dents molaires sont gâtées jusqu'auprès de leur cavité, *p.* 32. Et à l'égard des canines & des incisives, *p.* 32. Qu'il faut se servir de la lime quand les dents sont tournées de côté, couchées, croisées, hérissées, sillonnées, trouées & tachées, *p.* 32. 33. Quelles dents peuvent être diminuées avec la lime. Comment on doit s'y prendre, *p.* 34. *jusqu'à* 37. Sentiment de M. Dionis sur l'inutilité de diminuer les dents trop longues, auquel il ne faut pas s'attacher, *p.* 36. Ulcéres que peuvent causer les dents qui blessent la langue, les lèvres, ou les joues, quand elles ne sont pas limées. Exemple à ce sujet, *p.* 37. & 38. Nécessité de diminuer les dents chancelantes & plus longues que les autres, *p.* 46. Maniére d'en vaincre la difficulté, *p.* 46. & 47. Mauvaise façon de limer les dents que quelques-uns pratiquent, & la figure qu'on doit leur donner, *p.* 47. & 48. Qu'on peut racourcir les dents avec les pincettes incisives ou tranchantes, quand il est difficile de les limer, *t. II. p.* 48. 49.

Limphe viciée.

Elle cause des maladies aux dents, *t. I. p.* 99. 100.

Linge. Il est pernicieux pour les dents, & détruit les gencives, *t. I. p.* 73. 74.

Liqueur pour nettéïer & blanchir les dents. Maniére de s'en servir. Précaution à cet égard, *p.* 80. 81. Autre liqueur pour le même usage, *t. I. p.* 81.

Lotion très-convenable pour raffermir les gencives & corriger la mauvaise haleine, ou puanteur de la bouche. Son usage & précautions nécessaires avant que de s'en servir, *p.* 83. *& suiv.* Autre lotion pour le même sujet, *p.* 90. 91. Lotion bonne pour les érosions & les ulcéres des gencives, quand ils ne sont pas suivis de fâcheux simptômes, *p.* 258. 259. Lotions pour bassiner les gencives gonflées & scorbutiques, & remédes dont on doit se servir ensuite, *p.* 270. 271. Lotions pour nettéïer la bouche, quand il s'y est formé quelques ulcéres, ou abcès, *p.* 425. Quand il y est survenu des ulcérations & des excroissances calleuses, *p.* 463. Lotions & cataplâmes pour faire percer un abcès, & calmer une inflammation, *p.* 427. 428. *p.* 453. *p.* 456. 457. Lotion propre

DES MATIERES. 401

pre à être seringuée dans une plaie, p. 435. Autre pour bassiner une fistule, t. I. p. 458.

Lotion pour raffermir les dents, après qu'elles ont été redressées, t. II. p. 114.

Luxations, ou déplacemens des dents, leurs différences, p. 124. & suiv. Moyens d'y remédier, t. I. p. 126. 127.

M.

MACHINE nouvellement inventée, qui embrasse les dents de la machoire inférieure, & soutient un dentier artificiel à la supérieure, *page* 339. Manière d'y réussir, sa description

& la façon de l'arrêter, p. 340. & suiv. Autre machine qui contient un dentier supérieur entiérement artificiel assemblé avec un dentier artificiel en partie, p. 345. Sa description, & comment on doit l'arrêter, p. 346. & suiv. Qu'on peut faire & placer à la machoire supérieure tout un dentier, qui soit beaucoup plus simple que les précédens, & qui puisse y tenir par le seul appui des joües & des dents inférieures. Quelles sont les conditions qu'il demande, t. II. pag. 352. 353.

Machoire. Pourquoi l'inférieure

Tome II. L l

fort épaisse au-dessus de sa base à 30. & 40. ans, s'étrécit en cet endroit aux vieillards, *t. I. p.* 16. & 17.

Maladies des enfans à la sortie des dents de lait. Prurit, ou démangeaison des gencives suivi d'un ptialisme. La cause, *p.* 45. 46. Gonflement de la gencive, aphtes, ou petits ulcéres au dedans, ou autour de la bouche, gonflement des amigdales & des parotides, *p.* 46. Forte douleur à la division de la gencive, accompagnée de fluxions, de toux, de caterres, de fiévre, de diarrée, de nausée, d'insomnie, de convulsions, de frayeurs. Causes de la plûpart de ces maux, *p.* 46. *jusqu'à* 49. Remédes pour ces maladies, *p.* 51. *jusqu'à* 55. Opinion d'un nouvel Auteur sur la maniére de prévenir ces maux, *p.* 55. Réfutation, *t. I. p.* 56. 57.

Maladies des dents. Qu'on peut les réduire à trois classes, *pag.* 105. Première classe qui renferme les maladies des dents produites par des causes extérieures; dans laquelle classe on a rangé les fractures, les déboëtemens, les luxations des dents, &c. *p.* 106. *jusqu'à* 112. Seconde classe qui contient les maladies des dents qui surviennent à leurs parties contenuës dans leurs alvéoles, ou entourées des gencives, lesquelles maladies ne sont connuës que par ceux qui ont beaucoup d'expérience, *p.* 112. & *s.* Troisiéme classe où l'on a mis les maladies occasionnées par les dents, & que l'on peut nommer accidentelles ou symptomatiques, *p.* 114. *jusqu'à* 117. Les premiéres maladies des dents se manifestent avant que les dents paroissent, *p.* 118. Différentes espéces de caries, *t. I. p.* 118. *jusqu'à* 121.

Maladies des gencives. Remédes & maniére d'opérer, *t. I. p.* 220. *jusqu'à* 278.

Mastic pour arrêter un tenon dans la cavité d'une dent. Sa composition, *t. II. p.* 229. & 230.

Mastication imparfaite cause des désordres dans la santé, *t. I. p.* 64. & 65.

Mercure, ou argent vif. Le plus grand ennemi des dents. Pourquoi, & ses effets à cet égard, *t. I. p.* 104. & 105.

Molaires. Leur situation, leur nombre, leur division en petites & grosses, leurs différences, leur usage, *p.* 6. & 7. Que les grosses peuvent se renouveller quelquefois, *p.* 9. Nom-

L l ij

bre & figures des racines des petites & des grosses, *p.* 10. & 11. Les grosses molaires résistent facilement aux compressions. Pourquoi, *page* 38. D'où vient qu'elles sont plus difficiles à être expulsées de leur alvéole, quand elles n'ont point de dents à leur rencontre, *p.* 18. A quel âge les petites & grosses molaires se font voir, *p.* 32. Les quatre grosses molaires nommées dents de sagesse, ne viennent quelquefois qu'à un âge très-avancé. Accidens qui en arrivent, *p.* 33. Quand les premiéres petites molaires viennent à tomber, *p.* 33. Les molaires plus tardives que les autres dents, *p.* 50. Plus sujettes à être cariées, *pag.* 149. Avec quels instrumens elles se tirent, *t. I. p.* 204.

N.

NÉGLIGENCE de faire nettéïer ses dents leur est pernicieuse, & cause le tartre & la puanteur de la bouche, *t. I. p.* 104. & *p.* 180. 181.

Nerfs des dents. Leur origine, leur route, &c. *t. I. p.* 21. & *suiv.*

Nourrices. Qu'on ne risque rien à opérer sur leurs dents, *p.* 60. Leur lait d'une grande importance pour la sortie des dents, *p.* 100. 101. Mesures

DES MATIERES. 405

qu'il faut prendre, quand elles ont des dents cariées qu'il faut leur ôter, *t. I. p.* 202. *& suiv.*

O.

OBTURATEURS. Description, & défauts de l'obturateur auquel on a donné jusqu'à présent la préférence. Défauts des autres à peu près semblables, *p.* 292. *&* 293. Description du premier obturateur inventé par l'Auteur, *p.* 293. *jusqu'à* 300. Ce qu'il faut faire pour le placer & le déplacer, *p.* 300. *& suiv.* Description du deuxiéme moins composé que le précédent, *p.* 302. *& suiv.* En quel cas on peut s'en servir à l'exclusion du premier, *p.* 304. Maniére de l'introduire, de le placer & de le déplacer, *p.* 304. *&* 305. Description du troisiéme obturateur sans tige, en partie osseux, en partie métallique, *p.* 309. *jusqu'à* 315. Maniére de le mettre en place, *p.* 315. *&* 316. Exemple d'une personne, dont le palais avoit été rongé par le scorbut, aux mauvais effets duquel le troisiéme obturateur a remédié, *p.* 317. *&* 318. Quatriéme obturateur plus simple, & qui a donné lieu à inventer les autres, *p.* 318. *& s.* Description du cinquiéme obturateur, *p.* 324. *jusqu'à* 329. Maniére d'en assembler les piéces & de l'introduire, *t. II. p.* 329. *jusqu'à* 333.

Opérations sur les dents. Leur énumération. Quelle adresse, prudence & science elles exigent, *p.* 183 & 184. Obstacles des joues, de la langue & des lévres qu'il faut prévenir. Maniére dont il faut que le Dentiste & le malade soient situés, *t. I. p.* 188. *jusqu'à* 193. Qu'on ne doit point trop ouvrir la bouche, ou éloigner la machoire inférieure de la supérieure à la personne dont on veut tirer quelque dent, *t. II. p.* 174.

Opiats. Quels sont ceux qui nuisent aux dents, *p.* 71. 72. Opiat pour les dents. Ses excellentes qualités & son usage. *p.* 75. 76. Deux autres opiats fort bons, *t. I. p.* 77.

Os de Bœuf. Leur préparation pour les dents artificielles, *t. II. p.* 233 & 234.

Oseille. Que son suc ne doit pas être employé seul sur les dents, *t. I. p.* 72.

Oter les dents. Observations sur ce sujet, lesquelles sont d'ailleurs répanduës en différens articles de cette table, *t. I. p.* 194. *jusqu'à* 204.

Oter les dents.

Manière d'ôter avec le pouſſoir les racines des dents molaires des deux côtés de la machoire inférieure, *pag.* 136. & 137. Les dents inciſives & canines, *p.* 137. 138. Manière d'ôter avec le crochet recourbé les racines qui ne tiennent pas beaucoup & ont de la priſe du côté de la langue, *p.* 138. Comment on ôte les racines ou chicots des dents, *p.* 138. 139 Manière d'ôter les racines des dents, ou les dents au moyen d'une maſſe de plomb, quand on ne le peut avec le ſeul pouſſoir, *pag.* 139. 140. Ce qu'il faut faire pour ôter les dents qui ſont ſur la ſurface intérieure ou extérieure des autres dents, *p.* 140. & ſ. Accident qui peut arriver en éloignant trop la machoire inférieure de la ſupérieure. Exemple, *p.* 174. Racines & dents qui tiennent beaucoup & ont de la priſe du côté de leur ſurface intérieure, ſont tirées avec le pélican. Manière de le faire, *p.* 174. & 175. Dernières molaires de la machoire inférieure, & celles qui ont pluſieurs racines, difficiles à ôter, *p.* 175. & 176. Ce qu'il faut faire pour remédier à la fracture de l'alvéole, quand ſes parois oſſeux ſont écartés, ou déplacés, *pages* 176. 177. Remarques sur les dents, dont les racines font barrées, sur celles dont les racines font crochuës, & sur celles qui font adhérentes aux alvéoles, *pag.* 177. *& suiv.* Manière d'ôter avec le pélican les dents molaires & canines, ou leurs racines du côté droit de la machoire inférieure, les incisives de la même machoire, les canines, ou les molaires & leurs racines du côté droit ou gauche de la machoire supérieure, & les incisives de la même machoire, *p.* 179. *& suiv.* Ce qu'il faut faire, lorsqu'une dent se casse sous l'instrument, *pag.* 182. Impostures des Opérateurs des carrefours sur la facilité de tirer les dents, & sur les dents œilléres, mises à découvert, *p.* 182. *& suiv.* Ce qu'il faut faire pour éviter la fracture de l'alvéole, quand les dents ont leurs racines longues & adhérentes. Quand on a ébranlé quelque dent à la machoire inférieure avec le pélican, *t. II. p.* 185. *&* 186.

P.

PAROULIS, ou abcès, qui se forme aux gencives, comment il commence à paroître.

tre. Ses causes, p. 238. jusqu'à 240. Précautions pour y remédier, opération, p. 240. jusqu'à 246. Carie des dents, cause ordinaire & très-fâcheuse de ces sortes d'abcès, p. 247. Comment on les prévient, p. 247. Deux exemples sur ce sujet, p. 248. & 249. Autres exemples, pag. 252. & 253. Incisions & dilatations qu'il faut faire, &c. p. 249. & suiv. Remédes, t. I. p. 253. & suiv.

Passions violentes capables d'altérer la digestion, &c. sont des causes intérieures qui produisent les maladies des dents, I. p. 101.
Tome II.

Pâte pour dissiper les fluxions & appaiser les douleurs de dents, t. I. p. 165. & 166.

Pélicans. Deux sortes de pélicans, simple & double. Leurs usages, p. 152. & suiv. Description d'un nouveau pélican simple, p. 155. jusqu'à 161. Ce qu'il faut observer lorsqu'on monte une seconde branche à crochet sur le corps de ce pélican, p. 161. jusqu'à 164. Conditions requises aux branches des pélicans, p. 163. jusqu'à 166. Différences entre ce nouveau pélican & les ordinaires. Avantages qui en résultent, p. 166. jusqu'à 170. Il faut
Mm

en avoir deux semblables. Comment doivent être tournées leurs branches, *p.* 170. 171. Comment on peut faire un pélican double. Son usage. *p.* 171. 172. Préférence donnée aux deux pélicans séparés. Pourquoi, *p.* 172. & 173. Le pélican très-propre à ôter les dents. Dangéreux si on ne le sçait manier, *p.* 173 & 174. Manière d'affermir sa branche contre son corps, *t. II. p.* 175.

Perte des dents. Ses désavantages, *t. I, p.* 133. & 134.

Piéces artificielles. La nécessité de réparer ce qui nous manque, rend l'usage de ces piéces facile, *p.* 280. &
281. Mauvais effets des ressorts de baleine, des charniéres, des ressorts à boudin, en façon de tirebourre, ou en ligne aspirale, *p.* 281. & 282. Avantages des ressorts inventés par l'Auteur, *t. II. p.* 282.

Pierre infernale. Manière de s'en servir pour la guérison de l'épulis, *p.* 232. & 233. Ce qu'il faudroit faire, si par malheur un malade l'avoit avalée dans le tems de l'opération. Remédes convenables en ce cas, *t. I. p.* 233. & 234.

Pincettes incisives de deux espéces. Que quelques Dentistes s'en servent pour racour-

DES MATIERES.

clr les dents. Quel danger il y a. Ce qu'ils doivent faire, p. 33. & 34. Leurs différens usages, p. 48. &49. Autre espéce de pincettes incisives en forme de davier. Leur usage, p. 49. Qu'un Dentiste de Paris s'en sert fort mal, p. 49. & 50. Pincettes & daviers. Leurs différences, leur description & leur usage, t. II. p. 142. jusqu'à 145.

Plomber les dents. Qu'il faut plomber les cavités les plus cariées comme celles qui le sont le moins. Pourquoi, p. 66. Quels instrumens & quelles matiéres on emploie pour cela, p. 66. jusqu'à 69. Tromperie de quelques gens qui disent y employer de l'or, p. 69. & 70. Maniére de préparer l'étain, ou le plomb pour les dents. De quelle épaisseur on doit l'employer, p. 70. L'étain fin préférable au plomb. Maniére de l'introduire, p. 70 & 71. Quel plomb il faut employer suivant les différentes circonstances, p. 71. Situation du Dentiste, & la façon de plomber l'extrêmité & les parties extérieures & intérieures des canines & des incisives de la machoire inférieure, p. 71. & s. Les extrêmités des couronnes des molaires de l'un & l'autre côté de la

M m ij

machoire inférieure & les parties extérieures du côté droit de cette même machoire, p. 73. Les parties extérieures du côté gauche de cette mâchoire, p. 73. L'extrêmité inférieure des dents incisives & canines de la machoire supérieure, p. 74. & 75. Les surfaces ou les extrêmités des couronnes des molaires de cette même machoire, pag. 75. Les dents du côté droit de cette machoire, p. 75. & 76. Les extrêmités des couronnes des dents, leurs surfaces intérieures & extérieures du côté gauche de la mâchoire supérieure, p. 76. Quand on doit ôter le plomb, & manière de l'ôter, p. 77. Avis sur ce qu'on doit faire, lorsqu'en ôtant la carie d'une dent, afin de la plomber, si elle est creuse, on a découvert le nerf, t, II. p. 78.

Poudre pour nettéier & blanchir les dents. Son usage & manière de la réduire en opiat, p. 78. & 79. Autre poudre, t. I. p. 79.

Poussoir. Son usage, sa description, la manière de s'en servir, pag. 132. & suiv. Crochet simple ressemblant au poussoir. Sa description, son usage, t. II. p. 134. & 135.

Puanteur de la

bouche. Ses diverses causes, *t. I. p. 133. & 134.*

R.

RACINES des dents. Remarques sur celles des dents de lait, *p. 8. & 33. jusqu'à 37. & p. 57. & 58.* où l'on réfute un nouvel Auteur. Remarques sur la grosseur, le nombre & la figure des racines des dents incisives, canines, petites & grosses molaires, *p. 9. jusqu'à 15.* Racines des incisives, canines & petites molaires applaties par leurs côtés, ce qui les fortifie dans leurs alvéoles, *p. 15. & 16.* Périoste qui recouvre les racines des dents. Qu'elles ont chacune une cavité, & diverses circonstances sur ce sujet, *t. I. p. 20. & 21.*

Racines d'Althæa, ou Guimauve pour nettéïer les dents. Différentes maniéres imparfaites dont quelques-uns les préparent. La meilleure préparation qu'on ait inventée, *p. 81. jusqu'à 84.* Racines de mauve & de luzerne. Leur préparation, *t. I. p. 84. jusqu'à 88.*

Raffermir les dents. Causes qui les rendent chancelantes, *p. 118.* Maniére de les raffermir avec le fil d'or. Quelle grosseur doit avoir ce fil suivant les cas.

Comment on peut le rendre très souple. Quelle qualité doit avoir cet or, p. 118. & 119. Situation du sujet & du Dentiste, pag. 119. jusqu'à 122. Maniére de raffermir celles qui sont chancelantes jusqu'au point de tomber d'elles-mêmes, ou d'être ôtées aisément, quand leurs alvéoles n'ont point perdu de leur profondeur. p. 122. & suiv. Quand elles en ont perdu, p. 124. & 125. Ce qu'il faut faire, lorsque les intervales des dents chancelantes sont plus larges qu'ils ne doivent l'être naturellement, p. 125. & suiv. Que l'affermissement des dents de la machoire supérieure se fait comme on vient de l'enseigner pour celles de la machoire inférieure, pag. 127. Sentiment de M. Dionis sur l'impossibilité de raffermir les dents, auquel on ne doit point adhérer, t. II. p. 127. & 128.

Rapes pour fabriquer des dents artificielles: elles sont de deux sortes, t. II. p. 235.

Régime de vivre pour la conservation des dents, p. 64. jusqu'à 70. Le régime de vie que l'on observe, le trop dormir, le trop veiller, la vie trop sédentaire ou trop turbulente, contribuent au bon ou mauvais état dents, t. I. p. 100.

Remarques sur un petit Livre nouveau de l'Auteur, duquel il est parlé dans le premier & le second Chapitre du premier Tome. On y fait voir qu'il s'est trompé dans les observations qu'il fait sur les dents qui viennent hors de rang, ou qui se contournent par l'opposition des dents de lait, &c. p. 88. & s. Dans ce qu'il dit que l'on doit faire, quand on remarque que les machoires d'un enfant n'ont pas assez d'étenduë, p. 90. & 91. Et dans ce qu'il avance qu'en ôtant les dents de lait, il n'y a aucun inconvénient à craindre pour celles qui doivent leur succéder, t. II. p. 91. 92.

Autres remarques sur quelques erreurs trouvées dans un livre de Chirurgie & raisons qu'on a euës de les relever, pag. 354. & 355. Fausse comparaison qu'on y fait du tartre avec la rouille, p. 355. & 356. Différences qui sont entre ces deux choses, pag. 356. & 357. Mauvais instrumens qu'on y propose pour détacher le tartre. Pourquelles raisons ils n'y sont pas propres, p. 357. Erreur de dire qu'en nettéïant les dents, les Dentistes en enlévent l'émail, p. 357. & 358. Qu'il

M m iiij

est plutôt enlevé par les pernicieux remédes qu'indique l'Auteur pour nettéïer les dents, *pag.* 358. & 359. Mauvaises limes qu'il recommande. Quelles sont les meilleures, *p.* 359. & 360. Erreurs sur la maniére de limer les dents & sur l'usage de la lime. Désavantages de cet instrument, quand il est manié par un ignorant, & les avantages qu'on en tire, lorsqu'il est employé par un habile homme, *p.* 360. & *s.* Opinion hazardée sur l'os spongieux que cet Auteur dit être aux dents, *p.* 362. Qu'il ne faut pas croire tout ce qu'il dit sur l'accroissement subit de la carie, & qu'il propose mal-à-propos la langue de serpent pour l'ôter, *p.* 363. Qu'il n'enseigne pas la bonne maniére de plomber les dents, *p.* 363. 364. Ses erreurs sur la préférence qu'il donne à l'huile d'étain & à l'esprit de nitre sur l'huile de girofle & de canelle, sur le déchaussoir, sur le pélican, sur le davier, & sur la maniére de se servir du poussoir, *t. II. p.* 364. & *suiv.*

Remede pour fortifier les gencives. Autre reméde pour les petits chancres des gencives, & pour les plaies qui résultent de quelque opéra-

DES MATIERES. 417

tion, ou d'une déperdition de substance causée par la gangrenne, & précaution qu'il faut prendre. Autre reméde propre à bassiner les parties des gencives gangrennées par le scorbut, chancreuses, ou ulcérées par la même cause, &c. t. I. p. 270. & 271.

Remettre les dents dans leurs alvéoles. Elles peuvent reprendre. Ce qu'il faut faire alors, p. 187. 188. Sentimens de Messieurs Dionis & Verduc contre la possibilité de ce fait, combattus, t. II. pages 188. & 189.

Remontrances que l'Auteur prend la liberté de faire aux Puissances des Pays étrangers, & aux Chefs de nos provinces sur la nécessité d'envoyer à Paris de jeunes gens, pour être instruits dans l'art des Dentistes, t. II. p. 366. & 367.

Rugines recourbées. Leur description, *pag.* 55. Leur usage, t. II. p. 60.

Rugine en alêne. Comment on la fait. Sa description & sa proportion, p. 55. & 56. Son usage, t. II. p. 60.

Ruginer les dents. Situation du sujet & du Dentiste, quand on veut opérer avec le foret à ébiseler, ou les autres instrumens sur les surfaces ou extrêmités supérieures & sur les surfaces latérales des dents de la machoire inférieure, *p. 56. & suiv.* Sur les surfaces extérieures des dents du côté droit de la même machoire, *p. 58.* Sur les mêmes surfaces extérieures du côté gauche, *p. 58. & 59.* Sur les surfaces intérieures des dents du côté droit de la même machoire, *p. 59.* Sur les surfaces ou extrêmités des dents de la machoire supérieure, *p. 59.* Sur les surfaces extérieures des dents du côté droit, *p. 59.* Sur les surfaces extérieures des dents du côté gauche, *p. 60.* Quand on veut opérer avec les rugines en alêne, ou en bec de perroquet pointuës ou mousses, situation du Dentiste, pour ôter la carie de l'extrêmité & des parties latérales des molaires du côté droit de la machoire inférieure, *p. 60. & 61.* Des surfaces extérieures des mêmes molaires du côté droit, *p. 61. 62.* Des extrêmités des couronnes, des parties latérales & des surfaces extérieures des dents canines & des incisives, *p. 62.* Des surfaces supérieures, des parties latérales & des surfaces intérieures des molaires du côté gauche, *p. 62.* De la surface extérieure des dents molaires de ce même côté, p. 62. & 63. De la surface intérieure des dents du côté droit de la même machoire, p. 63. Des surfaces, ou des extrêmités de toutes les dents de la machoire supérieure & des parties latérales des grosses molaires de la même machoire, p. 63. Des surfaces extérieures de toutes les dents de cette même machoire, des surfaces latérales des petites molaires, & des surfaces latérales des canines & des incisives du côté droit, p. 63. & 64. On peut sans sortir de la même situation, continuer d'opérer au côté gauche, s'il en est besoin, & à la surface intérieure des dents du côté droit de la même machoire, p. 64. Ce qu'il faut faire, lorsqu'ayant bien nettéïé la cavité d'une dent cariée, on veut la plomber, p. 64. Qu'on doit la ruginer ou la limer, ou la cautériser, quand la carie est trop superficielle & le trou trop large pour qu'elle retienne le coton ou le plomb, t. II. p. 64. & 65.

S.

SCORBUT. Accidens qu'il cause aux gencives, aux dents, aux alvéoles & aux os maxillaires, p. 264.

& *suiv.* Moyens d'y remédier, *p.* 266. *jusqu'à* 278. Scorbut d'une espéce particuliére & dont aucun Auteur n'a point encore parlé. Sa cause & ses effets. Que cette derniére maladie avoit été souvent guérie par la perte des dents, *p.* 275. *& s.* Qu'on peut éloigner cette perte. Moyens d'y réussir, *t. I. p.* 277. *&* 278.

Sel. Que son esprit est dangéreux pour les dents, si on l'emploie seul, *t. I. p.* 72.

Sel d'albâtre. Sa composition. Qu'il fait plus de mal que de bien, *t. I. pag.* 72.

Sensibilité des dents. Opinions partagées sur ce sujet. Deux espéces de sensibilité, *t. I. p.* 135. *&* 136.

Séparer les dents. Il est dangereux de séparer les dents incisives inférieures. Pourquoi, *p.* 29. Deux différentes erreurs de la plûpart des Dentistes, dont les uns croient qu'on ne peut ôter la carie qu'avec la lime, & altérent ainsi le tissu de la dent, & les autres ne séparent pas assez les dents, & y laissent une partie de la carie, *p.* 30. Comment il faut éviter ces deux extrêmités, *p.* 30. *&* 31. Précautions *&* attentions nécessaires pour séparer les dents, *tom. II. pa-*

ges 31. & 32.

Serrement des dents, ou contraction des machoires. Ses diverses causes, *p.* 206. & 207. Comment il faut agir pour ouvrir alors la bouche, avec quels instrumens, & avec quelles précautions, *t. I. p.* 207. jusqu'à 215.

Sobriété nécessaire pour la conservation des dents, *t. I. p.* 66. & 67.

Sonde, pour connoître si les dents sont cariées. Sa description, *t. II. p.* 13 & 14.

Speculum oris, construit à vis, & le *speculum oris* à simple jonction. Leur usage. Description du dernier, *t. I. p.* 208.

& 209.

Suc nourricier trop abondant ou vicié. Il produit des effets dangereux pour les dents, aussi-bien que le sang dans une disposition inflammatoire, *t. I. p.* 100.

Sucreries contraires aux dents. Pourquoi. Qu'il faut en régler l'usage, *t. I. p.* 65. & 66.

T.

TABAC en fumée préjudiciable aux dents. Son utilité pour les dents, *t. I. p.* 68. & 69.

Tabac en poudre. Il n'est nuisible que par l'excès. L'avantage qu'on en peut tirer. *t. I.*

page 69.

Tartre, ou tuf des dents. Ses causes, p. 128. L'Auteur les juge être au nombre de trois. Explication de ces causes. Ses dangereux effets dont on donne quelques exemples, *p.* 132. *& p.* 177. *& suiv.* Moyens de remédier à ce mal, *p.* 181. Figure d'un corps pierreux causé par le tartre, *t. I. p.* 181. *&* 182.

Tartre des dents. Ce qu'il faut observer, avant que de l'enlever, *p.* 16. Situation du sujet, *p.* 16. *&* 17. Attitudes du Dentiste pour nettéïer le côté gauche & le côté droit de la surface extérieure des dents de la machoire inférieure, & par où il doit commencer l'opération, *p.* 17. *&* 18. Pour nettéïer la surface intérieure des dents de cette machoire, *pag.* 18. *& suiv.* La surface extérieure des dents de la machoire supérieure, *p.* 21. *&* 22. Leur surface intérieure, *p.* 22. *& s.* Outre les attitudes du Dentiste, les instrumens dont il doit se servir à chaque opération, sont marqués dans tous les articles annoncés ci-dessus, *tom. II.*

Tempéramens pituiteux sujets au mal de dents, *t. I. p.* 101.

Tentes, précaution qu'il faut avoir, lorsqu'on s'en fert. Leur ufage très-dangéreux, quand il est trop longtems continué, p. 250. Sentiment de M. Belloste, de Magathus & d'Ambroife Paré fur ce fujet, t. I. p. 251. & 252.

Transparence des dents, t. I. p. 129. & 130.

Transplanter une dent. Ce qu'il faut faire pour mettre une dent dans une alvéole, t. II. p. 216. & fuiv.

Transporter une dent d'une bouche dans une autre. Poffibilité de ce fait, prouvée par des autorités & des expériences, p. 186. & fuiv. Ce font ordinairement les incifives, les canines & les petites molaires qu'on transporte ainfi, p. 189. Maniére d'y réuffir; t. II. pag. 189. jufqu'à 194.

Trépan des dents ufées, ou cariées, & qui caufent de la douleur. Précautions qu'il faut y prendre, & avis fur cette opération, p. 169. jufqu'à 175. Exemples de dents trépanées avec fuccès, t. I. p. 471. & fuivantes.

Tumeurs aux gencives. Comment on doit y faire des incifions, & les entretenir ouvertes, pag. 249. & 250. Ce qu'il faut faire quand elles font confidérables, ou fi elles ne font

V.

Vapeurs de l'eftomac & du poulmon, nuifibles aux dents, t. I. p. 102.

Veines des dents. Leur origine & leur décharge, t. I. p. 22.

Vers trouvés dans les caries des dents. Réflexions fur ces infectes, p. 131. & 132. Opinions de divers Auteurs, obfervations à ce fujet, & raifons qui démontrent que la carie des dents s'engendre fans ces vers, t. I. p. 150. jufqu'à 153.

Vitriol. Son ef- prit ne doit pas être appliqué tout pur fur les dents, t. I. p. 72.

U.

Ulcéres des gencives. Leur origine, p. 255. & fuiv. Qu'il y en a de peu de conféquence & de très-dangéreux, p. 257. & 258. Lotion pour les guérir, fon ufage, p. 258. & 259. Ce qu'il faut faire quand l'ulcére n'eft que léger, t. I. p. 260.

Ulcéres aux joües, aux lévres, à la langue. Combien il eft important de bien examiner leur caufe, t. II. p. 37. & 38.

Urine humaine, bonne

que médiocres, p. 252. Exemples, t. I. pag. 252. & 253.

bonne pour les maux des dents cariées, les fluxions & les douleurs de ces mêmes parties. Maniére de s'en servir. Sa vertu & suiv.

prouvée par ce qui la compofe. Efprit rectifié, & fel d'urine que l'on pourroit lui fubftituer, *t. I. p.* 167.

Fin de la Table des Matiéres.

APPROBATION

De Monsieur Winslow, Docteur-Régent en la Faculté de Médecine de Paris, de l'Académie Royale des Sciences, Professeur en Anatomie & en Chirurgie au Jardin Royal, &c.

J'AI examiné par ordre de Monseigneur le Chancelier, le Livre intitulé : *Le Chirurgien Dentiste, ou Traité des Dents, par M. Fauchard, avec des Additions considérables.* J'ai trouvé dans ces Additions plusieurs remarques très-instructives, & de nouvelles inventions très-avantageuses. Ainsi je réïtére pour le tout ensemble le jugement donné pour l'édition de 1727. en ces termes :
» Ayant, il y a déja plusieurs années,
» remarqué dans son Auteur un grand
» fond de connoissances, d'habileté &
» d'observations, par rapport à cette
» partie de la Chirurgie, je l'ai moi-
» même encouragé à en faire part au
» Public. C'est ce qu'il a fait dans cet
» Ouvrage que je trouve excellent, &
» ne rien contenir qui en doive empê-
» cher l'impression. J'avertis seulement

que l'application des bons remédes, « qui y font décrits, demande dans plu- « fieurs circonftances le jufte difcerne- « ment d'un vrai connoiffeur, pour ne « pas nuire au lieu de foulager. » Fait à Paris le 2. Mars 1746.

Signé, WINLOW.

APPROBATION

De Monfieur Hecquet, Docteur-Régent en la Faculté de Médecine de Paris, & ancien Doyen de ladite Faculté.

CE Livre n'eft point un ouvrage d'imagination, ni un ramas de moyens, d'opérations, ou de remédes à effayer pour la guérifon des maladies des dents : C'eft une méthode tirée de l'étude, & fortie de l'expérience de Monfieur Fauchard, communiquée d'ailleurs au Public avec tant de candeur, tant de bon fens & tant de fages précautions, qu'il ne lui manque rien pour mériter l'eftime & la confiance qui font dûës à l'Ouvrage & à fon Auteur. A Paris ce 17. Juillet 1725.

Signé, HECQUET.

APPROBATION.

De Monsieur Finot, Docteur-Régent en la Faculté de Médecine de Paris, & Médecin de leurs Alteſſes Sérénissimes Monseigneur le Prince de Conti & Mesdames les Princeſſes de Conti.

J'AI lû avec beaucoup de plaiſir le Livre de M. Fauchard, duquel le Public ne peut tirer que de très ſolides avantages. Il contient en effet beaucoup de faits exactemement détaillez, des Réflexions judicieuſes ſur les maladies des dents & ſur les moyens de les guérir. Ces Réflexions fondées ſur un travail aſſidu & tirées d'une expérience confirmée, à laquelle on ne peut rien ajouter, lui ont donné une connoiſſance parfaite de ces maladies différentes, à laquelle aucun Dentiſte n'étoit encore parvenu juſqu'à préſent. C'eſt par cette connoiſſance exacte qu'il a réformé, inventé même avec ſuccès un très grand nombre d'Inſtrumens, également propres & pour opérer avec ſûreté ſur les dents, & pour les conſerver en beaucoup d'occaſions douteufes. On ne peut donc que le loüer d'un travail qui lui a coûté tant de peine; auſſi eſt ce avec beaucoup de préciſion & de netteté qu'il a développé une matiére obſcure par elle-même, & qui n'a été traitée juſqu'ici que très-ſuperficiellement. A Paris, ce 15. Janvier 1726.

Signé, FINOT.

APPROBATION

De Monſieur Helvetius, Docteur Régent en la Faculté de Médecine de l'Univerſité de Paris, Médecin ordinaire du Roi, & premier Médecin de la Reine, & de l'Académie Royale des Sciences.

J'AI lû avec plaiſir un manuſcrit intitulé: *Le Chirurgien Dentiſte, ou Traité des Dents, des Alvéoles & des Gencives*, par *Monſieur Fauchard*. Il m'a paru qu'il n'y avoit point encore eû de Traité ſur cette matiére, où l'on fût entré dans un détail auſſi exact; & je penſe que l'impreſſion de ce Livre doit être d'autant plus utile au Public, que toutes les Observations & les faits rapportez sont fondez sur l'expérience longue & heureuse de l'Auteur. Fait à Paris ce 19. Juillet 1725.

Signé, J. HELVETIUS.

APPROBATION

De Monsieur Silva, Docteur-Régent en la Faculté de Médecine dans l'Université de Paris, Médecin de son Altesse Sérénissime Monseigneur le Duc, & Médecin-Consultant du Roi.

LE Livre de M. Fauchard est fondé sur un grand nombre de faits bien observez, dont il a tiré des conséquences très-justes & très-utiles. On doit loüer cet Auteur des soins qu'il a pris de faire un Ouvrage plus exact que tous ceux qui ont paru jusqu'à présent; & le Public doit le remercier de ce présent: Il ne pouvoit lui être fait par un homme qui ait plus médité sur cette matiére, & qui ait tiré plus de parti de ce qu'il a vû. A Paris ce 24. Juillet 1725.

Signé, SILVA.

APPROBATION

De Monsieur de Jussieu, Docteur-Régent en la Faculté de Médecine de Paris, Professeur en Botanique au Jardin du Roi, de l'Académie Royale des Sciences, des Sociétez Royales de Londres & de Berlin.

LE succès de quelques opérations citées dans le Traité de M. Fauchard, Chirurgien Dentiste, desquelles j'ai été témoin, est pour moi un préjugé si favorable pour toutes les autres Observations qu'il a rapportées, que je ne puis lui refuser le témoignage d'assurer le Public, que personne n'a travaillé si utilement, & n'a été encore si loin sur cette matiére que l'Auteur. A Paris ce 26. Juillet 1725.

Signé, DE JUSSIEU, *Med. Parif.*

APPROBATION

De Messieurs les Chirurgiens-Jurez de Paris.

Nous Lieutenant du premier Chirurgien du Roi, Prévôts & Gardes & Receveur en charge, après avoir lû & examiné le Livre intitulé : *Le Chirurgien Dentiste*, que Monsieur Fauchard met au jour, avons reconnu que cet Ouvrage étoit très-essentiel à la Chirurgie, & que cet Auteur a écrit avec beaucoup d'intelligence sur une matiére qui étoit restée jusqu'à présent dans l'obscurité. Nous regardons ce Livre comme la production d'un homme habile, qui donne généreusement au Public tout ce qu'une longue pratique & un grand discernement lui ont fait recueillir de connoissances sur cette partie de notre Art. L'anatomie de la bouche y est expliquée d'une maniére très-claire & très-juste ; les remédes qui y sont proposez, les opérations qui y sont enseignées, les nouveaux instrumens & obturateurs du palais qui y sont décrits, nous paroissent très-dignes

gnes de notre approbation. Nous croyons que nos suffrages sont dûs aux peines & aux veilles que ce Traité a coûtées à l'Auteur, & qu'on ne peut trop le loüer de l'honneur qu'il fait à sa profession. A Paris ce 7. Juin 1728.

Signé, BOURGEOIS.
MOUTON. CHAUVET.
ROUTHONNET. MOTHEREAU.
BERTRAND.

APPROBATION

De Monsieur Verdier Chirurgien-Juré de Paris, & Démonstrateur Royal en Anatomie, & de Monsieur Morand Associé de l'Académie Royale des Sciences, Chirurgien Juré de Paris & Demonstrateur Royal des opérations.

CEUX qui connoissent l'utilité des Traitez particuliers seront sans doute contens de celui que M. Fauchard donne au Public sur les dents & leurs maladies. Nous nous joignons d'autant plus volontiers au grand nombre de ses Approbateurs, qu'il nous a paru contenir d'excellentes choses ; mais nous ne prétendons connoître ni juger de la pratique qui s'y trouve. Fait à Paris ce 11. Juin 1728,

Signez, VERDIER. MORAND.

APPROBATION

De Monsieur de Vaux Chirurgien-Juré à Paris, & ancien Prévôt de sa Compagnie,

PAR la lecture que j'ai faite d'un manuscrit qui contient un ample Traité de la structure des dents, des maladies qui leur arrivent & des moyens de les guérir, composé par Monsieur Fauchard Chirurgien Dentiste ; j'ai trouvé ce Traité écrit avec beaucoup d'ordre, d'intelligence & de netteté ; & il m'a parû très-instructif pour ceux qui se proposent de faire leur capital de cette Chirurgie particuliére. Les Observations qu'il y a jointes de plusieurs cas difficiles, curieux & singuliers, qui se sont présentez dans sa pratique, la description exacte de tous les instrumens qui conviennent pour opéter dans la bouche en toute occasion, les additions & changemens apportez aux anciens instrumens pour les rendre plus commodes & plus efficaces, & l'invention de plusieurs autres très-ingénieusement fabriquez, mettent cet Ouvrage au-dessus de tout ce qu'on a écrit sur cette matiére, qui n'a été jusqu'à présent traitée que superficiellement dans les cours entiers d'Anatomie, ou de Chirurgie, ou dans quelques opuscules très-abrégez. Enfin un nombre de figures gravées avec soin qui seront insérées aux endroits nécessaires, serviront encore à donner des notions plus touchantes du manuel, & faciliteront son exécution. Aussi je suis persuadé que ce Traité sera très-utile, non seulement aux Chirurgiens de toute espéce; mais encore à tous les malades, qui auront besoin du secours de cette Chirurgie : En un mot, j'estime qu'on a lieu de féliciter notre siécle de ce qu'outre les excellens cours de Chirurgie & d'Anatomie dont le Public a été gratifié par des Chirurgiens célébres, il se trouve encore des particuliers qui s'étant dévoüez à une seule partie de la Chirurgie, veulent bien publier sans réserve le progrès qu'elle a faits entre leurs mains ; puisque c'est le moyen de porter un Art si utile à sa plus haute perfection. A Paris ce 29. Mars 1724.

Signé, DE VAUX.

APPROBATION

De Monsieur Tartanson Chirurgien-Juré de Paris, & ancien Prévôt de sa Compagnie.

IL manquoit à la Chirurgie une partie qui cependant ne lui étoit pas moins nécessaire que toutes les autres, qui ont été perfectionnées avec tant de soin. M. Fauchard vient de la donner cette partie, en mettant au jour son Traité sur les dents, que j'ai trouvé contenir les explications les plus claires, les opérations les plus sûres, les remédes les meilleurs & les Réflexions les plus judicieuses. Par cet excellent Ouvrage cet Auteur rend notre Art complet ; & pour lui en marquer ma reconnoissance, je lui donne ce témoignage. A Paris ce 21. Mai 1728.

Signé, TARTANSON.

APPROBATION

De Monsieur Duplessis, Chirurgien Juré à Paris.

LEs maladies des dents, quoique fréquentes & en si grand nombre, faisoient attendre depuis longtems que quelqu'un par ses propres Observations pût donner des préceptes & des regles pour remédier à ces maladies. C'est ce que M. Fauchard fait excellemment dans le Livre qu'il a composé, intitulé : *Le Chirurgien Dentiste*, où les Réflexions sont si judicieuses, les conséquences si bien tirées, & les remédes si sûrs, qu'il y auroit de l'injustice à ne pas applaudir à un Ouvrage aussi utile, aussi nécessaire, & qui manquoit à la Chirurgie. C'est le témoignage que je ne puis me dispenser de rendre au Public. A Paris le 26. Mai 1728.

Signé, DUPLESSIS.

APPROBATION

De Messieurs Sauré & de Gramond Chirurgiens Jurez à Paris.

LE Livre que Monsieur Fauchard a composé touchant la structure des dents, le moyen de les conserver, la méthode d'opérer & de remédier à leurs maladies, est l'ouvrage le plus complet qui ait paru sur cette matiére. On y trouve une exacte théorie & une pratique confirmée par un grand nombre de cures & d'observations, qui sont les fruits d'une longue expérience accompagnée d'heureux succès, dont nous avons été les témoins oculaires en plusieurs occasions. C'est la justice qui est dûë à l'Auteur & le jugement que nous portons de son Traité, que nous avons lû avec beaucoup d'attention. A Paris ce premier Juin 1728.

Sign. SAURÉ. DE GRAMOND.

APPROBATION

De Monsieur Laudumiey, Chirurgien, Dentiste de Sa Majesté Catholique Philippe V. Roi d'Espagne.

JE m'intéresse trop à ce qui peut être avantageux au Public, pour ne pas lui témoigner par la présente Approbation que je n'ai rien vû de plus parfait sur tout ce qui peut concerner les dents, que le Livre que M. Fauchard a composé. J'y trouve beaucoup de réflexions & de découvertes sur notre Art, qui sont aussi sensées & aussi utiles que nouvelles. Le titre de *Chirurgien Dentiste* qui est à la tête de cet Ouvrage, est soutenu par tout ce qu'un génie heureux, une grande attention & un travail assidu pouvoient rassembler de connoissances. L'expérience que j'ai dans la profession de l'Auteur, fait que je rends justice avec un extrême plaisir à l'excellence du Traité qu'il a produit, & qu'il donne avec un désintéressement très-loüable & très-rare. A Paris ce 9. Juin 1728.

Signé, LAUDUMIEY.

PRIVILEGE DU ROY.

LOUIS par la grace de Dieu, Roy de France & de Navarre : A nos amez & féaux Conseillers les Gens tenans nos Cours de Parlement, Maîtres des Requêtes ordinaires de notre Hôtel, Grand Conseil, Prevôt de Paris, Baillifs, Sénéchaux, leurs Lieutenans civils, & autres nos Justiciers qu'il appartiendra, SALUT. Notre amé PIERRE-JEAN MARIETTE Libraire & Imprimeur à Paris, ancien Adjoint de sa Communauté, Nous a fait exposer qu'il désireroit faire réimprimer & donner au Public un Livre qui a pour titre : *Le Chirurgien Dentiste, ou Traité des Dents par le Sieur Fauchard, avec des Additions*, s'il Nous plaisoit lui accorder nos Lettres de Privilege, pour ce nécessaires, A CES CAUSES, voulant favorablement traiter l'Exposant, Nous lui avons permis & permettons par ces Presentes, de faire réimprimer ledit Livre en un ou plusieurs volumes, & autant de fois que bon lui semblera, & de le vendre, faire vendre & débiter par tout notre Roïaume, pendant le tems de six années consecutives, à compter du jour de la date des Présentes. Faisons défenses à toutes personnes de quelque qualité & condition qu'elles soient, d'en introduire d'impression étrangere dans aucun lieu de notre obéïssance ; comme aussi à tous Libraires & Imprimeurs, d'imprimer ou faire imprimer, vendre, faire vendre, débiter ni contrefaire ledit Livre, ni d'en faire aucun extrait sous quelque prétexte que ce soit, d'augmentation, correction, changement ou autres, sans la permission expresse & par écrit dudit Exposant, ou de ceux qui auront droit de lui, à peine de confiscation des Exemplaires contrefaits, de trois mille livres d'amende contre chacun des contrevenans, dont un tiers à Nous, un tiers à l'Hôtel-Dieu de Paris, & l'autre tiers audit Exposant, ou à celui qui aura droit de lui, & de tous dépens, dommages & interêts : à la charge que ces présentes seront enregistrées tout au long sur le Regiftre de la Communauté des Libraires & Imprimeurs de Paris, dans trois mois de la date d'icelles ; Que la réimpression dudit Livre sera faite dans notre Roïaume, & non ailleurs, en bon papier & beaux caracteres, conformément à la feüille imprimée, attachée pour modéle sous le Contrescel des Présentes, que l'Impétrant se conformera en tout aux Reglemens de la Librairie, & notamment à celui du dixiéme Avril mil sept cens vingt-cinq ; qu'avant de l'exposer en vente, l'Imprimé qui aura servi de copie à la réimpression dudit Livre, sera remis dans le même état où l'approbation y aura été donnée, ès mains de notre très-cher & féal Chevalier le Sieur Daguesseau Chancelier de France, Commandeur de nos Ordres ; & qu'il en sera ensuite remis deux Exemplaires dans notre Bibliotheque publique, un dans celle de notre Château du Louvre, & un dans celle de notredit très-cher & féal Chevalier le Sieur Daguesseau, Chancelier de France ; le tout à peine de nullité des Présentes. Du contenu desquelles vous mandons & enjoignons de faire joüir ledit Exposant & ses ayans cause pleinement & paisiblement, sans souffrir qu'il leur foit fait aucun trouble ou empêchement. Voulons que la copie des Préfentes, qui fera imprimée tout au long au commencement ou à la fin dudit Livre, foit tenuë pour dûment fignifiée, & qu'aux copies collationnées par l'un de nos amez & feaux Confeillers & Secretaires foi foit ajoûtée comme à l'original. Commandons au premier notre Huiffier ou Sergent fur ce requis, de faire, pour l'exécution d'icelles tous actes requis & néceffaires, fans demander autre permiffion, & nonobftant clameur de Haro, Charte Normande & Lettres à ce contraires; CAR tel eft notre plaifir. DONNE' à Paris le vingt-deuxiéme jour du mois de Septembre, l'an de grace mil fept cens quarante-fix, & de notre Regne le trente-deuxiéme. Par le Roi en fon Confeil.

SAINSON.

Regiftré fur le Regiftre XI. de la Chambre Royale des Libraires & Imprimeurs de Paris, N. 696. fol. 616. conformément aux anciens Reglemens confirmez par celui du 28. Février 1723. A Paris le fept Octobre 1746.

VINCENT, *Syndic.*

ERRATA.

Tome premier, page 14. ligne 2. *ceries*, lifez *cerifes*.

www.ingramcontent.com/pod-product-compliance
Lightning Source LLC
Chambersburg PA
CBHW050243230426
43664CB00012B/1803